Andrea Gerdemann / Nina Griese

Interaktions-Check in der Apotheke
Arzneimittel sicher kombinieren

Für unsere Familien

»Nichts was wirkt ist ohne Einfluß, und manches Folgende
läßt sich ohne das Vorhergehende nicht begreifen.«

(J. W. von Goethe)

Andrea Gerdemann / Nina Griese

Interaktions-Check in der Apotheke

Arzneimittel sicher kombinieren

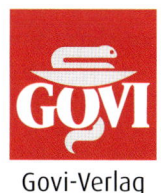

Govi-Verlag

Bibliografische Information der Deutschen Nationalbibliothek

Die Deutsche Nationalbibliothek verzeichnet diese Publikation in der Deutschen Nationalbibliografie; detaillierte bibliografische Daten sind im Internet über http://dnb.d-nb.de abrufbar.

Wichtiger Hinweis

Medizin als Wissenschaft ist ständig im Fluss. Forschung und klinische Erfahrungen erweitern unsere Kenntnisse, insbesondere was Behandlung und medikamentöse Therapie anbelangt. Soweit in diesem Werk eine Dosierung, Indikation oder Applikation erwähnt wird, darf der Leser zwar darauf vertrauen, dass Autoren und Verlag größte Mühe darauf verwandt haben, dass diese Angabe genau dem Wissensstand bei Fertigstellung des Werkes entspricht. Dennoch ist jeder Leser aufgefordert, die Beipackzettel der verwendeten Präparate zu prüfen, um in eigener Verantwortung festzustellen, ob die dort gegebene Empfehlung für Dosierungen oder die Beachtung von Kontraindikationen gegenüber der Angabe in diesem Buch abweicht. Das gilt besonders bei selten verwendeten oder neu auf den Markt gebrachten Präparaten und bei denjenigen, die von zuständigen Behörden in ihrer Anwendbarkeit eingeschränkt worden sind. Alle Angaben ohne Gewähr.

Geschützte Warennamen (Warenzeichen) werden nicht besonders kenntlich gemacht. Aus dem Fehlen eines solchen Hinweises kann also nicht geschlossen werden, dass es sich um einen freien Warennamen handelt.

Die erwähnten Handelspräparate wurden lediglich beispielhaft bzw. aus didaktischen Überlegungen heraus gewählt.

ISBN: 978-3-7741-1106-6
© 2010 Govi-Verlag Pharmazeutischer Verlag GmbH, Eschborn
Alle Rechte vorbehalten.
Kein Teil des Werkes darf in irgendeiner Form (durch Fotografie, Mikrofilm oder ein anderes Verfahren) ohne schriftliche Genehmigung des Verlages reproduziert oder unter Verwendung elektronischer Systeme verarbeitet, vervielfältigt oder verbreitet werden.
Satz: Fotosatz H. Buck, Kumhausen/Hachelstuhl
Druck und Verarbeitung: fgb – freiburger graphische betriebe GmbH & Co. KG
Printed in Germany

Vorwort

Bittet man Patienten, den Begriff Wechselwirkung oder Interaktion zu erklären, bekommt man häufig sehr bunte Beschreibungen, z.B. »... dann, wenn zwei Medikamente im Körper miteinander kämpfen ...« oder »... dann, wenn zwei Medikamente im Magen zusammenkleben ...«. Auch wenn es nicht wirklich zu einem Kampf zwischen Arzneimitteln kommt, stellen Interaktionen einen spannenden und interessanten Aspekt bei der Pharmakotherapie dar.

Die Verordnung mehrerer Arzneimittel ist mittlerweile medizinischer Alltag. Zum einen werden häufig Kombinationstherapien eingesetzt, um therapeutische Ziele zu erreichen. Zum anderen werden die Patienten immer älter und leiden häufig an mehreren Erkrankungen. Je mehr Arzneimittel gleichzeitig eingenommen werden, desto höher ist die Wahrscheinlichkeit für Interaktionen. Sie nimmt mit der Anzahl der gleichzeitig eingenommenen Arzneimittel exponenziell zu. Somit ist eine professionelle Pharmakotherapie ohne die Kenntnis wichtiger Arzneimittelinteraktionen eigentlich nicht mehr möglich. Allerdings fühlen sich viele Heilberufler von der Flut an Publikationen und Daten zum Thema Interaktionen überrollt. Hilfreich beim Erkennen und Beurteilen von Wechselwirkungen sind Interaktionsdatenbanken; sie machen einen Interaktions-Check eigentlich erst möglich. Ziel ist dabei, vermeidbare Interaktionen zu erkennen und zu verhindern. Dieses Ziel ist sicher nicht immer ganz einfach zu erreichen und erfordert ein Ausbalancieren zwischen Patientensicherheit und einem reibungslosen Arbeitsablauf in der Apotheke. Genau hierbei soll das vorliegende Buch Hilfestellung leisten.

Das Buch beginnt mit einem Überblick über Interaktionsmechanismen sowie Strategien zum Erkennen und Managen von Interaktionen. Im zweiten Teil werden die häufigsten relevanten Interaktionsmeldungen in der Apotheke vorgestellt und besprochen. Die diskutierten Fälle machen etwa 80 Prozent der Interaktionsmeldungen in Apotheken aus (Interaktionsklassifikationen von »kontraindiziert« bis »in bestimmten Fällen Überwachung beziehungsweise Anpassung nötig«).

Erhoben wurden die Daten bei der »Aktionswoche arzneimittelbezogene Probleme« der Bundesapothekerkammer (BAK) aus dem Jahr 2005 und einer Anwendungsbeobachtung bayerischer Qualitätszirkel Pharmazeutische Betreuung aus dem Jahr 2006.

Die Erläuterung der 48 häufigsten Interaktionsmeldungen ist nach Arzneistoffgruppen geordnet und soll den Interaktions-Check in der Praxis erleichtern. Begonnen wird dabei mit einem Überblick über das Interaktionspotenzial der jeweiligen Arzneistoffgruppe. Im Folgenden werden dann die häufigen Interaktionen dieser Arzneistoffgruppe besprochen. Dabei werden Mechanismus, pharmakologischer Effekt, Risikofaktoren, zeitliches Eintreten der Interaktion, Datenlage sowie Relevanz und mögliche Maßnahmen diskutiert. Insbesondere die Informationen zur Datenlage sollen dazu dienen, einen vertiefenden Eindruck durch Darstellung der Studienlage zu geben. Möchte man hingegen nur einen Überblick über die Interaktion bekommen, reichen die anderen Aspekte voll und ganz aus.

Besonders danken möchten wir der Bundesapothekerkammer (BAK) und der bayerischen Landesapothekerkammer, dass wir die Daten der Aktionswoche und der Anwendungsbeobachtung als Grundlage für dieses Buch verwenden konnten. Unser Dank gilt vor allen Dingen den Apotheken, die bei den Untersuchungen mitgemacht haben, denn ohne diese Untersuchungen wäre unser »Projekt« – dieses Buch – nicht möglich gewesen.

Des Weiteren danken wir Prof. Dr. Martin Schulz, Geschäftsführer Geschäftsbereich Arzneimittel der ABDA – Bundesvereinigung Deutscher Apothekerverbände –, der uns sowohl bei der Idee als auch bei der Umsetzung dieses Buches stets bestärkt und in vielen inhaltlichen Fragen sehr unterstützt hat.

Sie als Leser bitten wir, uns ihre Anregungen und Kritik bezüglich Inhalt und Gestaltung des vorliegenden Buches mitzuteilen, damit wir unser »Projekt« stetig verbessern und auf die Bedürfnisse in der Apotheke immer besser anpassen können.

Dem Govi-Verlag danken wir für das entgegengebrachte Vertrauen, die Geduld und die konstruktive Zusammenarbeit.

Last but not least danken wir unseren Familien, insbesondere den Müttern, die uns durch ihre rege Unterstützung, was Motivation, Zuspruch, Nahrungsversorgung und Kinderbetreuung anbelangt, die Stressphasen bei der Erstellung des Buches deutlich erleichtert haben!

Im November 2009   Dr. Nina Griese
                                                    Dr. Andrea Gerdemann

Inhalt

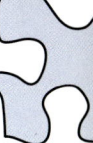

I. Allgemeiner Teil

1. Was ist eine Arzneimittelinteraktion?

Bei gleichzeitiger Einnahme zweier oder mehrerer Arzneimittel besteht die Möglichkeit, dass diese sich in ihrer Wirkung gegenseitig beeinflussen. Dadurch kann es entweder zu einer Wirkverstärkung, Änderung von Nebenwirkungen bzw. Toxizität oder aber zu einer Verringerung, eventuell sogar zu einer Aufhebung der erwünschten Effekte kommen (1). Der Ausdruck »Wechselwirkung« sagt dabei nichts über die Bewertung – positiv oder negativ – der Interaktion aus. Heute versteht man unter Wechselwirkung allerdings nur noch unerwünschte Interaktionen. Neben Arzneistoffen können auch andere Substanzen wie beispielsweise Pflanzeninhaltsstoffe, Nahrungsmittel, Getränke oder auch chemische Umweltstoffe mit Arzneistoffen interagieren.

2. Interaktionen – Bedeutung und Inzidenz

Für Patienten die geeignete Arzneimitteltherapie zu finden, ist nicht selten eine schwierige Aufgabe. Ein wichtiger Aspekt bei der Arzneimittelauswahl, den es bei Patienten mit Polymedikation zu berücksichtigen gilt, sind Arzneimittelinteraktionen. Je mehr Arzneimittel ein Patient einnimmt, desto wahrscheinlicher ist das Auftreten einer Interaktion. In einer Studie in Krankenhäusern wurde festgestellt, dass bei 7 % der Patienten, die 6 bis 10 Arzneimittel, und bei 40 %, die 16 bis 20 Arzneimittel einnahmen, unerwünschte Arzneimittelwirkungen auftraten. Als Grund für diese exponenzielle Zunahme werden Interaktionen zwischen den verschiedenen Arzneimitteln vermutet (2). Interaktionen können die Morbidität und die Anzahl an Krankenhauseinweisungen erhöhen. Beispiele für unerwünschte Arzneimittelwirkungen aufgrund von Interaktionen sind gastrointestinale Blutungen, renale Funktionsstörungen, Elektrolytstörungen, Hyper- und Hypotonie, Bradykardie sowie Arrhythmien.

Unbestritten ist, dass jeder Patient, z. B. aufgrund genetischer Unterschiede, individuell auf interagierende Substanzen reagiert. Während es bei einigen Patienten zu ernstzunehmenden Interaktionsreaktionen kommt, scheinen andere

Patienten davon nicht betroffen zu sein. Studien zur Inzidenz von Interaktionen zeigen dabei sehr unterschiedliche Ergebnisse.

In älteren Studien wurde die Häufigkeit von Interaktionen oft durch einen Vergleich der verordneten Arzneimittel mit den in Listen aufgeführten möglichen Interaktionen ermittelt. Diese Vorgehensweise ist jedoch mit Fehlern behaftet, da hierbei nicht berücksichtigt wurde, ob die detektierten Interaktionen tatsächlich auftraten oder nur theoretischer Natur waren. Hierdurch resultierten unrealistisch hohe Inzidenzen. Wurden nur klinisch relevante Interaktionen berücksichtigt, so wurde beispielsweise eine Inzidenz von bis zu 8,8 % ermittelt (3).

Ein Screening bei 2.422 Patienten über einen Zeitraum von 25.005 Patiententagen zeigte, dass 113 Patienten (4,7 %) Arzneistoffe einnahmen, die miteinander interagieren könnten. Tatsächliche Wechselwirkungen hingegen wurden nur bei sieben Patienten beobachtet, das entspricht 0,3 % (3). In einer weiteren Untersuchung an Patienten, die Antikonvulsiva einnahmen, gingen 6 % der Fälle, in denen sich eine Toxizität entwickelte, auf Interaktionen zurück (4). Diese Zahlen sind gering im Vergleich zu denen einer Untersuchung, bei der 927 Patienten 1.004 potenziell interagierende Arzneimittelkombinationen erhielten (5). In 44 % der Fälle musste aufgrund der Interaktion eine Änderung der Arzneimitteldosierung vorgenommen werden.

Bei älteren Patienten erwartet man in der Regel ein höheres Maß an Komplikationen bei der Arzneimitteltherapie, da bei dieser Patientengruppe unter anderem Leber- und/oder Nierenfunktion häufig eingeschränkt sind (6). Nach Schätzungen aus einem vom Bundesinstitut für Arzneimittel und Medizinprodukte (BfArM) geförderten Modellprojekt an vier ostdeutschen Pharmakovigilanz-Zentren steigt die Häufigkeit von arzneimittelbedingten Klinikaufnahmen von durchschnittlich 3,8 pro 10.000 Patienten unter 30 Jahren auf etwa 20 pro 10.000 Patienten bei über 70-Jährigen an. Ergebnisse des Projektes zeigten außerdem, dass Patienten mit schweren unerwünschten Arzneimittelwirkungen im Durchschnitt 5 Arzneimittel gleichzeitig einnahmen. In 46 % der Fälle trugen vermutlich Interaktionen ursächlich zur Hospitalisierung bei (7). Die jährlichen Mehrkosten durch Hospitalisierung oder auch Verlängerung eines Krankenhausaufenthaltes aufgrund schwerer unerwünschter Arzneimittelwirkungen werden auf etwa eine halbe Milliarde Euro geschätzt (8).

Keine der oben aufgeführten Studien kann eine klare Antwort geben, wie häufig Arzneimittelinteraktion auftritt. Ein Review verschiedener Studien kommt zu dem Schluss, dass die Inzidenz-Rate von Interaktionen zwischen 2,2 und 70,3 % variieren kann. Eine Untersuchung an 236 geriatrischen Patienten kam sogar zu einer Inzidenz an klinisch signifikanten Interaktionen von 88 %, von denen 22 % lebensbedrohlich waren (9).

Für die stark variierenden Inzidenzen gibt es verschiedene Gründe. Neben Unterschieden bei der Medikation und bei Risikofaktoren für das Auftreten von Interaktionen, wie z. B. Alter oder Erkrankungen, könnte es auch sein, dass Interaktionsreaktionen sowohl vom Arzt und Apotheker als auch vom Patienten nicht immer als solche wahrgenommen werden. Einige Patienten beschließen beispielsweise, die Einnahme eines bestimmten Arzneimittels zu beenden, ohne eine Begründung zu nennen oder dies zu kommunizieren. Darüber hinaus

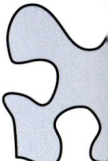

besteht die Möglichkeit, dass ein bewusstes Nicht-Dokumentieren von Arznei-mittelinteraktionen oder auch unerwünschten Arzneimittelwirkungen (UAW), z. B. aufgrund von Erfolgsdruck bei der Arbeit oder auch Angst vor eventuellen rechtlichen Folgen, zu unterschiedlichen Ergebnissen führt. Ein offensiverer und positiverer Umgang mit dieser Thematik wäre in solchen Fällen sicherlich wünschenswert.

Interaktionen sollten insbesondere bei der Verordnung, Abgabe und Anwen-dung eines neuen Arzneimittels, also bei allen Schritten des Arzneimittelver-sorgungsprozesses, berücksichtigt werden. Damit sind alle an diesem Prozess Beteiligten gefordert. Eine Problematik besteht darin, dass seltene Ereignisse häufig in ihrer Relevanz unterschätzt werden, da diese für den einzelnen Arzt und Apotheker nicht a priori wahrnehmbar sind. Grundsätzlich gilt, dass es auch bei einer geringen Wahrscheinlichkeit für eine Interaktion immer eine ausreichende Anzahl an Patienten geben kann, für die diese Interaktion ein Risiko darstellt. Diesem eventuell vorhandenen Risiko sollte sowohl in der Arztpraxis als auch in der Apotheke Rechnung getragen werden, indem geklärt wird, ob eine mögliche Arzneimittelinteraktion für den jeweiligen Patienten relevant sein könnte oder nicht. Hierbei gilt es, Interaktionen weder zu sehr zu problematisieren noch relevante Interaktionen zu übergehen.

3. Interaktionsmechanismen

Bei den Interaktionsmechanismen unterscheidet man zwei verschiedene Ebenen: pharmakokinetische und pharmakodynamische Interaktionen (Abbildung 1).

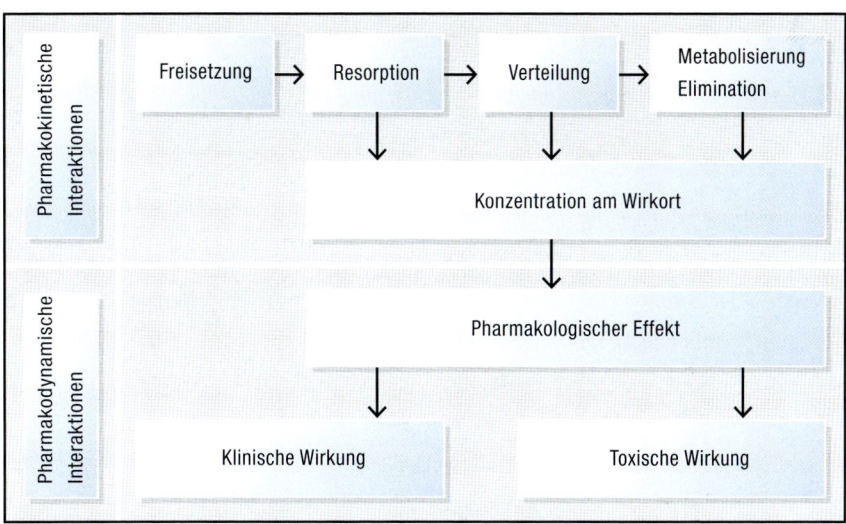

Abbildung 1: *Pharmakokinetische und pharmakodynamische Interaktionen*

3.1.　Pharmakokinetische Interaktionen

Durch pharmakokinetische Interaktionen werden die Prozesse Absorption (Resorption), Verteilung, Metabolisierung (Biotransformation) und Ausscheidung (Elimination) des Arzneistoffes beeinflusst. Sie können anhand des LADME-Modells, **L**iberation, **A**bsorption, **D**istribution, **M**etabolisierung und **E**xkretion, beschrieben werden (Abbildung 2). Durch pharmakokinetische Interaktionen verändert sich die Bioverfügbarkeit des betroffenen Arzneistoffs.

　　Pharmakokinetische Interaktionen lassen sich oftmals schlecht voraussagen, da die oben genannten pharmakokinetischen Prozesse in der Regel nicht für eine ganze Arzneistoffklasse spezifisch sind. Arzneistoffe einer Arzneistoffklasse besitzen häufig ein unterschiedliches Interaktionspotenzial. Dies kann z. B. bei der Arzneistoffauswahl bei bestehendem Risiko einer Interaktion genutzt werden.

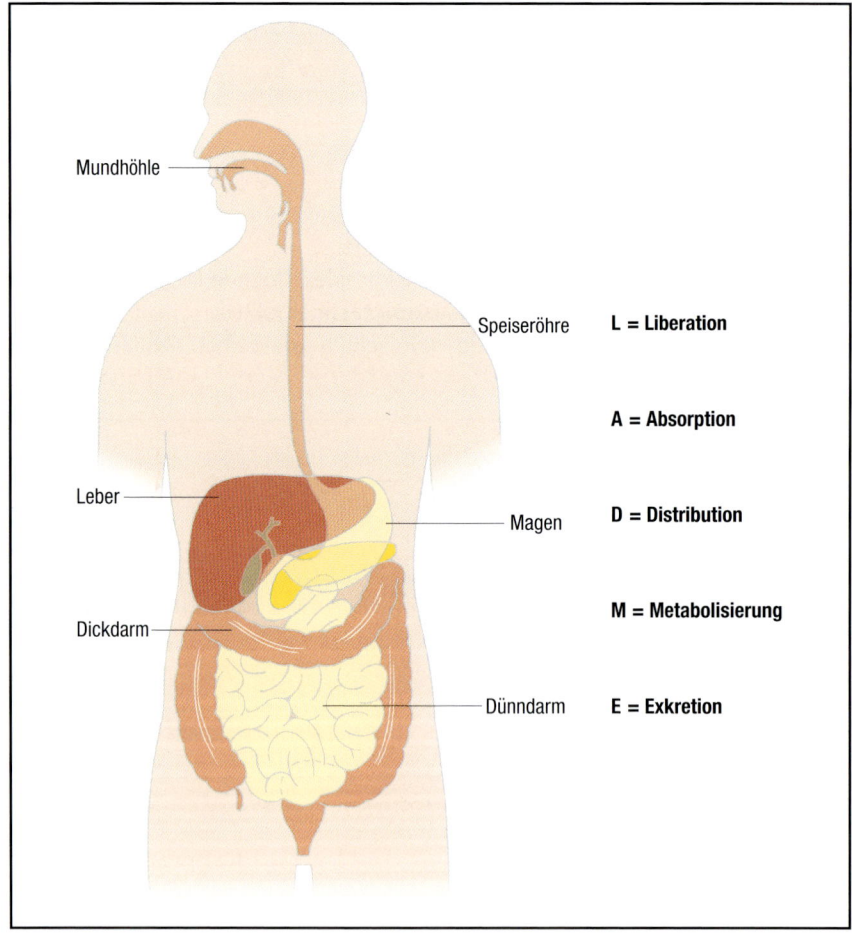

Abbildung 2: *Das LADME-Modell. In jeder Phase können Interaktionen auftreten.*

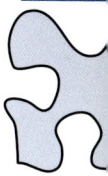

3.1.1. Interaktion bei der Absorption/Resorption

Die meisten Arzneimittel werden oral eingenommen und über die Schleimhäute des Gastrointestinaltrakts absorbiert. Interaktionen, die hierbei auftreten, resultieren in einer reduzierten oder erhöhten Menge des absorbierten Arzneistoffs oder aber in einer Veränderung der Resorptionsgeschwindigkeit des Arzneistoffs (10). Beides hat Einfluss auf die Bioverfügbarkeit des Wirkstoffs und somit auch auf den Eintritt und die Intensität der Wirkung. Die Freisetzung eines Arzneistoffs aus der Arzneiform hängt von seinen physikochemischen Eigenschaften (Galenik, Löslichkeit, pK_a-Wert) in Verbindung mit den physiologischen Lösungs- bzw. Freisetzungsbedingungen im Gastrointestinaltrakt (u. a. pH-Wert, Magen- und Darmpassagezeit, Magenfüllung) ab.

Bei Arzneistoffen, die dauerhaft eingenommen werden, wie beispielsweise Antikoagulanzien, spielt die Absorptionsgeschwindigkeit in der Regel keine große Rolle, da die Gesamtmenge des resorbierten Wirkstoffs konstant ist. Werden hingegen Substanzen nur als Einmaldosis oder kurzzeitig eingenommen, wie z. B. Schmerzmittel, ist es für den Wirkeintritt wichtig, dass diese schnell absorbiert und ausreichend hohe Serumkonzentrationen erreicht werden. Kommt es hier aufgrund einer Interaktion zu einer Reduzierung der Absorptionsrate, kann dies zu einer verminderten Wirkung oder sogar zu einem Wirkverlust führen.

Absorptions-Interaktionen liegen verschiedene Mechanismen zugrunde (10):

- Änderungen des gastrointestinalen pH-Wertes,
- Adsorption, Chelatbildung oder andere komplexbildende Mechanismen,
- Veränderungen der Motilität des Gastrointestinaltraktes.

In Tabelle 1 finden sich einige Interaktionen, deren Ursache Absorptionsveränderungen sind.

Tabelle 1: *Beispiele für Interaktionen bei der Resorption (modifiziert nach (11))*

Mechanismus	Interaktions- partner A	Interaktions- partner B	Effekt
Komplexbildung	Polyvalente Kationen (z. B. Mg, Ca, Al, Fe)	Gyrasehemmer, Tetracycline, Bisphosphonate	Bildung schwerlöslicher Komplexe, Resorption ↓
Adsorption	Ionenaustauscherharze (Colestyramin, Colestipol)	Cumarine, Herzglykoside, Schilddrüsenhormone	Adsorption an Ionenaustauscherharz, resorbierte Wirkstoffmenge ↓

Fortsetzung nächste Seite

Fortsetzung Tabelle 1

Mechanismus	Interaktions-partner A	Interaktions-partner B	Effekt
GI-Motilität	Anticholiner-gika, Opiate	Nitrofurantoin, Digoxin (einige Arzneistoff-Formulierun-gen)	GI-Motilität ↓, Auflösung der Arzneistoffformulie-rung ↑, resorbierte Wirkstoffmenge ↑
pH-Wert-Veränderung	Antacida, H_2-Blocker, Protonenpum-peninhibitoren	Ketoconazol, Itraconazol (werden nur bei pH < 3,5 resorbiert)	pH-Wert-Erhöhung im Magen, resorbierte Wirkstoffmenge ↓
Darmflora	Antibiotika	Kontrazeptiva	Diskussion: Schädigung der Darmflora, kontrazeptive Wirkung ↓
Induktion von P-Glykoprotein in der Darm-mukosa	Johanniskraut, Rifampicin	Digoxin	Induktion von P-Glykopro-tein, Resorption von Digoxin ↓

Änderungen des gastrointestinalen pH-Wertes: Etliche Wirkstoffe werden mittels passiver Diffusion über die Schleimhäute in das Blut aufgenommen. Um optimal diffundieren zu können, sollte der Arzneistoff in nicht-ionisierter, lipidlöslicher Form vorliegen. Die Absorption von schwachen Säuren, wie z. B. Salicylsäure, ist daher bei niedrigem pH-Wert besser als bei hohem (10). Das Gegenteil gilt für schwache Basen. Neben dem pK_a-Wert der Substanz wird die Absorption durch weitere Faktoren wie Lipidlöslichkeit, pH-Wert im Gastrointestinaltrakt sowie anderen Parametern, wie beispielsweise die pharmazeutische Formulierung des Arzneistoffes, bestimmt.

Theoretisch würde man daher auch erwarten, dass Wirkstoffe, die den pH-Wert des Gastrointestinaltraktes erhöhen, wie z. B. H_2-Rezeptorantagonisten, zu Veränderungen bei der Absorption verschiedener Arzneistoffe führen. Es existieren jedoch nur wenige Beispiele, bei denen die Veränderung der adsor-bierten Gesamtmenge auf eine pH-Wert-Veränderung im Magen-Darm-Trakt zurückzuführen ist.

Ein klassisches Beispiel für eine Verminderung der Absorption durch Erhö-hung des gastrointestinalen pH-Wertes stellt die Interaktion zwischen Proto-nenpumpeninhibitoren, H_2-Blockern sowie Antacida und Ketoconazol dar. Für eine ausreichende Absorption von Ketoconazol muss ein ausreichend saurer pH-Wert im Magen vorliegen. Die gleichzeitige Gabe der pH-Wert erhöhenden Substanzen verringert die resorbierte Arzneistoffmenge. Bei einem Magen-pH von 6 ist die Bioverfügbarkeit von Ketoconazol um 95 % verringert.

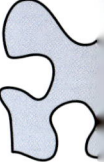

Adsorption, Chelatbildung oder andere komplexbildende Mechanismen: Ein Wirkstoff kann durch verschiedene Mechanismen im Gastrointestinaltrakt gebunden werden und somit nicht mehr ausreichend bioverfügbar sein. Mechanismen, die dafür in Frage kommen, sind die Adsorption oder auch die Bildung schwerlöslicher und damit nicht mehr absorbierbarer Komplexe (10).

Aktivkohle ist ein adsorbierendes Agens, das normalerweise zur Behandlung von Arzneimittel-Überdosierungen oder Intoxikationen eingesetzt wird. Ebenso können Antacida etliche Arzneimittel adsorbieren, wobei dieses häufig nicht der einzige Mechanismus ist, der für die Interaktion verantwortlich ist. Die Adsorption von Arzneistoffen an Ionenaustauscher wie Colestyramin oder Colestipol kann ebenfalls zu einer geringeren Resorption führen.

Polyvalente Kationen, wie Calcium, Aluminium, Magnesium, Bismut, Zink oder auch Eisen, bilden mit verschiedenen Wirkstoffen, z.B. Tetracyclinen, Chelatkomplexe, die schlecht absorbiert werden (Abbildung 3). Folge ist eine Verminderung der antibakteriellen Wirksamkeit, im schlimmsten Fall sogar ein Wirksamkeitsverlust. Polyvalente Metallionen finden sich auch in Milchprodukten sowie Antacida. Durch eine zeitlich getrennte Einnahme lassen sich die oben beschriebenen Effekte der Interaktion reduzieren bzw. umgehen. In Tabelle 1

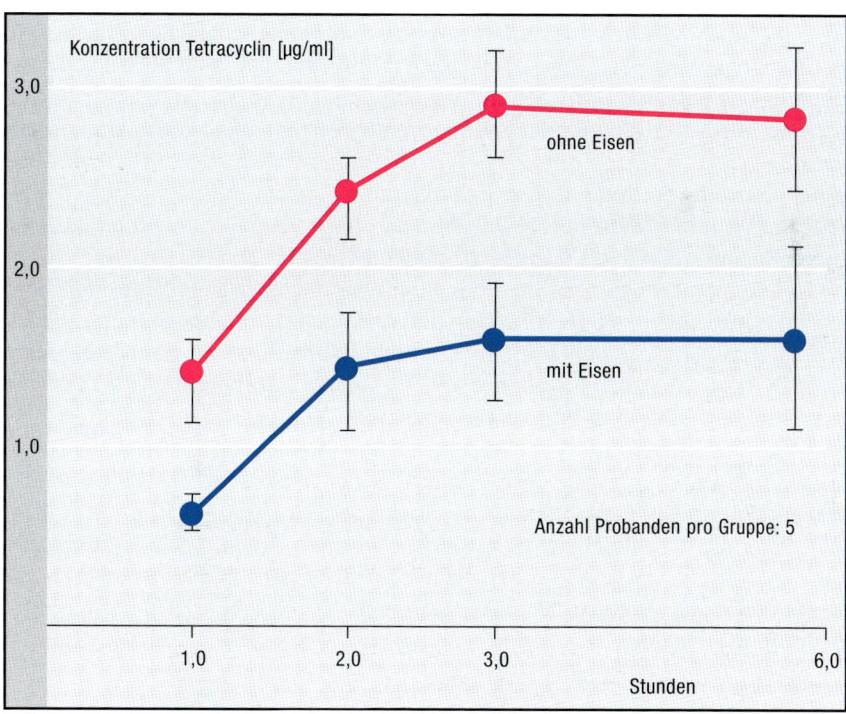

Abbildung 3: *Komplexbildung am Beispiel von Tetracyclin und Eisen. Die Komplexbildung führt zu einer verringerten Resorption und damit verringerten Plasmaspiegeln (nach (12)).*

sind einige Substanzen aufgeführt, die mit anderen Arzneistoffen Komplexe bilden oder diese adsorbieren.

> Folgende im Buch diskutierte Interaktionen beruhen (zum Teil) auf dem Interaktionsmechanismus der Komplexbildung:
>
> - Kationen, polyvalente und Bisphosphonate (Kapitel 7.1.),
> - Kationen, polyvalente und Gyrasehemmer (Kapitel 1.2.3.),
> - Kationen, polyvalente und Schilddrüsenhormone (Kapitel 7.3.),
> - Kationen, polyvalente und Tetracycline (Kapitel 1.4.).

Veränderungen der Motilität des Gastrointestinaltraktes: Etliche Wirkstoffe werden im oberen Bereich des Dünndarms adsorbiert. Für diese Substanzen spielt bei der Absorption auch die Geschwindigkeit der Magenentleerung eine Rolle. Es existieren jedoch nur einige wenige Beispiele, bei denen die Veränderungen der adsorbierten Gesamtmenge auf diesen Mechanismus zurückzuführen ist.

3.1.2. Intestinaler Metabolismus und intestinale Transportproteine

Bei der Aufnahme von Arzneistoffen aus dem Darmlumen in die Enterozyten und bei der Abgabe aus den Enterozyten in das Pfortaderblut sind zum Teil Transportproteine beteiligt. Durch Hemmung oder Induktion dieser Transportproteine kann es zu einer erhöhten oder verringerten Bioverfügbarkeit kommen. So kann zum Beispiel durch Hemmung des Transmembrantransporters P-Glykoprotein durch Clarithromycin die Bioverfügbarkeit von Digoxin erhöht werden. Dieser Mechanismus wird detailliert im Allgemeinen Teil in Kapitel 3.1.6. »Interaktionen durch Beeinflussung von Transportproteinen« besprochen.

Neben Interaktionen auf der Ebene der intestinalen Transportproteine sind Interaktionen über die Beeinflussung der intestinalen Metabolisierung möglich (10). Bei der intestinalen Metabolisierung sind Isoenzyme des Cytochrom-P450-Systems und hier vor allem CYP3A4 beteiligt. So hemmen Inhaltsstoffe des Grapefruitsafts das intestinale Isoenzym CYP3A4. Daraus resultiert eine erhöhte Bioverfügbarkeit von Substraten des intestinalen CYP3A4, wie zum Beispiel Felodipin, obwohl keine Hemmung der hepatischen Metabolisierung vorliegt. Für viele Interaktionen auf der Ebene der Cytochrom-P450-Enzyme kann allerdings nicht eindeutig geklärt werden, welchen Anteil die präsystemische (in der Darmwand) bzw. die hepatische Metabolisierung ausmacht (13). Für einige Pharmaka scheint jedoch die präsystemische Metabolisierung von großer Bedeutung zu sein.

3.1.3. Interaktionen bei der Verteilung

Plasmaproteinbindung: Nach der Absorption werden Arzneistoffe durch Zirkulation rasch im gesamten Körper verteilt. Einige liegen dabei vollständig gelöst

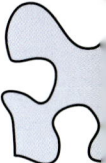

im Plasma vor, während viele andere an Plasmaproteine, meistens an Albumin, gebunden sind. Das Ausmaß des an Plasmaproteine gebundenen Anteils variiert je nach Arzneistoff stark, einige Substanzen wie Phenprocoumon und Digitoxin weisen eine sehr hohe Plasmaproteinbindung auf.

Die Bindung der Wirkstoffe an Plasmaproteine ist reversibel, in der Regel besteht ein Gleichgewicht zwischen gebundenen und ungebundenen Molekülen. Nur ungebundene Moleküle sind pharmakologisch aktiv, während die gebunden Arzneistoffe pharmakologisch inaktiv sind. Sie stellen sozusagen ein zirkulierendes Reservoir dar. Werden ungebundene Moleküle metabolisiert oder eliminiert, wird ein Anteil der proteingebundenen Moleküle freigesetzt, um das Gleichgewicht wiederherzustellen.

Abhängig von der Konzentration und ihrer Affinität zu den Bindungsstellen können zwei Arzneistoffe miteinander um die Proteinbindungsstellen konkurrieren und sich so gegenseitig verdrängen (10). Die Folge könnte eine höhere Plasmakonzentration an freiem und somit pharmakologisch aktivem Wirkstoff sein.

In vitro verdrängen etliche Wirkstoffe einen anderen Wirkstoff aus der Plasmaproteinbindung. Allerdings wird diese Freisetzung im Körper fast immer effektiv abgepuffert, so dass die Folgen in der Regel nicht klinisch relevant sind. Ein Beispiel für solch eine Gegenregulierung ist die Erhöhung der Clearance des Arzneistoffs.

Ein Verdrängung aus der Plasmaproteinbindung kann klinisch relevant sein, wenn (14):

- die Plasmaproteinbindung bei > 95 Prozent liegt,
- der Arzneistoff ein kleines Verteilungsvolumen aufweist,
- der Arzneistoff eine geringe therapeutische Breite besitzt und
- der freigesetzte Anteil des Arzneistoffs nicht direkt wieder eliminiert wird.

Diese Faktoren treten allerdings fast nie zusammen auf. Viele Arzneimittelinteraktionen wurden früher mit einer Verdrängung aus der Proteinbindung erklärt. Jedoch ist mittlerweile bei etlichen Arzneimittelinteraktionen nachgewiesen, dass andere Mechanismen für die Wechselwirkung verantwortlich sind, wie beispielsweise bei Warfarin und Phenylbutazon oder auch Tolbutamid und Sulfonamiden. Hier wurde gezeigt, dass die Hemmung der Metabolisierung ebenfalls eine wichtige Rolle spielt. Aus den genannten Gründen kann man schließen, dass der Interaktionsmechanismus »Verdrängung aus der Proteinbindung« häufig überbewertet worden ist und in der Praxis (fast) keine Rolle spielt (15–17).

Ein Beispiel, dass die oben geschilderten Mechanismen gut veranschaulicht, ist die Interaktion zwischen Warfarin und Chloralhydrat (10). Der Hauptmetabolit von Chloralhydrat, Trichloressigsäure, verdrängt Warfarin, das zu 99 % gebunden vorliegt und ein kleines Verteilungsvolumen von 9 Litern aufweist, erfolgreich aus der Proteinbindung. Die Konzentration von freiem und damit pharmakologisch aktivem Warfarin steigt. Dieser Effekt ist allerdings nur von kurzer Dauer, da ungebundenes Warfarin vermehrt metabolisiert und eliminiert wird, so dass die Plasmakonzentration an ungebundenem Warfarin schnell wieder herabgesetzt ist. Eine Auswirkung auf die blutgerinnungshemmende Wirkung von Warfarin ist daher unwahrscheinlich. Da die Gerinnungsfaktoren unterschiedliche Abbau- und auch Bildungshalbwertszeiten haben, wird eine Beeinflussung der Gerinnungsfaktoren aufgrund niedriger Warfarinplasmaspiegel erst nach einer Latenzzeit von einigen Tagen sichtbar. Kurzfristige Konzentrationsänderungen bei Warfarin haben somit in der Regel keinen Einfluss auf die Blutgerinnung.

3.1.4. Interaktionen bei der Metabolisierung

Die chemischen Veränderungen, denen der Wirkstoff auf seinem Weg durch den Körper bis hin zur Ausscheidung unterworfen ist, nennt man Metabolismus oder Biotransformation. Die meisten pharmakokinetischen Interaktionen finden auf der Ebene des Metabolismus statt. Zwar werden einige Arzneistoffe vom Körper unverändert über den Urin ausgeschieden, die meisten Stoffe im Körper werden jedoch in weniger lipidlösliche und damit leichter über die Niere oder die Galle auszuscheidende Metabolite umgewandelt (10). Wäre dem nicht so, hätten viele Wirkstoffe eine sehr lange Verweildauer im Körper. Die Metabolisierung findet in verschiedenen Bereichen des Körpers statt, z. B. im Serum, in den Nieren, der Haut, der Leber oder auch im Intestinaltrakt. Der Großteil der Metabolisierung läuft jedoch über Enzyme, die sich in den Membranen des endoplasmatischen Retikulums von Leberzellen befinden. Häufig werden diese Enzyme auch mikrosomale Enzyme genannt, da sie sich in kleinen sackähnlichen Strukturen, den so genannten Mikrosomen, des endoplasmatischen Retikulums befinden. Bei der Metabolisierung unterscheidet man zwei Reaktionstypen (1):

- Phase-I- oder Funktionalisierungsreaktionen, zu denen Oxidation, Reduktion oder auch Hydrolyse gehören. Durch Einführen oder Freilegen funktioneller Gruppen bei lipophilen Molekülen erfolgt eine Umwandlung in polarere Moleküle.
- Phase-II- oder Konjugationsreaktionen, zu denen z. B. die Glucuronidierung oder Sulfatierung zählen. Durch Kopplung des Wirkstoffes an eine andere polarere Substanz wird der Wirkstoff hydrophiler gemacht.

Phase-I-Oxidationsreaktionen werden zum Großteil durch Enzyme des Cytochrom-P450-Systems ausgeführt (1). Weitere Enzyme, die bei der Phase-I-Metabolisierung eine Rolle spielen, sind z. B. Monoaminoxidasen und Epoxidhydrolasen. Über die Enzyme, die bei den Phase-II-Reaktionen eine Rolle spielen, ist deutlich weniger als zu Enzymen des Cytochrom-P450-Systems bekannt. Beispiele sind UDP-Glucuronyltransferasen (UGT), Methyltransferasen oder auch N-Acetyltransferasen (NAT). Auch wenn es einige Wirkstoffe, wie zum Beispiel Oxazepam gibt, die nur über die Phase-II-Metabolisierung abgebaut werden, durchlaufen die meisten Substanzen erst den Phase-I-Prozess, um dann in Phase-II-Reaktionen konjugiert zu werden.

Das Cytochrom-P450-System

Cytochrom-P450-Enzyme stellen eine Superfamilie mikrosomaler Enzyme dar. Klinisch bedeutsame Interaktionen auf der Ebene des Metabolismus werden in der Regel durch Enzyme dieser Superfamilie verursacht (18). Die CYP-Superfamilie wird in Familien (z. B. CYP3), Subfamilien (z. B. CYP3A) und Isoformen (z. B. CYP3A4) gegliedert. Die Familie wird mit einer arabischen Ziffer, die Subfamilie mit einem Großbuchstaben und das individuelle Enzym abschließend wieder mit einer arabischen Ziffer gekennzeichnet. Auch wenn mittlerweile mehr als 50 Cytochrom-P450 Gene identifiziert wurden (19), sind nur einige wenige Isoenzyme des Cytochrom-P450-Systems für die Metabolisierung der meisten Arzneistoffe verantwortlich. Diese verschiedenen funktionellen CYP-Gene werden in 18 Familien und 43 Subfamilien eingeteilt. Drei CYP450-Genfamilien umfassen mehr als 40 humane Enzyme, von denen sechs Enzyme (1A2, 3A4/5, 2C9, 2C19, 2D6 und 2E1) etwa 90 % der enzymatischen Aktivität ausmachen. Die CYP-Enzyme 3A4 und 3A5, die sich in ihrer Substratspezifität kaum unterscheiden und deswegen meist nur als CYP3A4 aufgeführt werden, metabolisieren etwa 50 % der Arzneistoffe und sind mit 30 % auch mengenmäßig die häufigsten Enzyme. CYP2D6 macht mengenmäßig zwar nur 1,5 % der Cytochrom-P450-Enzyme aus, metabolisiert aber 25 % der Arzneimittel. Abbildung 4 zeigt am Beispiel

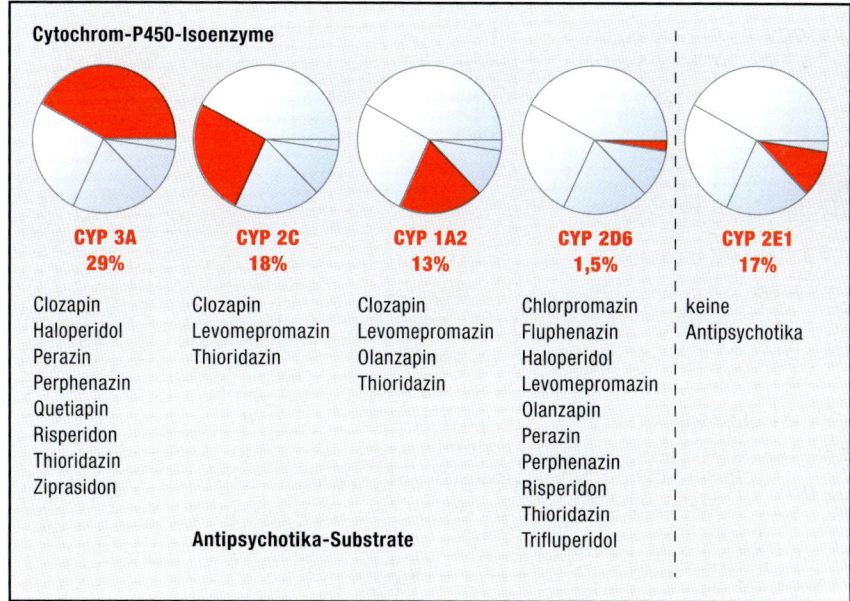

Cytochrom-P450-Isoenzyme				
CYP 3A 29%	**CYP 2C** 18%	**CYP 1A2** 13%	**CYP 2D6** 1,5%	**CYP 2E1** 17%
Clozapin	Clozapin	Clozapin	Chlorpromazin	keine
Haloperidol	Levomepromazin	Levomepromazin	Fluphenazin	Antipsychotika
Perazin	Thioridazin	Olanzapin	Haloperidol	
Perphenazin		Thioridazin	Levomepromazin	
Quetiapin			Olanzapin	
Risperidon			Perazin	
Thioridazin			Perphenazin	
Ziprasidon			Risperidon	
			Thioridazin	
	Antipsychotika-Substrate		Trifluperidol	

Abbildung 4: *Ausstattung der menschlichen Leber mit Isoenzymen der Cytochrom-P-450 Familie, die den Abbau von Psychopharmaka katalysieren. Angegeben sind die mittleren Gehalte der einzelnen Isoenzyme und Beispiele für Neuroleptika, die als Substrate der CYP-Isoformen nachgewiesen wurden.*

der Enzyme, die am Abbau der Neuroleptika beteiligt sind, die Ausstattung der menschlichen Leber mit Isoenzymen der Cytochrom-P450-Familie. Der Gehalt der einzelnen Isoenzyme kann interindividuell stark variieren.

Interaktionen können dann auftreten, wenn ein Substrat zusammen mit einem Inhibitor bzw. Induktor des jeweiligen CYP-Enzyms gegeben wird. Auch eine Konkurrenz um die Enzymbindungsstelle kann zu einer Interaktion führen.

Tabelle 2 zeigt ausgewählte Substrate, Inhibitoren sowie Induktoren verschiedener Cytochrom-P450-Isoenzyme.

Tabelle 2: *Cytochrom-P450-Isoenzyme und ausgewählte Substrate, Inhibitoren und Induktoren (10, 20)*

Isoenzym	Substrat	Inhibitor	Induktor
CYP1A2	Coffein Lidocain R-Warfarin Theophyllin	Cimetidin Ciprofloxacin Fluvoxamin	Omeprazol Phenobarbital Polyzyklische Kohlenwasserstoffe (Benzpyrene) im Tabakrauch
CYP2B6	Cocain Cyclophosphamid Ifosfamid	Chloramphenicol	Phenobarbital
CYP2C9	Diclofenac Glibenclamid Glimepirid Nateglinid Phenytoin Piroxicam S-Warfarin	Amiodaron Fluconazol Fluvoxamin	Phenobarbital Rifampicin
CYP2C19	Diazepam Omeprazol Phenytoin	Fluvoxamin Fluoxetin Omeprazol	Phenobarbital Rifampicin
CYP2D6	Codein Dextrometorphan Desipramin Duloxetin Fluoxetin Haloperidol Metoprolol Paroxetin Phenothiazine Propranolol Risperidon Sertralin Trimipramin Venlafaxin	Amiodaron Chinidin Cimetidin Duloxetin Fluoxetin Paroxetin Sertralin	Rifampicin

Fortsetzung nächste Seite

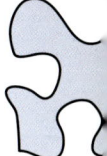

Fortsetzung Tabelle 2

Isoenzym	Substrat	Inhibitor	Induktor
CYP2E1	Alkohol Paracetamol	Alkohol (gelegent- licher Konsum) Disulfiram	Alkohol (Dauerkonsum) Isoniazid
CYP3A4	Amiodaron Atorvastatin Carbamazepin Ciclosporin Clarithromycin Cyclophosphamid Diazepam Diltiazem Erythromycin Ifosfamid Indinavir Itraconazol Ketoconazol Loratadin Midazolam Nifedipin Simvastatin Tacrolimus Terfenadin Verapamil	Clarithromycin Diltiazem Erythromycin Fluoxetin Fluvoxamin Grapefruitsaft Indinavir Itraconazol Ketoconazol Ritonavir Verapamil	Carbamazepin Johanniskraut Phenobarbital Phenytoin Rifampicin

Auch bei der Metabolisierung unterscheidet man verschiedene Interaktionsmechanismen:

• Enzyminduktion und
• Enzyminhibition.

Enzyminduktion: Kommt es zu einer Induzierung metabolisierender Enzyme, sind meistens die der Phase-I-Oxidation betroffen, d.h. die Isoenzyme des Cytochrom-P450-Systems. Hat ein Wirkstoff induzierende Wirkung auf metabolisierende Enzyme, hat das Auswirkungen auf alle weiteren Arzneistoffe, die über diese Enzyme abgebaut werden. Als Folge kann es zu einer Verringerung der Plasmakonzentration und damit zu einer verminderten Wirkung kommen. Neben dem vermehrten Abbau der Arzneistoffe kann eine Induktion auch zu einer vermehrten Überführung eines Prodrugs in die eigentliche Wirkform führen. Hierbei würde es zu einer Verstärkung der Wirkung kommen. In den meisten Fällen werden Induktoren über das induzierte Enzym auch selbst abgebaut; es gibt allerdings auch Ausnahmen. Ist ein Patient auf die gemeinsame Gabe eines Arzneistoffs mit einem Enzyminduktor eingestellt, tritt beim Absetzen des Enzyminduktors der gegensätzliche Effekt auf: Aufgrund einer dann verringerten Metabolisierung kann es zu toxischen Plasmaspiegeln des Arzneistoffs kommen.

Durch eine Enzyminduktion wird die Menge oder Aktivität biotransformierender Enzyme gesteigert (1). Der Mechanismus der Enzyminduktion beruht in den meisten Fällen auf einer vermehrten Bildung von Enzymen, die an der Metabolisierung des Arzneistoffs beteiligt sind. Die Arzneistoffe binden an intrazelluläre Rezeptoren. Durch spezifische Bindung an die DNA werden Gene stimuliert, die die Cytochrom-P450-Enzyme kodieren.

Das Ausmaß der Enzyminduktion ist abhängig vom Arzneistoff sowie der Dosierung. In der Regel tritt eine Enzyminduktion nach einigen Tagen verzögert auf, da sie mit einer Neusynthese mikrosomaler Leberenzyme einhergeht. Ebenso klingt der Effekt nur langsam, innerhalb von Tagen bis Wochen, wieder ab (20). Die meisten Arzneistoffe, die aufgrund einer Enzyminduktion zu einer klinisch relevanten Interaktion führen können, sind Antiepileptika (Tabelle 2). Auch polyzyklische Kohlenwasserstoffe (Benzpyrene) im Tabakrauch und Insektizide, wie Lindan, können zu einer Enzyminduktion führen. Es gibt Vermutungen, dass ältere Patienten weniger stark von einer Enzyminduktion betroffen sind als jüngere Erwachsene (21).

Wenn auch deutlich seltener, so sind auch Induktionen der Phase-II-Reaktionen beschrieben (10). Ein Beispiel ist die Induktion der Glucuronidierung von Zidovudin durch Rifampicin.

Eine Lösungsmöglichkeit für Interaktionen, die auf einer Enzyminduktion beruhen, kann eine Erhöhung der Dosierung des stärker metabolisierten Arzneistoffs sein. Voraussetzung ist allerdings in vielen Fällen, dass ein Monitoring durchgeführt wird bzw. überhaupt durchgeführt werden kann. Wenn möglich sollte aber geprüft werden, ob es alternative Arzneistoffe mit gleichem Nutzen, bei gleichzeitig geringerem Interaktionspotenzial gibt. Auch darf nicht übersehen werden, die Dosis zu reduzieren, wenn das interagierende Arzneimittel abgesetzt wird. Ansonsten kann die Gefahr einer Überdosierung und damit eventuell einer Intoxikation bestehen.

Folgende im Buch diskutierte Interaktionen beruhen (zum Teil) auf dem Interaktionsmechanismus der Enzyminduktion:

- Johanniskraut und Antidepressiva, trizyklische und Analoge (Kapitel 2.1.2.)
- Johanniskraut und hormonelle Kontrazeptiva (Kapitel 2.3.1.)
- Johanniskraut und Protonenpumpenblocker (Kapitel 2.3.2.2.)
- Johanniskraut und Theophyllin und Derivate (Kapitel 2.3.2.3.)

Enzyminhibition: Häufiger als die Enzyminduktion ist die Hemmung von Cytochrom-P450-Enzymen. Hierdurch kann es zu einer Verlängerung der Halbwertszeit, erhöhten Plasmakonzentrationen sowie verstärkten Nebenwirkungen kom-

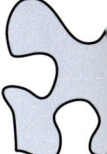

men (1). Die Ursache der Enzyminhibition ist häufig eine kompetitive Hemmung des Abbaus. Hier kommt es zwischen zwei Arzneistoffen zu einer Konkurrenz um die enzymatische Metabolisierung. Dabei wird die Substanz zum Enzyminhibitor, die die höhere Affinität zur Substratbindungsstelle aufweist. Ein Beispiel hierfür ist Omeprazol, das die Elimination von Diazepam durch Hemmung von CYP2C19 hemmt.

Im Gegensatz zur Enzyminduktion entwickeln sich die Effekte der Enzymhemmung schneller. Die Enzyminhibition ist in den meisten Fällen dosisabhängig. Höhere Dosen des Inhibitors führen zu einer verstärkten Inhibition. Einige erreichen allerdings ihren maximalen Effekt bereits innerhalb des therapeutischen Dosisbereiches. Selten kann auch eine irreversible Hemmung eines Enzyms auftreten. Diese hält nach dem Absetzen des Inhibitors bis zur Neusynthese des entsprechenden Enzyms an. Tabelle 2 gibt eine Übersicht über Arzneistoffe, die zu einer Enzymhemmung führen.

Neben den Enzymen des Cytochrom-P450-Systems können auch weitere Enzyme, wie beispielsweise die Epoxid-Hydrolase oder auch die Methyltransferase, also Enzyme der Phase-II-Reaktionen gehemmt werden. Dieses ist allerdings deutlich seltener der Fall.

Ob die Interaktion klinisch relevant ist, hängt häufig vom Ausmaß der Steigerung der Plasmaspiegel des betroffenen Arzneistoffes ab. Dies ist unter anderem davon abhängig, über wie viele Isoenzyme der Arzneistoff metabolisiert wird. Sind mehrere Isoenzyme an der Metabolisierung beteiligt, können bei der Hemmung eines der Isoenzyme andere Enzyme die Aufgaben für die Metabolisierung übernehmen und somit den Effekt der Interaktion nivellieren.

Folgende im Buch diskutierte Interaktionen beruhen (zum Teil) auf dem Interaktionsmechanismus der Enzyminhibition:

- Antidepressiva, trizyklische und Analoge und Serotonin-Rückaufnahme-Inhibitoren (Kapitel 2.1.4.)
- Antidepressiva, trizyklische und Analoge und Neuroleptika (Kapitel 9.2.1.)
- Neuroleptika und Serotonin-Rückaufnahme-Inhibitoren (Kapitel 9.2.2.)
- Makrolide und Statine (Kapitel 1.3.2.)
- Calciumantagonisten vom Verapamil-Typ und Diltiazem und Statine (Kapitel 4.4.3.)
- Gyrasehemmer und Theophyllin und Derivate (Kapitel 1.2.4.)

Zusammenfassung

Enzyminduktion und -inhibition gehören zu den häufigsten Interaktionsmechanismen (20). Bei der Induktion erhöhen Arzneistoffe die Enzymmenge in der Leber. Die Elimination von Arzneistoffen und endogenen Substanzen, die von diesen Enzymen metabolisiert werden, wird durch diese

Enzyminduktoren gesteigert. Daraus resultiert häufig eine Verringerung der pharmakologischen Wirkung des metabolisierten Arzneistoffs. Interaktionen mit diesem Mechanismus setzen in der Regel verzögert ein, da im ersten Schritt die Induktion zu einer vermehrten Synthese metabolisierender Enzyme führt.

Zahlreiche Arzneistoffe können die Aktivität hepatischer Enzyme durch kompetitive Hemmung inhibieren. Arzneimittelinteraktionen, die auf dem Mechanismus einer Enzyminhibition beruhen, treten in der Regel bald nach dem Beginn der Einnahme des inhibierenden Arzneistoffs auf und bilden sich schnell nach dem Absetzen des inhibierenden Arzneistoffs zurück.

Das Ausmaß einer Interaktion aufgrund von Enzyminduktion und -inhibition ist abhängig von verschiedenen Faktoren wie z. B. der Dosierung des metabolisierenden und induzierenden bzw. inhibierenden Arzneistoffs, dem Alter und der genetischen Disposition.

Folgende wichtige Aspekte charakterisieren Interaktionen mit Cytochrom-P450-Isoenzymen (24):

- Inhibition und Induktion sind substratunabhängig (ein potenter Inhibitor von CYP3A4 beeinflusst sehr wahrscheinlich den Metabolismus jedes Arzneistoffs, der über CYP3A4 metabolisiert wird).
- Einige Inhibitoren und Induktoren beeinflussen mehr als ein Isoenzym (so inhibiert Fluoxetin sowohl CYP2C9 als auch CYP2D6).
- Einige Arzneistoffe werden über mehrere Isoenzyme metabolisiert (ein Beispiel hierfür sind trizyklische Antidepressiva).
- Die meisten Inhibitoren und Induktoren werden ebenfalls in der Leber metabolisiert. Allerdings gibt es einige, die primär renal eliminiert werden (z. B. Cimetidin und Fluconazol).
- Einige Substanzen können sowohl als Inhibitor bzw. Induktor als auch als Substrat agieren, während andere nur Inhibitor bzw. Induktor sind. Dies erschwert die Vorhersage von Interaktionen.
- Die Metabolisierung über Cytochrom-P450-Isoenzyme ist kein Klassenphänomen, das heißt, dass Arzneistoffe einer Klasse oftmals erhebliche Unterschiede im Interaktionspotenzial aufweisen.
- Enantiomere können von verschiedenen Isoenzymen metabolisiert werden (ein Beispiel hierfür ist Warfarin).

3.1.5. Interaktionen bei der Ausscheidung

Die meisten Arzneistoffe werden entweder über die Gallenflüssigkeit oder den Urin ausgeschieden, wobei der Großteil der Arzneistoffe über die Nieren ausgeschieden wird (10). Gelangt das Blut über renale Arterien in die Nieren, erreicht es als Erstes die Glomeruli. Hier werden Moleküle, die klein genug sind, um die glomeruläre Membran zu passieren (z. B. Wasser, Salz und einige Wirkstoffe), in das Lumen des Tubulus gefiltert. Größere Moleküle, wie beispielsweise Plas-

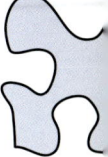

maproteine und Blutzellen, verbleiben im Blut. Im nächsten Schritt werden dem Blut in den Tubuli durch aktive Transportersysteme Arzneistoffe und Metabolite entzogen. Gleichzeitig finden sich in den Zellen des renalen Tubulus aktive und passive Transportersysteme, die Arzneistoffe aus dem tubulären Filtrat in das Blut rückresorbieren. Arzneistoffe können die Ausscheidung anderer Wirkstoffe über eine Veränderung folgender Prozesse beeinflussen:

- glomeruläre Filtration,
- renaler Blutfluss,
- pH-Wert des Urins,
- aktive tubuläre Sekretion und
- enterohepatischer Kreislauf.

Glomeruläre Filtration: Die semipermeable Membran der Glomeruli filtert unter Zuhilfenahme des hydrostatischen Drucks das Plasma (10). Kleine Moleküle können die Membran passieren, während große Moleküle, wie Plasmaproteine, Lipide oder Substanzen, die an Plasmaproteine gebunden sind, im Blut verbleiben. So führt beispielsweise eine Interaktion, bei der ein Arzneistoff aus seiner Proteinbindung verdrängt wird, zu einer vermehrten Ausscheidung des freien Arzneistoffs über die glomeruläre Filtration. Damit kann dieser Mechanismus den Effekt der Verdrängung aus der Proteinbindung nivellieren.

Die größten Auswirkungen auf die Ausscheidung über die glomeruläre Filtration haben Änderungen des Blutdrucks oder aber des glomerulären hydrostatischen Drucks. Sinkt der Druck, kommt es zu einer verminderten glomerulären Filtration. Eine relevante Interaktion mit diesem Interaktionsmechanismus ist die Kombination eines nephrotoxischen Wirkstoffes, z. B. einem Aminoglykosid-Antibiotikum, mit einer Substanz, die über glomeruläre Filtration eliminiert wird, wie z. B. Digoxin. Entwickelt sich bei einem Patienten, der diese beiden Arzneimittel einnimmt, eine Aminoglykosid-induzierte Niereninsuffizienz, kann es zu einer Akkumulation von Digoxin kommen, wenn die Dosis des herzwirksamen Glykosids nicht angepasst wird.

Gleiches kann bei extensiver antihypertensiver Therapie auftreten: Auch hier kann aufgrund des stark gesenkten Blutdrucks die Elimination über die glomeruläre Filtration eingeschränkt sein, so dass Substanzen, die über diesen Weg ausgeschieden werden, akkumulieren und zu einer unerwünschten Arzneimittelwirkung führen.

Veränderungen des renalen Blutflusses: Der Blutfluss der Nieren und damit die glomeruläre Filtration werden unter anderem über die Produktion renaler vasodilatatorischer Prostaglandine kontrolliert (10). Ist die Synthese dieser Prostaglandine gehemmt, ist eine Reduktion der renalen Exkretion einiger Arzneistoffe möglich. Ein Beispiel für eine Interaktion, die durch diesen Mechanismus bedingt sein kann, ist die Erhöhung der Serumspiegel von Lithium, die bei gleichzeitiger Gabe von einigen NSAR beobachtet werden konnte. Bei Hypovolämie, zum Beispiel aufgrund einer zu geringen Flüssigkeitszufuhr, wird die glomeruläre Filtration unter anderem durch vasodilatatorische Prostaglandine aufrechterhalten.

Die zusätzliche Gabe eines NSAR kann zu einer verminderten Perfusion mit dem Risiko einer Nierenfunktionsstörung führen.

> Folgende im Buch diskutierte Interaktion beruht (zum Teil) auf dem Inter-aktionsmechanismus des veränderten renalen Blutflusses:
>
> • Antihypertensiva und NSAR (Kapitel 4.1.)

Veränderungen des pH-Wertes im Urin: Die passive Rückabsorption von Arzneistoffen aus dem Tubulus ist abhängig vom pK_a-Wert der Substanz und dem pH-Wert des Urins (10). Nur die nichtionisierte Form ist lipidlöslich und damit in der Lage, durch die Lipidmembranen der Tubuluszellen zurückzudiffundieren. Der pH-Wert des Urins liegt bei normaler Ernährung zwischen 4,6 und 7,5. Bei hohen (alkalischen) pH-Werten liegen leicht saure Arzneistoffe (pK_a-Wert zwischen 3 und 7,5) zum größten Teil in der ionisierten, nicht lipidlöslichen Form vor und sind damit nicht in der Lage, in die Tubuluszellen zu diffundieren. Sie verbleiben im Urin und werden ausgeschieden. Das Gegenteil gilt für schwache Basen mit einem pK_a-Wert zwischen 7,5 und 10,5. Bei niedrigen (sauren) pH-Werten liegen leicht basische Arzneistoffe zum größten Teil in der ionisierten, nicht lipidlöslichen Form vor und sind damit ebenfalls nicht in der Lage, in die Tubuluszellen zu diffundieren. Veränderungen des pH-Wertes, die im Urin zu einem vermehrten Vorliegen der ionisierten Form eines Wirkstoffes führen (alkalischer Urin für saure Wirkstoffe und saurer Urin für basische Wirkstoffe), können eine schnellere Ausscheidung verursachen (Tabelle 3). Führt die pH-Wert-Veränderung hingegen zu einem höheren Anteil an nicht-ionisierter, lipid-löslicher Form des Wirkstoffes, verbleibt die Substanz länger im Körper; es kann zu einer Akkumulation kommen.

Es gibt allerdings kaum Beispiele für Interaktionen, die auf diesem Mecha-nismus beruhen. Die klinische Bedeutung dieses Interaktionsmechanismus ist somit gering.

Veränderungen in der aktiven tubulären Sekretion: Im Rahmen der renalen Ausscheidung aktiver Pharmaka und Metabolite kann es zu einer Konkurrenz um aktive tubuläre Sekretionsmechanismen kommen (10). Hierdurch wird die Clearance eines oder beider Interaktionspartner vermindert. Probenecid hemmt beispielsweise die Ausscheidung von Penicillin und auch anderen Arzneistoffen. Man weiß mittlerweile, dass Probenecid die renale Sekretion vieler anionischer Arzneistoffe über so genannte organische Anionen Transporter (OATs) der Niere reduziert (22). Möglicherweise hemmt Probenencid auch einige ABC-Transporter der Niere, zu denen auch P-Glykoprotein gehört (siehe auch im Allgemeinen Teil Kapitel 3.1.6. Interaktionen durch Beeinflussung von Transportproteinen). In Ta-belle 3 finden sich Beispiele für Substanzen, die tubulär sezerniert werden und deren Elimination durch Beeinflussung der Sekretion verändert sein kann. In der Tabelle wird zwischen anionischen und kationischen Arzneistoffen differenziert, da für diese unterschiedliche Transportproteine vorliegen.

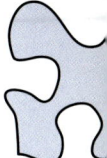

Tabelle 3: *Arzneistoffe, die über renale Tubuli aktiv ausgeschieden werden (20)*

Basische, kationische Arzneistoffe	Saure, anionische Arzneistoffe
Amiodaron	Acetylsalicylsäure
Chinidin	Cephalosporine
Cimetidin	Clofibrat
Diltiazem	Indometacin
Digoxin	Methotrexat
Ranitidin	Penicilline
Trimethoprim	Probenecid
Triamteren	Salicylsäure
Verapamil	Thiazide

> Folgende im Buch diskutierte Interaktion beruht (zum Teil) auf dem Interaktionsmechanismus der veränderten aktiven tubulären Sekretion:
>
> - Folsäureantagonisten und NSAR (Kapitel 10.3.)

Enterohepatischer Kreislauf: Etliche Arzneistoffe werden biliär ausgeschieden, entweder unverändert oder konjugiert, z. B. als Glucuronide, um die Wasserlöslichkeit zu erhöhen. Einige dieser Konjugate werden durch die Darmflora gespalten und die freien Arzneistoffe dann rückabsorbiert. Dieser »Recyclingprozess« verlängert die Verweildauer der Substanz im Körper. Ist allerdings die gastrointestinale Darmflora gestört, beispielsweise aufgrund der Einnahme von Antibiotika, kann es zu einer verminderten Reabsorption kommen. Dieser Mechanismus könnte einen Erklärungsansatz für die Interaktion zwischen hormonellen Kontrazeptiva und Antibiotika, wie Penicillinen oder auch Tetracyclinen, darstellen, bei der es zu einem Versagen der hormonellen Kontrazeption kommen kann (10).

> Folgende im Buch diskutierte Interaktion beruht (zum Teil) auf diesem Interaktionsmechanismus:
>
> - Antibiotika und Kontrazeptiva, hormonelle (Kapitel 1.1.)

Zusammenfassung (20):

Relativ wenige Interaktionen beruhen auf einer Beeinflussung der renalen Elimination. Das Auftreten von klinisch relevanten Interaktionen ist wahrscheinlicher, wenn die Interaktion Arzneistoffe betrifft, die unverändert eliminiert werden, eine geringe therapeutische Breite aufweisen und in relativ hohen Plasmakonzentrationen vorliegen. Die Vorhersage, welche Arzneistoffe die Ausscheidung eines anderen Arzneistoffes beeinflussen, ist schwierig, insbesondere dann, wenn aktive Transportmechanismen beteiligt sind. Bei sauren und basischen Arzneistoffen ist es eher wahrscheinlich, dass sie mit Arzneistoffen ähnlichen pK_a-Werts interagieren.

3.1.6. Interaktionen durch Beeinflussung von Transportproteinen

Zellmembranen sind wichtige Barrieren zur Abgrenzung der Zellen von der Umgebung. Viele Arzneistoffe und andere endogene Substanzen können diese biologischen Membranen allerdings überwinden. Dies geschieht nicht nur über passive Diffusion, sondern wird auch über Transportproteine vermittelt. In den letzten Jahren sind diese Transporter intensiv erforscht worden, auch wenn immer noch nicht endgültig geklärt ist, welche Rolle diese bei verschiedenen Arzneimittelinteraktionen spielen (23, 24). Untersuchungen zeigen jedoch immer deutlicher, dass Transportproteine bei pharmakokinetischen Prozessen, wie Absorption, Verteilung und auch Eliminierung, eine wichtige Rolle spielen.

Bei den Transportproteinen unterscheidet man Aufnahmetransporter, die den Transport in das Zellinnere steuern, und Exportpumpen, die für den Transport aus dem Zellinneren zuständig sind. Die Aufnahme vieler Arzneimittel in die Dünndarmmukosa, die Enterozyten der Leber, die Tubulusepithelzellen der Niere und andere Körperzellen ist an das Vorkommen spezifischer Aufnahmetransporter gekoppelt (25). Nach der Aufnahme können diese Arzneistoffe dann zum Beispiel (in den Hepatozyten) metabolisiert sowie in die Galle oder den Urin sezerniert werden.

Aufnahmetransporter werden unterteilt in Transporter, die Anionen (organic anion transporters [OATs] oder organic anion transporting polypeptides [OATPs]) und Transporter, die Kationen (organic cation transporters [OCTs]) transportieren (26). Organische Anionen-transportierende Polypeptide (OATPs) finden sich vor allem in der Leber, während organische Anionentransporter (OATs) und organische Kationentransporter (OCTs) in der Leber, der Niere und im Gehirn auftreten (23). Die organischen Kationentransporter transportieren Kationen, wie beispielsweise Chinidin, Cimetidin, Dopamin oder auch Epinephrin. Anionische Arzneistoffe, die über Anionentransporter aufgenommen werden, sind zum Beispiel Atorvastatin, Pravastatin, Methotrexat, Salicylate und Digoxin (27). Obwohl viele Arzneistoffe *in vitro* Aufnahmetransporter hemmen, sind ihre Konzentrationen *in vivo* häufig zu niedrig, um eine Arzneimittelinteraktion zu verursachen (27).

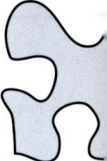

An der Elimination von bereits in Zellen aufgenommenen Arzneistoffen sind Exportpumpen beteiligt. Sie transportieren aktiv unter Energieverbrauch Arzneistoffe aus dem Zellinneren. Sie gehören zur Familie der ABC-Transporter (**A**TP-**b**inding **C**assette) (23). Die zurzeit am besten untersuchte Exportpumpe ist P-Glykoprotein (P-gp). P-Glykoprotein findet sich beim Menschen vor allem in exkretorischen Geweben, wie der Dünndarmschleimhaut, der Leber und der Niere, aber auch in Pankreas, Herz und Gehirn sowie Krebszellen (Tabelle 4). Über den Transport von Metaboliten und Arzneistoffen aus den Zellen kann P-Glykoprotein Einfluss auf die Arzneistoffabsorption (über den Intestinaltrakt), die Verteilung (in Gehirn, Hoden oder Plazenta) und die Elimination (über Urin und Galle) nehmen. So kann z. B. P-Glykoprotein, das sich in den Zellen der Darmschleimhaut befindet, bereits absorbierte Wirkstoffmoleküle zurück in den Intestinaltrakt schleusen. Dies führt zu einer Reduktion der Gesamtmenge an absorbiertem Arzneistoff. Des Weiteren kann P-Glykoprotein in den Endothelial-Zellen der Blut-Hirn-Schranke die ZNS-Penetration bestimmter Wirkstoffe limitieren.

Tabelle 4: *Lokalisation und Funktionen von P-Glykoprotein (18)*

Organ	Zelle	Transportrichtung
Schleimhaut-Epithel von Dünn- und Dickdarm	Enterozyten	In das Darmlumen
Leber	Hepatozyten der Gallen-kanälchen	In die Galle
Niere	Proximale Tubulusepithel-zellen	In den Harn
Gehirn	Endothel zerebraler Blutgefäße (Blut-Hirn-Schranke)	In das Blut
Plazenta	Synzytiotrophoblasten	In das mütterliche Blut

Induktion und Inhibition von Transportproteinen: Ähnlich wie bei den metabolisierenden Enzymen können Transportproteine inhibiert oder induziert werden (25). Sowohl Induktion als auch Inhibition haben einen Einfluss auf die Pharmakokinetik verschiedener Arzneistoffe (Tabelle 5). Eine Inhibition kann auf einer Konkurrenz um den gleichen Transporter beruhen. Dies ist zum Beispiel bei gemeinsamer Gabe von Methotrexat und Acetylsalicylsäure der Fall. Die bei dieser Kombination beobachtete erhöhte Toxizität von Methotrexat beruht auf der verringerten renalen Clearance mittels kompetitiver Hemmung des Transportes über OAT in den Harn durch Acetylsalicylsäure. Über eine Induktion werden vermehrt Transportproteine gebildet. Körpereigene Induktoren sind zum Beispiel Hormone. Des Weiteren können Arzneistoffe die Bildung induzieren. So induzieren zum Beispiel Rifampicin, Carbamazepin und Johanniskraut die

Bildung von P-Glykoprotein. Diese Induktoren binden an spezifische Kernrezeptoren, die die Transkription stimulieren. Ein Substrat von P-Glykoprotein ist z. B. Ciclosporin. Induzieren Arzneistoffe, wie Johanniskraut, P-Glykoprotein in den Schleimhautzellen des Darms, so kann dies zu einer verminderten Resorption und damit verminderten Bioverfügbarkeit von Ciclosporin führen. Inhibitoren von P-Glykoprotein führen dagegen zu einer erhöhten Resorption.

Tabelle 5: *Substrate, Induktoren und Inhibitoren von P-Glykoprotein (modifiziert nach (28))*

Substrate	Induktoren	Inhibitoren
Betablocker: Carvedilol, Celiprolol, Talinolol **Calciumkanalantagonisten:** Diltiazem, Verapamil **H₁-Blocker:** Fexofenadin, Terfenadin **HIV-Protease-Hemmer:** Indinavir, Nelfinavir, Ritonavir, Saquinavir **Immunsuppressiva:** Ciclosporin, Sirolimus, Tacrolimus **Steroide:** endogene Steroidhormone, Dexamethason **Zytostatika:** Doxorubicin, Etoposid, Mitomycin, Mitoxantron, Paclitaxel, Vinca-Alkaloide **Sonstige:** Chlorpromazin, Colchicin, Digoxin, Furosemid, Loperamid, Methadon, Midazolam, Phenytoin, Quetiapin, Rifampicin, Statine	**Steroide:** Dexamethason **Zytostatika:** Doxorubicin Vinblastin **Sonstige:** Johanniskraut Phenobarbital Phenytoin Rifampicin	**Antiarrhythmika:** Amiodaron, Chinidin, Lidocain **Azolantimykotika:** Itraconazol, Ketoconazol **Calciumantagonisten:** Diltiazem, Felodipin, Nifedipin, Nitrendipin, Verapamil **HIV-Protease-Inhibitoren:** Indinavir, Nelfinavir, Ritonavir, Saquinavir **Immunsuppressiva:** Ciclosporin, Tacrolimus **Makrolid-Antibiotika:** Clarithromycin, Erythromycin **Steroide:** Ethinylestradiol, Norgestrel, Progesteron, Testosteron **Sonstige:** Paroxetin, Talinolol, Tamoxifen, Terfenadin, Vincristin

In vielen Zellen, zum Beispiel in der Leber oder im Darmepithel, bilden metabolisierende Enzyme wie CYP3A4 und Transportproteine wie P-Glykoprotein funktionelle Einheiten. P-Glykoprotein reguliert im Zusammenspiel mit CYP3A4 die Arzneistoffkonzentration in den Enterozyten und verhindert gleichzeitig eine Sättigung von CYP3A4. Hieraus resultiert eine erhöhte Effizienz des First-Pass-Metabolismus und dies kann eine Ursache für eine schlechte orale Bioverfügbarkeit sein.

In Abbildung 5 ist das Zusammenspiel von Transportproteinen und CYP3A4 dargestellt. Etliche Substanzen, die von P-Glykoprotein transportiert werden,

Allgemeiner Teil

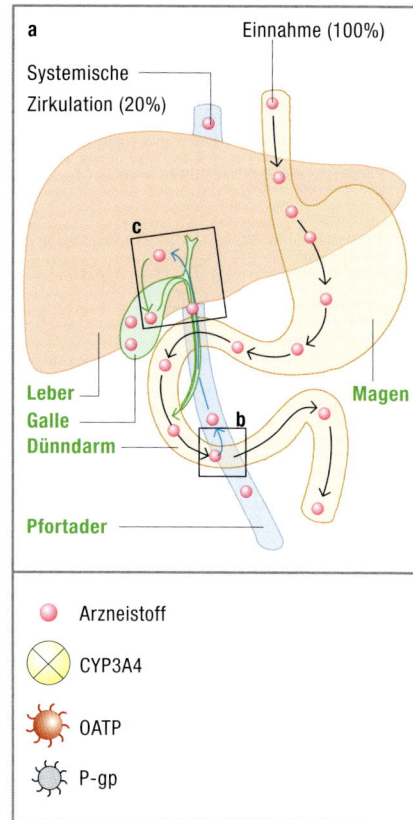

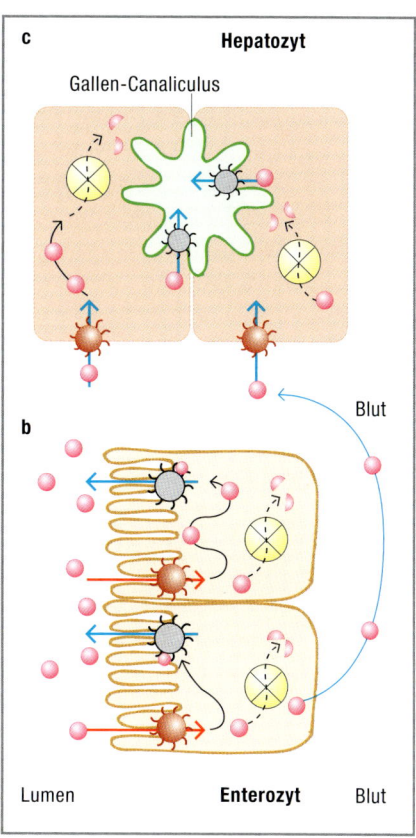

Abbildung 5: *Der enterohepatische Kreislauf*
a) Der rosafarbige Punkt symbolisiert einen Arzneistoff mit einer geringen Bioverfügbarkeit (20%). Dieser Arzneistoff unterliegt einem enterohepatischen Kreislauf.
b) Nur ein Teil des Arzneistoffs gelangt nach Aufnahme über Aufnahmetransporter (hier OATP) in die Enterozyten. In den Enterozyten wird ein Teil des Arzneistoffs über CYP3A4 metabolisiert bzw. über ABCB1 (= P-Glykoprotein) in das Darmlumen zurücksezerniert.
c) Über das Pfortaderblut gelangt der resorbierte und nicht metabolisierte Teil des Arzneistoffs in die Leber. Hier sind Aufnahmetransporter für die Passage in die Hepatozyten verantwortlich (OATP). Im Hepatozyten findet zum einen eine Metabolisierung über CYP3A4 statt, zum anderen wird der Arzneistoff über Exportpumpen (ABCB1) in die Galle sezerniert. (nach (25))

sind zudem Substrate des Isoenzyms CYP3A4. Daher sind bei diesen Arzneistoffen wahrscheinlich häufig beide Mechanismen für Arzneimittelinteraktionen
verantwortlich, von denen man bislang dachte, dass sie nur auf der Veränderung
des Isoenzyms CYP3A4 beruhen. Johanniskraut gehört zu den Arzneistoffen, die
sowohl Cytochrom-P450-Enzyme, vor allem CYP3A4, als auch P-Glykoprotein
induzieren. Welche Inhaltsstoffe des Johanniskrauts hierfür verantwortlich sind,
ist allerdings noch nicht bekannt.

In den letzten Jahren hat sich mehr und mehr gezeigt, dass nicht wenige
Arzneimittelinteraktionen auf Veränderungen der Aktivität von P-Glykoprotein
zurückzuführen sind. Hierzu lassen sich einige Fallbeispiele finden.

Fallbeispiel

Bei einer 73-jährigen Patientin bestand seit längerer Zeit eine Tachyarrhyth-
mie bei Vorhofflimmern. Sie wurde mit Digoxin (0,25 mg/Tag) behandelt
und erhielt zur oralen Antikoagulation Phenprocoumon. Die Digoxin-Kon-
zentration im Plasma betrug unter dieser Therapie ca. 0,8 ng/ml. Aufgrund
eines Helicobacter-positiven Ulcus wurde eine Tripeltherapie bestehend aus
Omeprazol, Amoxicillin und Clarithromycin begonnen. Kurze Zeit später
klagte die Patientin über Übelkeit, Erbrechen, Kopfschmerzen und Schwindel. Sie stürzte und musste wegen einer Kopfplatzwunde mit Gehirner-
schütterung stationär aufgenommen werden. Der Digoxinspiegel lag bei
2,7 ng/ml (therapeutischer Bereich 0,8–2,0 ng/ml).

Clarithromycin hemmt P-Glykoprotein in den Enterozyten. Bei gemeinsamer Gabe von Digoxin und Clarithromycin kann es aufgrund der Hemmung
zu höheren Plasmaspiegeln kommen, da Digoxin nicht mehr aus den Enterozyten in den Darm transportiert wird (Abbildung 6). Die Bioverfügbarkeit
steigt um den Faktor 2 bis 3. Dies erklärt den Anstieg des Digoxinspiegels
in den toxischen Bereich.

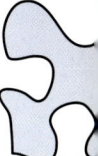

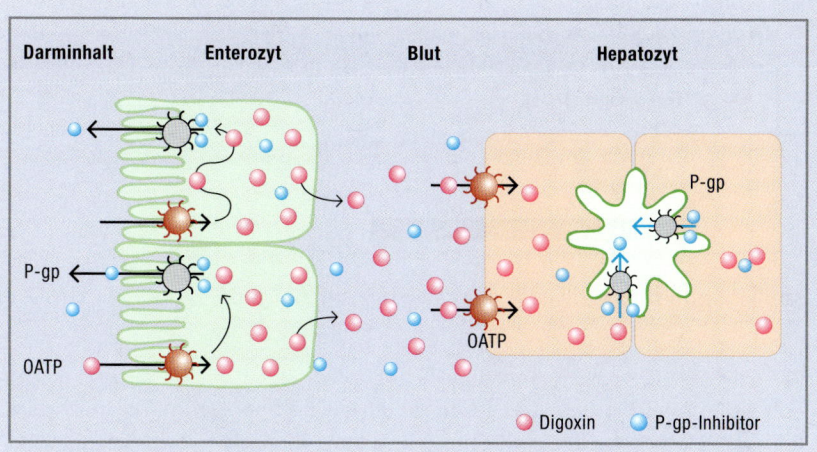

Abbildung 6: *Interaktion Digoxin und Clarithromycin: Digoxin wird über einen bislang nicht genau identifizierten Aufnahmetransporter in die Enterozyten aufgenommen. Ein Teil wird über ABCB 1 (P-gp) wieder zurück in das Lumen sezerniert. Wird P-gp gehemmt, so gelangt mehr Digoxin in das Pfortaderblut. Die Hemmung von P-gp in der Leber führt ebenfalls zu einer verringerten Elimination in die Galle. Die Bioverfügbarkeit steigt. (nach (25))*

Die Interaktion wäre relativ leicht zu verhindern gewesen. In der Apotheke wird von der Software bei Speicherung der Medikation bzw. bei gleichzeitiger Verordnung beider Arzneistoffe eine Interaktionsmeldung der ABDA-Datenbank zu dieser Interaktion angezeigt (Abbildung 7). Erhalten Patienten unter oraler Therapie mit Digoxin-Derivaten Makrolid-Antibiotika, so ist eine mögliche Maßnahme, die Digoxin-Plasmakonzentrationen zu bestimmen, auf Überdosierungssymptome zu achten und die Dosis nach Bedarf anzupassen.

Da dies im ambulanten Bereich bei einer kurzfristigen Antibiotikatherapie wenig praktikabel ist, sollte überlegt werden, ob ein anderes Antibiotikum eingesetzt werden kann, das nicht interagiert. Zur Therapie des Helicobacter-positiven Ulcus kann auch eine Tripeltherapie bestehend aus Protonenpumpeninhibitor, Amoxicillin und Metronidazol durchgeführt werden. Allerdings birgt auch diese Kombination ein Interaktionspotenzial und zwar zwischen Metronidazol und Phenprocoumon. Als Alternative könnte daher z. B. eine hochdosierte Dualtherapie (PPI 3 x 40 mg + Amoxicillin 3 x 750–1.000 mg) über 14 Tage erwogen werden (29).

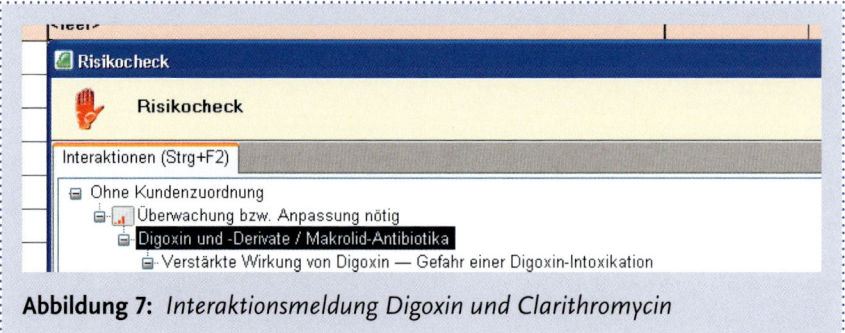

Abbildung 7: *Interaktionsmeldung Digoxin und Clarithromycin*

Folgende im Buch diskutierte Interaktionen beruhen (zum Teil) auf dem Interaktionsmechanismus der Induktion bzw. Inhibition von Transportproteinen.

- Johanniskraut und hormonelle Kontrazeptiva (Kapitel 2.3.1.)
- Calciumantagonisten vom Verapamil-Typ und Diltiazem und Digoxin und Derivate (Kapitel 4.4.2.)

3.2. Pharmakodynamische Interaktionen

Pharmakodynamische Interaktionen können auftreten, wenn sich Arzneistoffe durch Wechselwirkungen an einem Rezeptor, an einem Erfolgsorgan oder in physiologischen Regelkreisen in ihrer Wirkung verstärken oder abschwächen (1). Diese Interaktionen lassen sich aufgrund der bekannten Wirkungen und Nebenwirkungen der Arzneistoffe häufig einfacher voraussagen als pharmakokinetische Interaktionen und sind damit im Vorfeld gut zu berücksichtigen (10). Ein Beispiel für eine Konkurrenzsituation zwischen zwei Arzneistoffen an einem Rezeptor ist die Interaktion zwischen Betablockern wie Propanolol und β-Sympathomimetika wie Salbutamol (Abbildung 8). Eine Beeinflussung eines Regelkreises stellt die Interaktion zwischen einem kaliumsparenden Diuretikum wie Spironolacton und einem ACE-Hemmer dar, bei der es zu einer additiven Erhöhung der Kaliumspiegel kommen kann. In Tabelle 6 sind Beispiele für pharmakodynamische Interaktionen zusammengefasst.

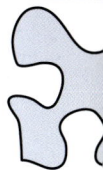

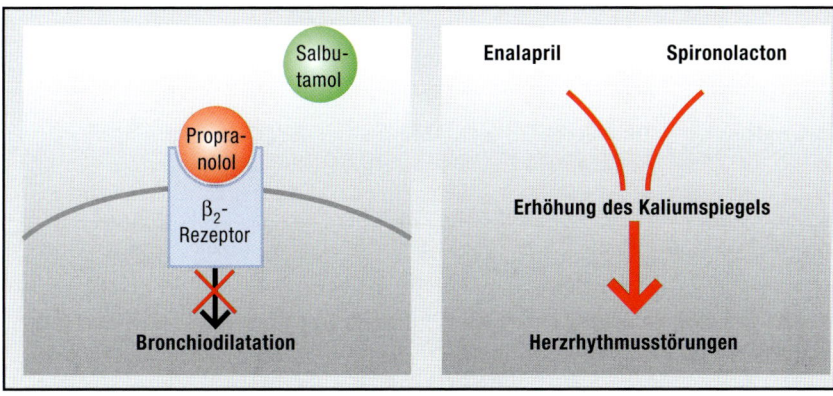

Abbildung 8: *Pharmakodynamische Interaktionen*

Tabelle 6: *Pharmakodynamische Interaktionen (Beispiele) (modifiziert nach (11))*

Interaktions-mechanismus	Interaktions-partner A	Interaktions-partner B	Möglicher Effekt
Synergismus	Betablocker	Calciumkanal-blocker vom Verapamil-Typ und Diltiazem	Addition kardiodepressiver Wirkungen, Gefahr für Überleitungsverzögerungen mit AV-Block, Bradykardie, Herzinsuffizienz und schwerer Hypotonie
Synergismus	Betablocker	Insulin	Verstärkung hypoglykämi-scher Effekte, Gefahr der Maskierung adrenerg vermittelter Gegen- bzw. Warnreaktionen durch Betablocker, insbesondere nichtselektive Betablocker
Synergismus	ACE-Hemmer, Angiotensin-II-Rezeptor-Antagonisten	Kalium-retinie-rende Diuretika	Additive Kaliumretention, Gefahr einer (lebensbedrohlichen) Hyperkaliämie, insbesondere bei Patienten mit Risikofaktoren wie Niereninsuffizienz, höheres Lebensalter, Diabetes mellitus, Volumenmangel

Fortsetzung nächste Seite

Fortsetzung Tabelle 6

Interaktions-mechanismus	Interaktions-partner A	Interaktions-partner B	Möglicher Effekt
Synergismus	Trizyklische Antidepressiva	H$_1$-Antihista-minika der 1. Generation, Antiparkinson-mittel, Opioidanal-getika	Additive anticholingerge Wirkung, Gefahr des Harnverhalts, Obstipation, Auslösung eines akuten Engwinkelglaukoms
Antagonismus	ACE-Hemmer	NSAR	Verminderung des blutdruck-senkenden Effekts, Gefahr eines erhöhten Herzinfarkt- und Schlaganfallrisikos
Antagonismus	Levodopa	Neuroleptika	Verminderung der dopa-minergen Wirkung, Gefahr des Wirkverlustes von Levodopa

3.2.1. Additive oder synergistische Interaktionen

Haben zwei Arzneistoffe denselben pharmakologischen Effekt, kann es zu additiven Wirkungen kommen. Alkohol hat beispielsweise eine ZNS-depressive Wirkung. Bereits geringe Mengen an Alkohol können, wenn sie zusammen mit therapeutischen Dosen von z. B. Hypnotika oder Anxiolytika eingenommen werden, zu deutlich verstärkter und ausgeprägter Müdigkeit und Schläfrigkeit führen. Additive Effekte können sowohl bei therapeutischen Wirkungen als auch bei unerwünschten Arzneimittelwirkungen auftreten.

In einigen Fällen äußern sich synergistische Effekte ausschließlich in einer erhöhten Toxizität, also einer unerwünschten Nebenwirkung wie beispielsweise einer additiven Ototoxizität, Nephrotoxizität oder einer QT-Intervall-Verlängerung. Beispiele solcher Interaktionsreaktionen finden sich in Tabelle 6.

Folgende im Buch diskutierte Interaktionen beruhen (zum Teil) auf diesem additiven Interaktionsmechanismus:

- Antidiabetika/Insulin und Betablocker (Kapitel 3.1.)
- Antidiabetika und Salicylate (Kapitel 3.4.)
- ACE-Hemmer und Allopurinol (Kapitel 4.2.1.)
- ACE-Hemmer/Angiotensin-II-Rezeptor-Antagonisten und Diuretika, kaliumsparende (Kapitel 4.2.2.)
- Antikoagulanzien, orale und Heparine (Kapitel 5.1.)
- Antikoagulanzien, orale und NSAR (Kapitel 5.2.)

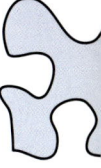

- Antikoagulanzien, orale und Salicylate (Kapitel 5.3.)
- Antikoagulanzien, orale und Schilddrüsenhormone (Kapitel 5.4.)
- Betablocker und α_2-Adrenozeptor-Agonisten (Kapitel 4.3.1.)
- Betablocker und Calciumantagonisten vom Verapamil-Typ und Diltiazem (Kapitel 4.3.6.)
- Diuretika, kaliumsparende und Kaliumsalze (Kapitel 4.5.3.)
- Diuretika, kaliuretische und Glucocorticoide (Kapitel 4.5.4.)
- Glucocorticoide und NSAR (Kapitel 6.3.)
- Neuroleptika und Antidepressiva, trizyklische und Analoge (Kapitel 9.2.1.)
- Neuroleptika und Anticholinergika (Kapitel 9.1.)
- NSAR und Thrombozytenaggregationshemmer (Kapitel 10.5.)
- Calciumantagonisten vom Verapamil-Typ und Diltiazem und Digoxin und Derivate (Kapitel 4.4.2.)

Das Serotonin-Syndrom

Das akute Serotonin-Syndrom ist eine seltene, aber mitunter lebensbedrohliche Komplikation bei der Behandlung mit serotonergen Substanzen. SSRI, NSRI, Opioidanalgetika, Dextromethorphan, Sumatriptan und Metoclopramid hemmen die Serotonin-Wiederaufnahme an der Präsynapse und können bei gleichzeitiger Gabe spezifischer Antidepressiva zu einem Serotonin-Syndrom führen (Abbildung 9)

Tabelle 7: *Charakteristika des Serotonin-Syndroms; Sternbach-Diagnose-Kriterien (31)*

Charakateristika	Serotonin-Syndrom
Medikationshistorie	Serotonerge Arzneistoffe
Zeit bis zum Einsetzen	Plötzlich, schnell (innerhalb von 24 Stunden)
Dauer	Nach Absetzen der verursachenden Arzneistoffe Rückbildung innerhalb von 24 Stunden
Klinisches Bild	Verschiedene Bewusstseinsstufen, Muskelsteifheit (normalerweise der unteren Extremitäten), Hyperreflexie (gesteigerte Reflexbereitschaft oder Steigerung einzelner Reflexe), Klonus (rhythmische Kontraktionen von Muskeln bzw. Muskelgruppen), Diaphorese
Vitalzeichen	Bluthochdruck, Tachykardie, Kurzatmigkeit, Hyperthermie
Behandlung	Absetzen des/der verursachenden Arzneistoffs/e, Gabe von Serotoninantagonisten

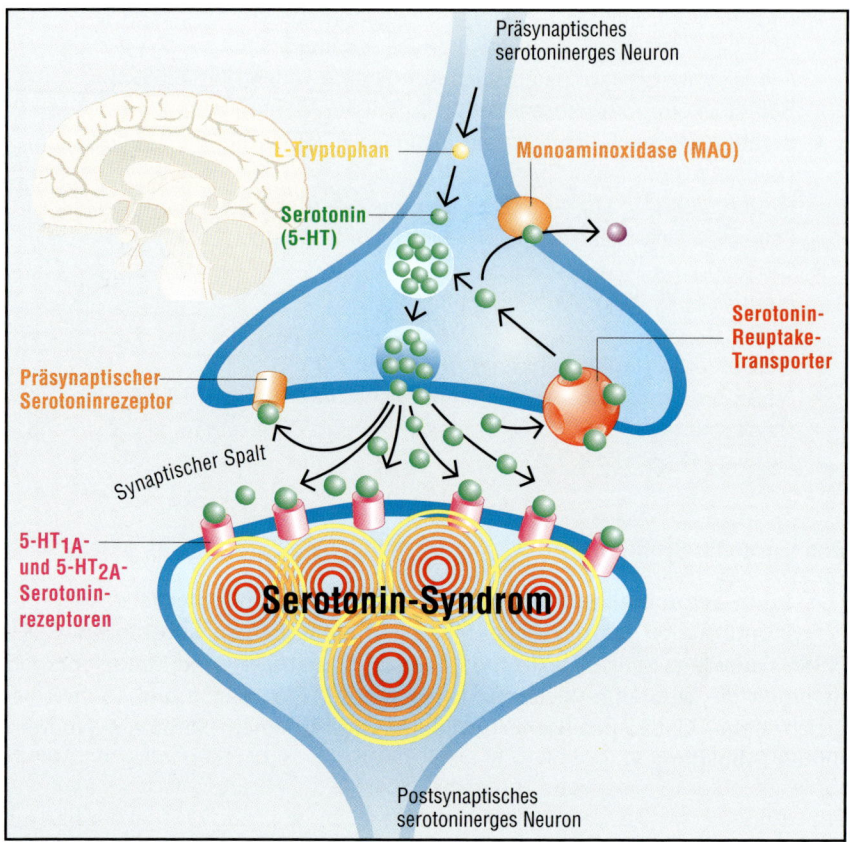

Abbildung 9: *Das Serotonin-Syndrom*

Es gibt drei Gruppen von charakteristischen Symptomen:

- veränderter mentaler Status mit Agitation, Konfusion oder Manien,
- vegetative Symptome (Schwitzen, Durchfall, Tachykardie, Fieber),
- neuromuskuläre Symptome (Hyperreflexie, Inkoordination, Myoklonien, Tremor).

Mindestens drei der Symptome aus Tabelle 7 müssen vorhanden sein, um vom Serotonin-Syndrom sprechen zu können (30).

Das Serotonin-Syndrom entwickelt sich üblicherweise schnell nach der Gabe eines zweiten serotonergen Arzneistoffs oder nach einer Dosissteigerung; es kann aber auch auftreten, wenn ein serotonerger Arzneistoff durch einen anderen ohne Einhaltung einer ausreichenden Auswasch-Phase ersetzt wird. In Ausnahmefällen kann es bereits nach Einnahme nur eines serotonerg wirkenden Arzneistoffs zu einer Über-Stimulation der 5-HT-Rezeptoren kommen. Für die Prognose des Serotonin-Syndroms ist eine frühzeitige Diagnose sowie zügig ein-

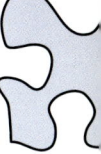

geleitete Maßnahmen von entscheidender Bedeutung. Zu der Behandlungsstrategie zählen neben dem Absetzen der Substanzen supportive Maßnahmen, wie die Kontrolle von Agitation, Hyperthermie und autonomer Dysfunktion. In der Regel verschwinden die Symptome innerhalb von 24 Stunden, im Einzelfall kann es auch zu fatalen Komplikationen, wie z. B. ventrikulären Arrythmien, Koma, Rhabdomyolyse, metabolischer Azidose oder Nierenversagen, kommen. Eingesetzt werden in diesen Fällen auch nichtspezifische Serotonin-Antagonisten, wie Chlorpromazin, Cyproheptadin und Methysergid, oder atypische Neuroleptika mit 5-HT_{2A}-antagonistischer Wirkung, wie Olanzapin. Bei den meisten, allerdings nicht bei allen Patienten, sind die Symptome vollständig reversibel.

Das Serotonin-Syndrom wurde bei gleichzeitiger Gabe von Tryptophan und MAO-Hemmern, trizyklischen Antidepressiva und MAO-Hemmern sowie im Zusammenhang mit SSRIs beobachtet. Ebenso könnten weitere serotonerge Arzneistoffe für das Auftreten des Serotonin-Syndroms verantwortlich sein. Weitere Arzneistoffklassen, die zu erhöhten Serotoninspiegeln führen können, sind Triptane, Antipsychotika, Antiparkinsonmittel, Analgetika, wie beispielsweise Tramadol, Dextromethorphan oder auch Johanniskraut (Tabelle 8).

Die Hemmung der Metabolisierung serotonerger Arzneistoffe kann zu einem Serotonin-Syndrom führen. Das ist beispielsweise dann möglich, wenn ein Patient zusätzlich zu einem SSRI wie Sertralin eine weitere Substanz einnimmt, die das Isoenzym CYP2D6 hemmt. SSRIs werden zum Großteil über dieses Enzym in der Leber metabolisiert.

Bislang ist nicht geklärt, warum einige Patienten zwei oder sogar manchmal mehrere serotonerge Arzneistoffe gleichzeitig einnehmen können, ohne Symptome zu entwickeln, während andere bei gleichzeitiger Gabe toxische Reaktionen entwickeln. Ein möglicher Erklärungsansatz ist der genetische Polymorphismus einiger Cytochrom-P450-Isoenzyme, wie z. B. CYP2D6.

Abschließend lässt sich festhalten, dass die Ursache für das Serotonin-Syndrom deutlich komplexer zu sein scheint, als der additive Effekt zweier gleich wirkender Substanzen.

Während das Serotonin-Syndrom in der Monotherapie sehr selten auftritt, ist die Prävalenz bei Polypharmazie mit verschiedenen serotonergen Arzneistoffen sicher höher. Bei einer Kombination von Arzneistoffen mit erhöhtem Risiko für das Serotonin-Syndrom sollte daher im Vorfeld eine kritische Nutzen-Risiko-Abwägung durchgeführt werden.

Tabelle 8: *Arzneistoffgruppen mit serotonerger Wirkung (31)*

Arzneistoffklasse	Arzneistoffe (Beispiele)
Trizyklische Antidepressiva	Amitriptylin, Clomipramin, Desipramin, Doxepin, Imipramin, Nortriptylin
Selektive Serotonin-Rückaufnahme-Inhibitoren (SSRI)	Citalopram, Fluvoxamin, Fluoxetin, Paroxetin, Sertralin

Fortsetzung nächste Seite

Arzneistoffklasse	Arzneistoffe (Beispiele)
Monoaminooxidase-Inhibitoren (MAO-Hemmer)	Moclobemid, Tranylcypromin
Andere Antidepressiva	Bupropion, Nefazodon, Trazodon, Venlafaxin
Dopaminagonisten	Amantadin, Bromocriptin, Levodopa
Analgetika	Codein, Fentanyl, Pethidin, Tramadol
Antibiotika, Chemotherapeutika	Linezolid, Ritonavir
Pflanzliche Arzneimittel	Johanniskraut (Hypericum perforatum)
Psychotrope Stoffe	Amphetamine, Cocain, LSD
Andere Arzneimittel	Sibutramin, Dextrometorphan, Buspiron, Lithium

Folgende im Buch diskutierte Interaktion beruht (zum Teil) auf dem Interaktionsmechanismus des Serotonin Syndroms:

- Antidepressiva, trizyklische und Analoge und Serotonin-Rückaufnahme-Inhibitoren (Kapitel 2.1.4.)

3.2.2. Antagonistische Interaktionen

Zu antagonistischen Interaktionen kommt es, wenn zwei Arzneimittel entgegengesetzte Wirkungen aufweisen (10). Dies ist beispielsweise bei Cumarinen und Vitamin K der Fall. Cumarine, die zu den oralen Antikoagulanzien gehören, können über kompetitive Hemmung der Vitamin-K-Epoxid-Reduktase die Blutgerinnungszeit verlängern. Wird allerdings die Vitamin-K-Zufuhr erhöht, z. B. über eine Einnahme von höher dosierten Vitamin-K-haltigen Nahrungsergänzungsmitteln, werden die Effekte der Cumarine reduziert und die Blutgerinnungszeit normalisiert bzw. reduziert. Der gewünschte therapeutische Effekt der Antikoagulanzien wird damit vermindert oder sogar vollständig aufgehoben. Weitere Beispiele für antagonistische Interaktionen finden sich in Tabelle 6.

Folgende im Buch diskutierte Interaktionen beruhen (zum Teil) auf diesem antagonistischen Interaktionsmechanismus:

- Antidiabetika und Glucocorticoide (Kapitel 3.2.)
- Antihypertensiva und NSAR (Kapitel 4.1.)
- Betablocker und β-Sympathomimetika (Kapitel 4.3.2.)
- Betablocker und Theophyllin und Derivate (Kapitel 4.3.5.)
- Ibuprofen und ASS (Kapitel 10.8.)

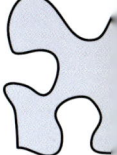

3.3. QT-Zeit-Verlängerung

Eine Verlängerung des QT-Intervalls im Oberflächen-EKG kann Ursache lebensbedrohlicher Rhythmusstörungen vom Typ der Torsades de Pointes (TdP) sein (32). Man schätzt, dass 2–3 % aller verordneten Medikamente QT-Zeit-verlängernde Eigenschaften aufweisen. Da TdP potenziell lebensbedrohliche unerwünschte Arzneimittelwirkungen (UAW) darstellen, sind Kenntnisse über die QT-verlängernden Eigenschaften von Arzneimitteln und Arzneimittelkombinationen sowie die Einschätzung des Risikos für das Auftreten von TdP in der Praxis unerlässlich.

3.3.1. Das QT-Intervall

Das Elektrokardiogramm (EKG) ist die Registrierung der Summe der elektrischen Aktivitäten aller Herzmuskelfasern. Jeder Kontraktion des Herzmuskels geht eine elektrische Erregung voraus, die im Normalfall vom Sinusknoten ausgeht und über das herzeigene Erregungsleitungssystem zu den Herzmuskelzellen läuft. Das QT-Intervall wird von Beginn des QRS-Komplexes bis zum Ende der T-Welle gemessen (33). Es ist damit das im Oberflächen-EKG messbare Zeitintervall, das die Phase der Erregungsausbreitung (Depolarisation) und -rückbildung (Repolarisation) der Herzkammern widerspiegelt (33) (Abbildung 10). Die Depolarisation wird durch einen initialen Natrium- und einen sich daran anschließenden Calcium-Einstrom vermittelt, die Repolarisation dagegen durch einen Kalium-Ausstrom. Wird der Kalium-Ausstrom gehemmt, verlängert sich das Aktionspotenzial, was sich im Oberflächen-EKG in einer Verlängerung des QT-Intervalls widerspiegelt. Klinisch relevante QT-Verlängerungen durch Arzneimittel sind fast immer mit der Hemmung des Kalium-Ausstroms assoziiert. Diese Arzneimittel hemmen den HERG-Kanal (HERG: human ether-a-go-go-related gene), der den Hauptteil des Kalium-Ausstroms während der kardialen Repolarisation leitet (Abbildung 11) (34). Diese Kanäle sind anscheinend sehr empfindlich für die Blockade durch verschiedene Arzneistoffe, da innerhalb der Kanalporen zahlreiche, nicht miteinander verwandte Arzneistoffe andocken können.

Das QT-Intervall kann mit einem EKG-Lineal abgelesen werden. Die Messung des QT-Intervalls erfolgt in Sekunden. Diesem gemessenen Wert kommt allerdings nur eine beschränkte Bedeutung zu, da das QT-Intervall bei schnellen Herzfrequenzen verkürzt, bei langsamen verlängert ist. Zur Vergleichbarkeit der Werte wird rechnerisch eine Frequenzkorrektur durchgeführt, für die mehrere Formeln Verwendung finden. Eine Verlängerung liegt vor, wenn das dann frequenzkorrigierte QTc-Intervall bei Männern 450 ms$^{1/2}$ und bei Frauen 470 ms$^{1/2}$ überschreitet (35). Ein Wert > 500 ms$^{1/2}$ gilt als eindeutig pathologisch.

Für die individuelle Risikoabschätzung kann das QTc-Intervall herangezogen werden. Ist die QT-Zeit verlängert, resultiert eine vermehrte Anfälligkeit für Rhythmusstörungen vom Typ der Torsades de pointes (TdP, auch Spitzenumkehrtachykardie), bei denen eine geordnete Kontraktion der Herzkammern nicht mehr möglich ist. In den meisten Fällen enden die TdP spontan; TdP können allerdings auch in ein Kammerflimmern, bei dem das Herz kein Blut mehr auswirft, übergehen und damit tödlich enden. Charakteristische Symptome von TdP, die nur einige Sekunden andauern, sind aufgrund der nicht ausreichenden Pumpleistung des Herzens Schwindel, ein Gefühl von Herzrasen, Übelkeit und möglicherweise Synkopen, eine plötzlich einsetzende, kurz andauernde

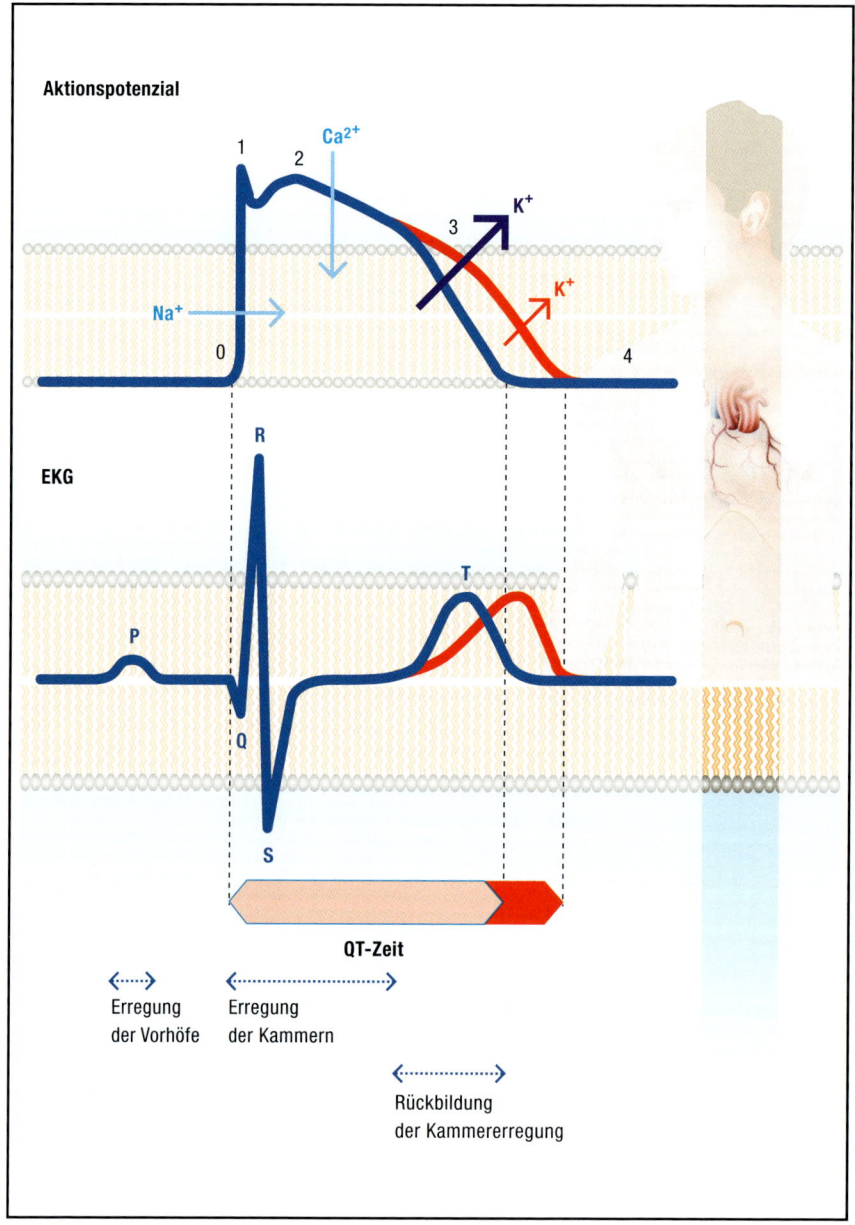

Abbildung 10: *Aktionspotenzial, EKG und QT-Zeit-Verlängerung (PZ Grafik)*

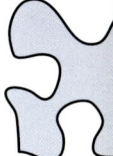

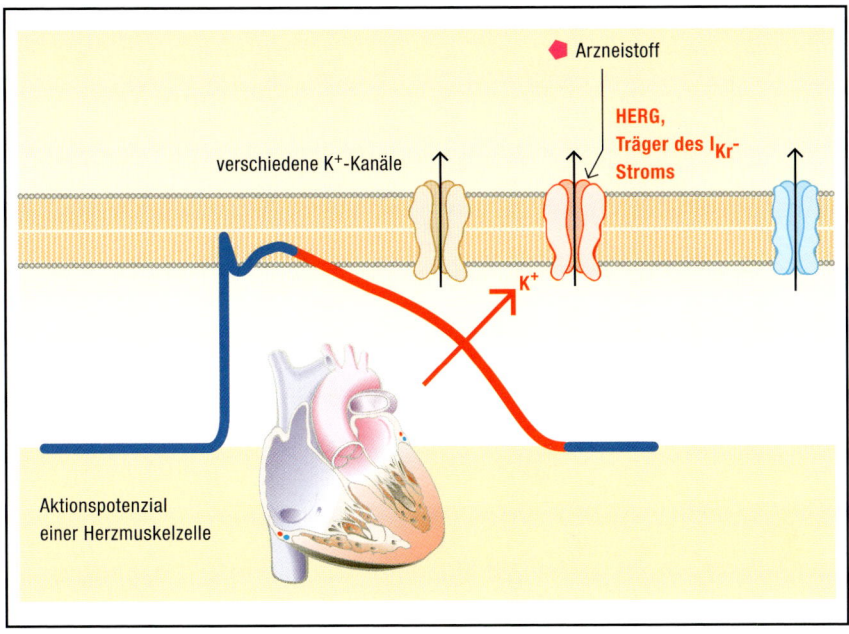

Abbildung 11: *Der HERG-Kanal (HERG: human ether-a-go-go-related gene)*
(PZ Grafik)

Bewusstlosigkeit (33) (Abbildung 12). Wenn die Episoden mehr als 10 Sekunden andauern, kommt es zum Kollaps mit Bewusstlosigkeit. Bei einer Dauer von über ein bis zwei Minuten enden die TdP in einem Kammerflimmern, das zum Ausfall der Pumpfunktion des Herzens führt und den plötzlichen Herztod auslösen kann. Außerhalb der Arrhythmiephasen weist das QTc-Intervall in den meisten Fällen erhebliche Verlängerungen auf. Das QTc-Intervall übersteigt dann nahezu immer Werte von 500 ms$^{1/2}$. Es gibt aber auch Arzneimittel, die zu einer QT-Verlängerung führen, aber nicht mit dem Auftreten von Torsade-de-pointes-Kammertachykardien (TdP-KT) assoziiert sind (36). Erschwerend kommt hinzu, dass das QTc-Intervall nicht konstant ist, sondern tageszeitlichen Schwankungen unterliegt (36). Damit ist das QTc-Intervall nur ein eingeschränkt nutzbarer Surrogatparameter (37).

3.3.2. Interaktionen durch QT-Zeit-Verlängerung

Früher war man der Auffassung, dass Herzrhythmusstörungen vom Typ der TdP nur durch Antiarrhythmika ausgelöst werden können. Am stärksten ausgeprägt ist die QT-Zeit-Verlängerung bei Antiarrhythmika der Klasse III wie Amiodaron und Sotalol, deren therapeutisches Prinzip auf der Hemmung der Kaliumkanäle beruht. Schon länger weiß man aber, dass auch Arzneimittel, die nicht primär am Herzen angreifen, Torsade-de-pointes-Kammertachykardien (TdP-KT) auslösen können. Hierzu zählen zum Beispiel Psychopharmaka, Antihistaminika, Antiin-

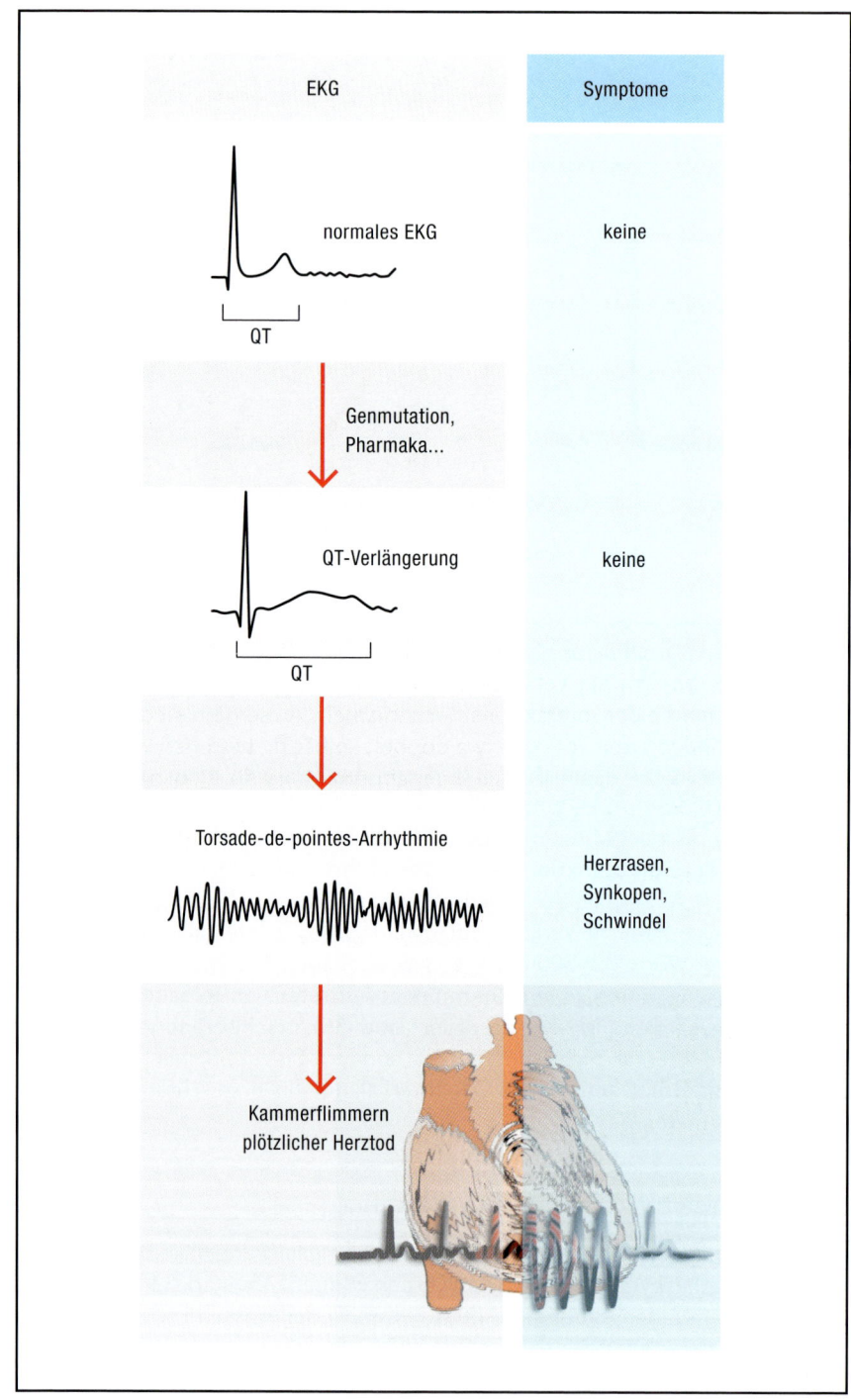

Abbildung 12: *QT-Zeit-Verlängerung und Symptomatik (PZ Grafik)*

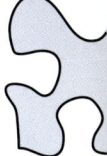

fektiva, Antimalariamittel und Methadon. Diese Problematik wurde allerdings lange Zeit vernachlässigt und von vielen sogar als klinisch unbedeutend angesehen. Mittlerweile hat sich diese Einschätzung jedoch grundlegend verändert, da unter anderem aufgrund dieser schwerwiegenden UAW in den letzten Jahren mehrere Arzneimittel vom Markt genommen wurden (zum Beispiel Grepafloxacin, Cisaprid, Clobutinol).

Für das Auftreten von TdP-KT sind Arzneimittel allerdings nur selten allein verantwortlich (32). Meist finden sich weitere Faktoren, die das Risiko für die Entstehung beeinflussen. Durch Kombination mit interagierenden Arzneistoffen oder durch das Vorhandensein anderer Risikofaktoren kann es zu einer wesentlich ausgeprägteren QT-Zeit-Verlängerung und einem entsprechend erhöhten TdP-KT-Risiko kommen. Ein relevanter Risikofaktor für TdP-KT ist bei den meisten Arzneistoffen eine hohe Plasmakonzentration. Hohe Plasmakonzentrationen können aus hohen Dosierungen, Ausscheidungs- bzw. Metabolisierungsstörungen oder der Hemmung der Metabolisierung resultieren. Bei den Interaktionen, die zu einer Erhöhung des Risikos für das Auftreten von TdP-KT führen, lassen sich zwei Interaktionsmechanismen unterscheiden. Pharmakokinetische Interaktionen beruhen darauf, dass ein Arzneistoff die Metabolisierung eines anderen Arzneistoffs hemmt und zu höheren Plasmakonzentrationen des potenziell QT-Zeit-verlängernden Arzneimittels führt (36). Bei pharmakodynamischen Interaktionen verlängern beide Arzneimittel die QT-Zeit und damit kann sich die Verlängerung potenzieren. Zum Teil existieren auch Kombinationen beider Interaktionsmechanismen. Außerdem sind Frauen von arzneimittelinduzierten TdP-KT etwa doppelt so häufig betroffen wie Männer.

Risikofaktoren für das Auftreten einer abnormen medikationsbedingten QT-Verlängerung sind (nach 35, 38):

- hohe Plasmakonzentrationen durch hohe Dosierungen, Ausscheidungs- bzw. Metabolisierungsstörungen, Hemmung der Metabolisierung (pharmakokinetische Interaktion) oder schnelle Injektions-/Infusionsgeschwindigkeit,
- Begleitmedikation mit anderen QT-Zeit-verlängernden Arzneimitteln (Pharmakodynamische Interaktion),
- Elektrolytstörungen (Hypokaliämie (Kapitel 4.5.), Hypomagnesiämie, Hypocalciämie),
- koronare Herzkrankheit (KHK),
- myokardiale Hypertrophie (z. B. bei arterieller Hypertonie und Herzinsuffizienz),
- weibliches Geschlecht,
- Bradykardien (z. B. Sinusbradykardien und höhergradige AV-Blockierungen),
- angeborene Verlängerung des QT-Intervalls (z. B. Romano-Ward-Syndrom und Jervell-Lange-Nielsen-Syndrom).

Damit hängt das Risiko für die Entwicklung einer TdP-KT vom Arzneimittel, der Dosis und von der Empfindlichkeit des Patienten ab, die durch das Vorhandensein der beschriebenen Risikofaktoren bestimmt wird.

Zahlreiche Arzneimittel können eine TdP-KT auslösen. Nur zum Teil liegt bei den Arzneistoffgruppen ein Klasseneffekt vor; oft sind es nur einige Arzneistoffe einer Klasse, die eine klinisch relevante QT-Zeit-Verlängerung aufweisen (Tabelle 9). Wie häufig TdP-KT tatsächlich auftreten, kann für einzelne Arzneimittel nicht exakt angegeben werden. Bei Antiarrhythmika der Klasse I und II treten TdP-KT wesentlich häufiger als bei Arzneimitteln mit nicht-kardialer Indikation auf. Die Inzidenz von TdP-KT unter Sotalol, einem Klasse III Antiarrhythmikum, wird für Männer auf 1,9 % und für Frauen auf 4,1 % beziffert. Hier ist die Blockade des Kaliumausstroms der zugrundeliegende Wirkmechanismus der Arzneistoffklasse. Bei Arzneimitteln mit nicht-kardialer Indikation treten TdP-KT dagegen relativ selten auf (1 : 100.000 bis < 1 : 1.000.000), wahrscheinlich ist aber, dass eine hohe Dunkelziffer existiert (32). Es wird geschätzt, dass etwa 10 bis 20 % der Patienten, die eine TdP-KT entwickeln, daran versterben. Daher sollte vor der Gabe von Arzneimitteln mit QT-Zeit-verlängernden Eigenschaften und vor allem bei Interaktionen, die das Risiko für TdP-KT erhöhen, eine sorgfältige Nutzen-Risiko-Analyse durchgeführt werden.

Tabelle 9: *Arzneistoffe, die zu einer Verlängerung des QT-Zeit-Intervalls führen können, mit ihrer CERT-Klassifizierung (s. auch Tabelle 10) (www.azcert.org)*

Arzneistoffklasse	Arzneistoff	CERT-Klassifikation
Antiarrhythmika	Amiodaron	1
	Flecainid	2
	Sotalol	1
Antibiotika – Makrolide	Azithromycin	2
	Clarithromycin	1
	Erythromycin	1
	Roxithromycin	2
Antibiotika – Fluor-chinolone	Levofloxacin	2
	Moxifloxacin	2
Antibiotika – Andere	Trimethoprim	3
Antidepressiva	Amitriptylin	3
	Clomipramin	3
	Desipramin	3
	Doxepin	3
	Imipramin	3

Fortsetzung nächste Seite

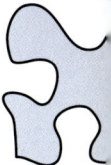

Fortsetzung Tabelle 9

Arzneistoffklasse	Arzneistoff	CERT-Klassifikation
Antiemetika	Dolasetron	2
	Domperidon	1
	Granisetron	2
	Odansetron	2
Antiepileptika	Felbamat	2
Antihistaminika	Terfenadin	1
Antiparkinsonmittel	Amantadin	2
Chemotherapeutika	Tamoxifen	2
	Pentamidin	1
Diuretika	Indapamid	2
Immunsuppressiva	Tacrolimus	2
Malariamittel	Chloroquin	1
	Halofantrin	1
Muskelrelaxanzien	Tizanidin	2
Neuroleptika	Chlorpromazin	1
	Clozapin	2
	Haloperidol	1
	Pimozid	1
	Risperidon	2
	Sertindol	2
	Thioridazin	1
	Ziprasidon	2
Peptide	Octreotid	2
Psychopharmaka – Andere	Levomethadon	1
	Lithium	2
	Venlafaxin	2
SSRI	Fluoxetin	3
	Paroxetin	3
	Sertralin	3
Virustatika	Foscarnet	2

3.3.3. Klassifikation QT-Zeit-verlängernder Arzneimittel

Die Bewertung eines Arzneistoffs hinsichtlich seines QT-verlängernden Potenzials ist nicht einfach. Hierzu liegen nur wenige Untersuchungen vor. Insgesamt ist das Wissen über diese UAW noch lückenhaft. Die University of Arizona hat ein Programm »Arizona CERT« ins Leben gerufen, bei dem Listen zu QT-Zeit-verlängernden Arzneimitteln mit Risikobeurteilungen erstellt werden (s. a. Tabelle 10). Diese Listen, die ständig aktualisiert werden, sind im Internet unter http://www.azcert.org/ aufgeführt.

Aufgrund der vielen Unsicherheiten vergeben viele Arzneimittelhersteller und Zulassungsbehörden die Einstufung »Kontraindikation mit Arzneistoffen, die die QT-Zeit verlängern«, wenn für einen additiven Effekt eine Wahrscheinlichkeit besteht. Der vorsichtige Umgang mit dieser potenziellen Interaktion hat sich in letzter Zeit durch Rote-Hand-Briefe (Toremifen) zu Arzneimitteln mit dem Risiko, die QT-Zeit zu verlängern, und Marktrücknahmen (Clobutinol) bestätigt. Regulatorische Leitlinien zur Beurteilung des Risikos für eine QT-Zeit-Verlängerung eines nicht-kardialen Arzneimittels sagen aus, dass Arzneimittel, die zu einer Verlängerung des QT-Intervalls von 5 Millisekunden und weniger führen, keine TdP auszulösen scheinen (10). Bei einer mittleren Verlängerung von 5 bis 20 Millisekunden ist ein Auftreten von TP nicht auszuschließen, da einige Arzneimittel bei einer Verlängerung in diesem Bereich ein proarrhythmogenes Risiko aufweisen. Arzneistoffe mit einer Verlängerung über 20 Millisekunden zeigen eine hohe Wahrscheinlichkeit, Herzrhythmusstörungen auszulösen.

Tabelle 10: *Klasseneinteilung der University of Arizona für Arzneistoffe, die die QT-Zeit verlängern können*

Klasse 1	Arzneistoffe mit einem Risiko für TdP	Diese Arzneistoffe werden vom Sachverständigenrat des Arizona CERT allgemein als Arzneistoffe mit einem Risiko für TdP akzeptiert.
Klasse 2	Arzneistoffe mit einem möglichen Risiko für TdP	Arzneistoffe, die die QT-Zeit verlängern und/oder in Fallberichten mit TdP assoziiert wurden, bei denen aber zum jetzigen Zeitpunkt die Evidenz für das Auslösen von TdP fehlt.
Klasse 3	Arzneistoffe mit einem bedingten Risiko für TdP	Arzneistoffe mit dem Risiko für TdP oder eine QT-Zeitverlängerung unter bestimmten Umständen, wie Patienten mit einer angeborenen Verlängerung des QT-Intervalls, Arzneistoffüberdosierung bzw. gemeinsame Einnahme mit interagierenden Arzneistoffen.

Bei den in diesem Buch aufgeführten Arzneistoffen wird für die Bewertung von Interaktionen, die zu einer Verlängerung der QT-Zeit führen können, insbesondere die Klassifikation des Arizona CERT herangezogen.

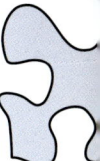

3.3.4. Maßnahmen bei Patienten mit Risikofaktoren

Es wird empfohlen, bei Patienten mit Risikofaktoren (Allgemeiner Teil, Kapitel 3.3.2.) bzw. bei der Verordnung von Arzneimitteln mit hohem Risikopotenzial vor Therapiebeginn ein EKG abzuleiten, um eine eventuelle Verlängerung des QT-Intervalls durch die Arzneimitteleinnahme erkennen zu können (35). Hierzu gehören damit auch Interaktionen, die zu einer QT-Zeit-Verlängerung führen können. Nach dem Start der Therapie sollte ein weiteres EKG nach 4 bis 6 Tagen abgeleitet werden (38). Bei einer Verlängerung der QTc-Zeit um 50 ms$^{1/2}$ oder bei einer Verlängerung auf mehr als 500 ms$^{1/2}$ sollte das Arzneimittel abgesetzt werden. Bei einer QTc-Zeit von mehr als 450 ms$^{1/2}$ sind Maßnahmen wie Dosisreduktion, Korrektur von Risikofaktoren oder auch Absetzen erforderlich. Bei den beschriebenen Maßnahmen wird dabei keine Unterscheidung des Geschlechts vorgenommen. Das praktische Vorgehen bei der beschriebenen Risikostratifizierung ist dabei allerdings weder prospektiv validiert noch genau definiert (36).

Zudem muss bei der Behandlung mit möglicherweise QT-Zeit-verlängernden Arzneistoffen insbesondere bei Patienten, die kaliuretische Diuretika einnehmen, der Kaliumwert regelmäßig kontrolliert werden (siehe Allgemeiner Teil Kapitel 3.3.2.). Da bei wiederholtem Erbrechen oder Diarrhö eine Hypokaliämie auftreten kann, sollten Patienten darauf aufmerksam gemacht werden, in diesen Situationen einen Arzt aufzusuchen. Treten im Rahmen der Behandlung mit Arzneimitteln, die das QT-Intervall verlängern können, erstmals Schwindelattacken oder gar Bewusstlosigkeit auf, sollte umgehend ein EKG abgeleitet werden.

Bei der Kombination von Arzneimitteln, die aufgrund einer potenziellen Interaktion das Risiko für das Auftreten einer TdP-KT erhöhen, ist immer zu hinterfragen, ob der Nutzen der Kombination das Risiko überwiegt. Die Frage, welche interagierenden Kombinationen von Arzneimitteln grundsätzlich zu vermeiden sind und welche bei einem gleichzeitigen EKG-Monitoring gegeben werden können, wird unterschiedlich diskutiert. Dies ist meist individuell für jeden Patienten zu entscheiden. Grundsätzlich gilt, dass auch das geringste Risiko nicht akzeptabel ist, wenn es eine vergleichbare Alternative gibt, die nicht interagiert. Bei Patienten mit schon bestehenden Risikofaktoren, wie z. B. Hypokaliämie oder Herzinsuffizienz, sollte die Kombination von QT-Zeit-verlängernden Arzneistoffen vermieden werden.

Folgende im Buch diskutierte Interaktionen beruhen (zum Teil) auf dem Interaktionsmechanismus der QT-Zeit-Verlängerung:

- Antidepressiva, trizyklische und Analoge und Antibiotika (Kapitel 2.1.1.)
- Antidepressiva, trizyklische und Analoge und Serotonin-Rückaufnahme-Inhibitoren (Kapitel 2.1.4.)
- Neuroleptika und Antidepressiva, trizyklische und Analoge (Kapitel 9.2.1.)
- Neuroleptika und Serotonin-Rückaufnahme-Inhibitoren (Kapitel 9.2.2.)

3.4. Patientenindividuelle Risikofaktoren

Patienten reagieren unterschiedlich auf Arzneimittel (Abbildung 13). Dies betrifft sowohl Wirkungen als auch Nebenwirkungen (39) und stellt eines der Hauptprobleme der Arzneimitteltherapie dar. So entwickelt sich eine Arzneimittelinteraktion in den meisten Fällen nur bei einigen Patienten, die diese Kombination einnehmen. Bei der Beurteilung von Interaktionen sollte daher immer bedacht werden, dass nicht bei jedem Patienten, der zwei oder mehrere interagierende Arzneistoffe einnimmt, auch notwendigerweise eine Interaktion

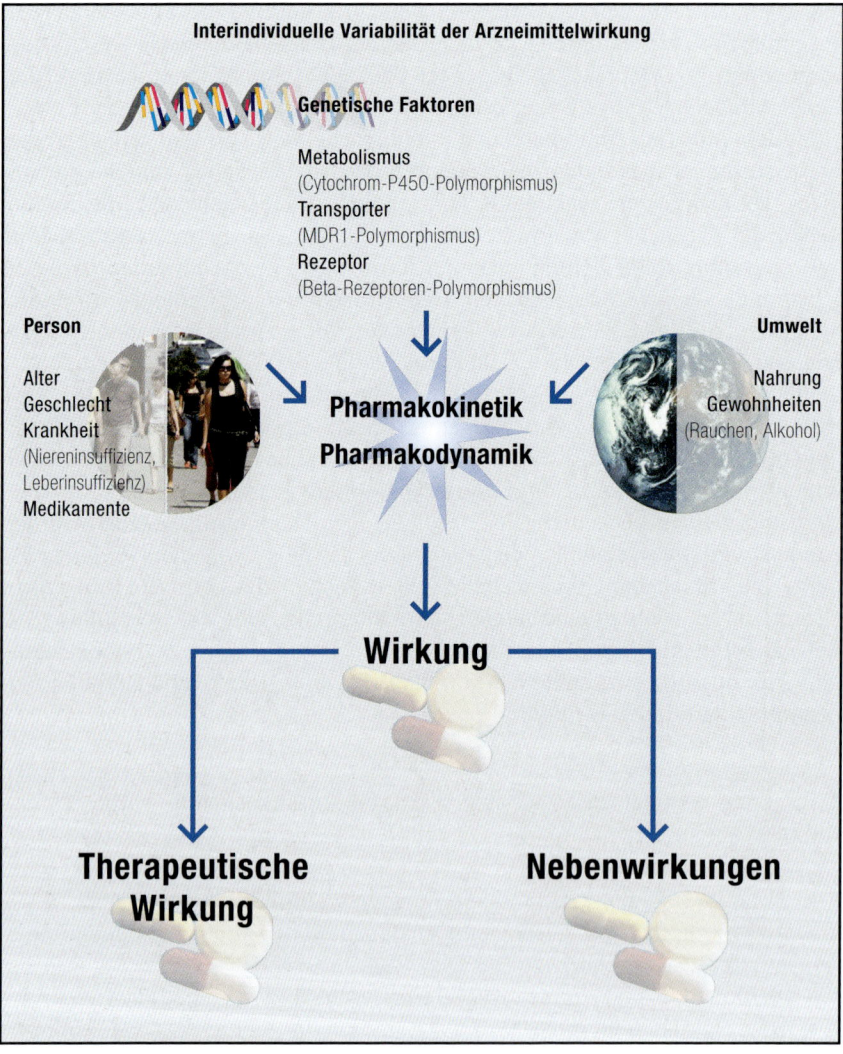

Abbildung 13: *Faktoren, die zur interindividuellen Variabilität der Arzneimittelwirkung beitragen*

auftritt. Dies erklärt auch, warum bei einigen der wirklich klinisch relevanten Interaktionen nicht selten etliche Jahre vergingen, bis sie detektiert wurden, wie es beispielsweise bei der Erhöhung der Serumspiegel von Digoxin bei gleichzeitiger Einnahme von Chinidin der Fall war. Es zeigt zudem, dass Interaktionen nicht immer während der klinischen Prüfung, sondern teilweise erst nach der Zulassung erkannt werden.

Gründe für die interindividuelle Variabilität bei Interaktionen: Bei der interindividuellen Variabilität spielen verschiedene Faktoren eine Rolle (Tabelle 11). Diese beinhalten zum einen die klinische Situation des Patienten, wie Krankheitsstatus, Alter und die Compliance. Zum anderen sind genetische Faktoren relevant, die die Pharmakodynamik und Pharmakokinetik eines Arzneimittels beeinflussen. Auf pharmakodynamischer Ebene spielen zum Beispiel Rezeptorpolymorphismen und Unterschiede in der Rezeptordichte sowie der Signaltransduktion eine Rolle (39). Hiermit lässt sich unter anderem erklären, warum bei einem Patienten ein Anstieg der Plasmakonzentration zu einer Interaktion führt und bei anderen Patienten nicht. Auf pharmakokinetischer Ebene stellen genetische Unterschiede bei den arzneimittelmetabolisierenden Enzymen sowie Transportproteinen und auch der Krankheitsstatus, wie zum Beispiel Nierenfunktionsstörungen, relevante Faktoren dar.

Tabelle 11: *Patientenindividuelle Faktoren, die zu einer unterschiedlichen Arzneimittelwirkung führen können (11)*

	Risikofaktoren
Krankheitsstatus	Insuffizienz oder verminderte Leistung der Eliminationsorgane (Niere und Leber)
	Veränderung der Resorption, z. B. durch Erkrankungen des Gastrointestinaltraktes
	Veränderungen bei Verteilung und Ausscheidung, z. B. durch Adipositas oder Dehydratation
Lebensalter und besondere Lebensumstände	Kinder; Senioren; Schwangere; Stillende
Genetische Faktoren	Interindividuelle Variabilität bei Pharmakokinetik (Aktivität der arzneimittelmetabolisierenden Enzyme, Arzneimitteltransporter)
	Interindividuelle Variabilität bei Pharmakodynamik (Rezeptorpolymorphismen, Unterschiede in Rezeptordichte und Signaltransduktion)
Umweltfaktoren	Nahrungsmittel, z. B. calciumhaltige Nahrungsmittel
	Genussmittel, z. B. Rauchen, Alkohol
Compliance	Schlechte Compliance häufig Ursache für Variabilität von Arzneimittelwirkungen

Variabilität der Pharmakokinetik: Die Höhe der Plasmakonzentration hängt von der Dosis, dem Ausmaß der Resorption und von der systemischen Clearance ab, die ein individuelles Maß für die Fähigkeit des Organismus darstellt, das Arzneimittel zu eliminieren (39). Die systemische Clearance kann durch eine Beeinträchtigung der Eliminationsorgane Niere und Leber, durch Veränderungen der Resorption aufgrund von Erkrankungen des Gastrointestinaltraktes und durch Veränderungen der Verteilung und Ausscheidung bei Adipositas und Dehydratation variabel sein. Bei Arzneistoffen, die renal eliminiert werden, ist die Nierenfunktion der entscheidende Einflussfaktor (39). Dabei besteht ein Zusammenhang zwischen der Clearance des Arzneimittels und der Kreatininclearance. Bei schwerer Leberzirrhose kann die Clearance von metabolisierten Arzneistoffen deutlich verringert sein. Des Weiteren können genetische Faktoren die metabolische Clearance beeinflussen.

Genetische Faktoren der metabolischen Clearance: Ein wichtiger Grund für unterschiedliche Wirkungen und Nebenwirkungen von Arzneimitteln bei Patienten beruht auf Unterschieden bei der Metabolisierung. Die genetische Information für die Expression von Enzymen und Transportproteinen zeigt eine interindividuelle Variabilität. Eine besonders stark ausgeprägte Variabilität liegt bei einem Polymorphismus vor. Einige Cytochrom-P450-Isoenzyme unterliegen einem genetischen Polymorphismus. Dies bedeutet, dass in der Bevölkerung unterschiedliche Varianten an Isoenzymen mit unterschiedlicher Aktivität vorliegen. Polymorphismen finden sich insbesondere bei den Isoenzymen CYP2D6, CYP2C9 und CYP2C19 (Tabelle 12). Aufgrund der unterschiedlichen Aktivitäten der Isoenzyme wird phänotypisch zwischen langsamen, intermediären, normalen (extensiven) und ultraschnellen Metabolisierern unterschieden (Abbildung 14).

Der Polymorphismus des Isoenzyms CYP2D6 ist sehr gut untersucht. Die Untersuchungen haben gezeigt, dass große interindividuelle Unterschiede in der Metabolisierungskapazität von CYP2D6 bestehen. Der größte Teil der Bevölkerung metabolisiert CYP2D6-Substrate normal und wird als »extensive metabolizer« (EM) bezeichnet, während 5 bis 10 % der kaukasischen Bevölkerung keine CYP2D6-Metabolisierung aufweisen und als »poor metabolizers« (PM) bezeichnet werden. Neben den PM liegt bei weiteren 5 bis 10 % ein herabgesetzter Metabolismus vor (»intermediate metabolizer«). Beobachtet wird auch eine stark erhöhte Metabolisierungsrate von CYP2D6. Personen mit einem solchen Phänotyp werden als »ultrarapid metabolizers« (UM) bezeichnet. Welche Variante des Isoenzyms das jeweilige Individuum in sich trägt, ist dabei genetisch festgelegt. Auch dies kann erklären, warum einige Patienten Symptome einer Interaktion entwickeln, während andere symptomfrei bleiben. Momentan wird die Genotypisierung von Cytochrom-P450-Isoenzyme vor allem zu wissenschaftlichen Zwecken genutzt, in der Klinik eher selten (41). Klinische Relevanz haben Polymorphismen vor allem bei Arzneistoffen mit geringer therapeutischer Breite. Hier können sich zum Beispiel bei PM schon beim Einsatz therapeutischer Dosen toxische Plasmakonzentrationen entwickeln und Arzneimittelinteraktionen eine höhere Relevanz aufweisen.

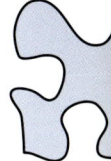

Tabelle 12: *Genetische Polymorphismen bei Cytochrom-P450-Isoenzymen*

Enzym	Prävalenz von Polymorphismen bei Europäern	Beispiel für metabolisierte Arzneistoffe
CYP2D6	5–10 % »Poor Metabolizer«, 10 % »Intermediate Metabolizer«, 2–3 % »Ultra-rapid Metabolizer«	**Psychopharmaka** Amitriptylin, Desipramin, Doxepin, Fluvoxamin, Venlafaxin, Perphenazin, Risperidon, Thioridazin, Haloperidol **Antiarrhythmika** Flecainid, Propafenon **Betablocker** Metoprolol, Propranolol, Timolol **Opioide** Codein, Dextromethorphan, Dihydrocodein, Hydrocodon, Oxycodon **Weitere**
CYP2C9	1–3 % Homozygote »Poor Metabolizer«, 35 % Heterozygote »Intermediate Metabolizer«	Vitamin-K-Antagonisten (Phenprocoumon), Phenytoin, Losartan, NSAR wie Diclofenac, Ibuprofen, Naproxen
CYP2C19	2–5 % Homozygote »Poor Metabolizer«, 25 % Heterozygote »Intermediate Metabolizer«	Moclobemid, Citalopram, Omeprazol, Diazepam

Der Einfluss des genetischen Polymorphismus auf die klinische Relevanz von Interaktionen lässt sich anhand von Beispielen gut erläutern. Ein Arzneistoff wird vor allem über CYP2C19 und in geringem Ausmaß über CYP3A4 metabolisiert. Bei einem Patienten mit normaler (extensiver) CYP2C19-Metabolisierung wird ein potenter CYP3A4-Inhibitor, wie Ketoconazol, einen geringen Effekt auf die Pharmakokinetik des Arzneistoffs haben. Bei einem langsamen Metabolisierer wird die Metabolisierung über CYP3A4 der Hauptmetabolisierungsweg sein. Daher wird in diesem Fall Ketoconazol eine relevante Steigerung der Plasmaspiegel verursachen.

Es kann allerdings auch vorkommen, dass bei einem langsamen Metabolisierer eine Interaktion weniger wahrscheinlich ist. So benötigt ein langsamer CYP2D6-Metabolisierer wahrscheinlich eine geringe Dosis eines über CYP2D6 metabolisierten Arzneistoffs. Nimmt dieser Patient gleichzeitig einen CYP2D6-Inhibitor ein, wird dies normalerweise keine Auswirkungen haben. Bei einem normalen (extensiven) Metabolisierer wird sich die Plasmakonzentration dagegen höchstwahrscheinlich stark erhöhen.

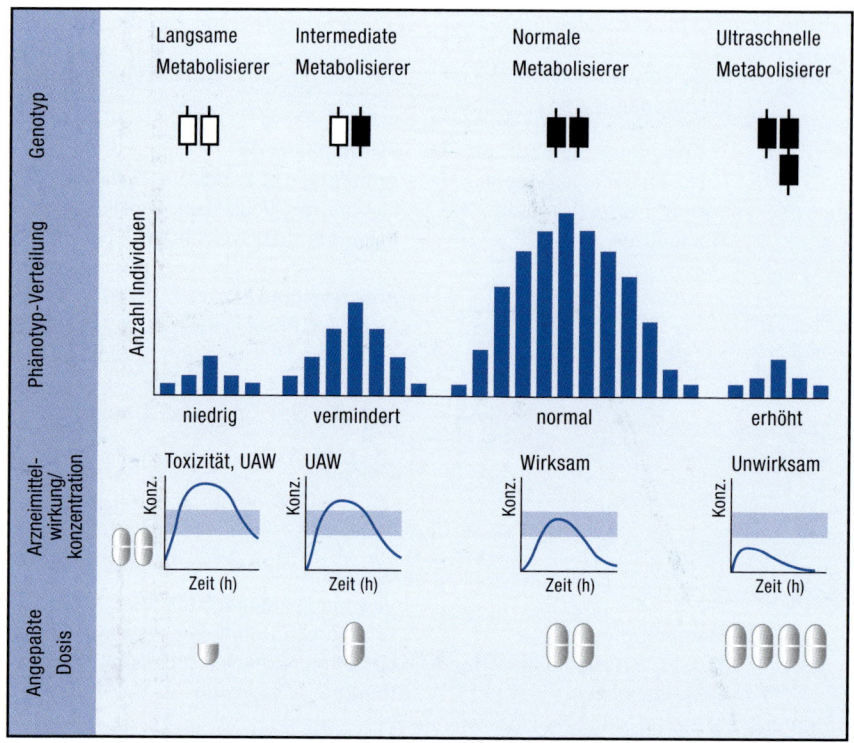

Abbildung 14: *Zusammenhang zwischen genetischer Varibilität, Enzymaktivität, Arzneimittelwirkung und Dosierung. Aus der genetischen Variabilität des Genotyps (weiße Kästen: defizientes Allel, schwarze Kästen: aktives Allel) resultieren vier verschiedene Metabolisierungsaktivitäten (Phänotyp) (Modifiziert nach 40).*

3.5. Zeitverlauf von Interaktionen

Im Optimalfall erkennt man eine potenzielle Interaktion frühzeitig und weicht auf eine alternative Therapiestrategie aus. Häufig kann es jedoch notwendig sein, interagierende Arzneimittel gleichzeitig zu verabreichen. Bei entsprechenden Maßnahmen ist dies in vielen Fällen auch sehr gut möglich. Ein wichtiger Aspekt bei der Beurteilung von Interaktionen ist ihr zeitlicher Verlauf. Nicht jede Interaktion tritt unmittelbar nach Einnahme der interagierenden Arzneimittel in Erscheinung. Es kann sein, dass es Tage, sogar Wochen oder Monate dauert, bis Interaktionseffekte auftreten. Gleiches gilt beim Absetzen eines interagierenden Arzneistoffes. In diesen Fällen ist es daher entscheidend zu wissen, wann und wie die Patienten gemonitort werden müssen.

Bei der Beurteilung des Zeitverlaufs sind verschiedene Aspekte klinisch relevant (20):

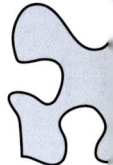

- Zeit des Auftretens der Interaktion (wann ist die Interaktion frühstmöglich zu detektieren?),
- Zeit des maximalen pharmakodynamischen bzw. pharmakokinetischen Effekts der Interaktion,
- Zeitpunkt, zu dem aufgrund der Interaktion eine unerwünschte Arzneimittelwirkung auftreten kann,
- Zeitdauer der Rückbildung der Interaktion nach dem Absetzen.

Fallbeispiel

Herr Hoch leidet an Bluthochdruck und nimmt deshalb schon seit mehreren Jahren Propranolol und ein Diuretikum ein. Er ist in Behandlung bei seinem Internisten und stabil auf die Kombination eingestellt. Sein Hausarzt hat ihm nun wegen einer Depression Fluoxetin verordnet. Der Hausarzt bestellt Herrn Hoch eine Woche später zur Kontrolle, dabei zeigt sich eine gute Verträglichkeit des Antidepressivums. Jedoch wird der Patient nach einem weiteren Monat wegen Schwäche, Lethargie und einem Ruhepuls von 48 Schlägen pro Minute in die Notaufnahme eingeliefert. Propranolol wird ganz abgesetzt, die Symptomatik bessert sich. Nach der Entlassung wird Hoch bei seinem Internisten vorstellig, der ihm weiterhin Propranolol verordnet, allerdings nur in halber Dosierung. Schließlich konsultiert der Patient wegen seiner Depression einen Psychologen, der ihn von Fluoxetin auf Sertralin umstellt, da er eine Interaktion zwischen Propranolol und Fluoxetin vermeiden möchte. Einige Wochen später steigen die Blutdruckwerte von Herrn Hoch wieder an, und das, obwohl er seit Jahren stabil eingestellt war.
Das Beispiel zeigt:

1) Arzneimittelinteraktionen können der Grund für unerwartetes Therapieversagen oder UAW bei einer Dauermedikation sein, auf die der Patient schon über längere Zeit stabil eingestellt war.
2) UAW müssen nicht sofort sichtbar sein, sondern können auch zeitverzögert auftreten oder verschwinden, z. B. wenn ein Arzneistoff mit langer Halbwertszeit beteiligt ist.
3) Eine Intervention aufgrund einer unerwünschten Arzneimittelwirkung kann die klinische Situation des Patienten verschlechtern, wenn nicht alle Faktoren berücksichtigt werden. Die Berücksichtigung der potenziellen Interaktion bei der Auswahl des Antidepressivums hätte die Arzneimittelinteraktion verhindert. Der Patient war auf Propranolol stabil eingestellt. Durch die Einnahme von Fluoxetin wurde die Metabolisierung von Propranolol gehemmt, woraus toxische Plasmakonzentrationen resultierten. Die Auswahl eines alternativen, nicht interagierenden Antidepressivums wäre hier die optimale Maßnahme gewesen, da der Patient stabil auf Propranolol eingestellt war. Die Gabe eines anderen Antihypertensivums wäre nur dann eine Alternative, wenn kein alternatives Antidepressivum zur Auswahl steht.

Wenn auch nicht für alle Interaktionen, so existieren doch für einige Wechsel-wirkungen klinische Informationen zu einem oder auch mehreren der oben aufgeführten Punkte (20). Den genauen Zeitpunkt des Auftretens einer Interak-tion für einen einzelnen Patienten vorherzusagen, wird immer schwierig, wenn nicht sogar unmöglich sein. Jedoch kann es häufig gelingen, das Zeitintervall des maximalen Risikos einzuschätzen und daraus folgernd angemessene Vor-sichtsmaßnahmen einzuleiten.

Die Beurteilung des Zeitverlaufs einer Interaktion bei einem individuellen Patienten hilft Arzt und Apotheker, die Wahrscheinlichkeit von unerwünschten Wirkungen zu minimieren, ihre klinische Relevanz einzuschätzen und die Kosten für ein Monitoring niedrig zu halten. So ist beispielsweise bekannt, dass NSAR in Kombination mit einigen Antihypertensiva zu einer Verminderung des blutdruck-senkenden Effektes führen können und dass der Effekt dieser Interaktion über einen Zeitraum von 1 bis 2 Wochen eintritt. Demzufolge ist es unwahrscheinlich, dass eine kurzzeitige Einnahme von NSAR, z. B. bei Kopfschmerzen im Rahmen der Selbstmedikation, einen klinisch relevanten Effekt auf die blutdrucksenkende Wirkung des Antihypertensivums hat.

Auch beim Monitoring des Patienten ist die Kenntnis über den Zeitverlauf der Interaktion von Wichtigkeit. Muss beispielsweise ein Patient, der ein orales Antikoagulanz einnimmt, mit einem weiteren Arzneimittel, das schnell die blut-gerinnungshemmende Wirkung verstärkt, behandelt werden, muss der INR des Patienten engmaschig kontrolliert werden (20). Tritt der Effekt hingegen verzö-gert, z. B. über mehrere Wochen, auf, wäre es auch ausreichend, nur alle 4 bis 5 Tage eine Bestimmung des INRs durchzuführen (Abbildung 15).

Der Zeitverlauf einer Interaktion wird von mehreren Faktoren beeinflusst, die bei der Beurteilung berücksichtigt werden müssen (20):

- Dosierung der Arzneistoffe,
- Halbwertszeit der beteiligten Arzneistoffe oder Metabolite,
- Arzneistoffe mit dosisabhängiger Pharmakokinetik,
- interagierende Metabolite,
- Mechanismus der Interaktion.

Dosierung der Arzneistoffe: Die Dosierung der interagierenden Substanzen kann einen relevanten Einfluss auf den Zeitverlauf einer Interaktion ausüben (20). Wird beispielsweise der von der Interaktion betroffene Arzneistoff in einer hohen Dosierung verabreicht, so kann sich die Serumkonzentration dieses Arzneistoffes an der oberen Grenze des therapeutischen Bereiches befinden. Kommt es aufgrund einer Interaktion zu einer Erhöhung von Serumspiegeln, ist es wahrscheinlich, dass diese in einer relativ kurzen Zeit den toxischen Bereich erreichen. Dies sollte insbesondere bei Arzneistoffen mit geringer therapeuti-scher Breite berücksichtigt werden. Liegen die Serumspiegel hingegen an der unteren Grenze oder sogar im subtherapeutischen Bereich, ist fraglich, ob es bei einer Erhöhung der Serumspiegel als Effekt einer Interaktion überhaupt zu toxischen Erscheinungen kommen wird. Betrachtet man die Seite des Wirk-stoffes, der die Interaktion auslöst, ist wahrscheinlich, dass hohe Dosen dieser

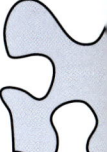

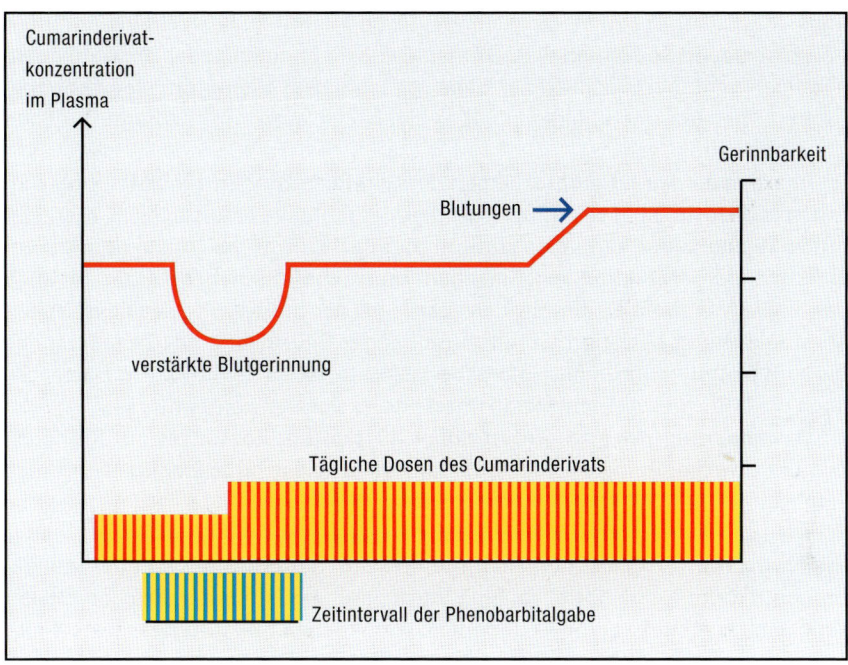

Abbildung 15: *Auswirkungen einer Phenobarbitalgabe bei bestehender Medikation mit Cumarin-Derivaten. Modifiziert nach (1)*

Substanz schneller zu einer Interaktion führen als niedrige. Im Gegenzug ist beim Absetzen der Substanz bei hohen Dosen eine verzögerte Verminderung der Interaktionseffekte wahrscheinlich.

Halbwertszeit der beteiligten Arzneistoffe: Der Zeitverlauf einer Interaktion kann durch die Halbwertszeiten (HWZ) von beiden an der Interaktion beteiligten Arzneistoffen beeinflusst werden (20). Beispielsweise beeinflusst die Halbwertszeit des die Interaktion auslösenden Stoffs den Zeitpunkt, an dem der maximale Effekt der Interaktion erreicht wird. So dauert es z. B. bei Beginn einer Phenobarbital-Therapie in der Regel eine Woche, bis der Steady-State von Phenobarbital-Serumspiegeln erreicht ist. Käme es zu einer Interaktion mit Phenobarbital, würde man die maximalen interaktiven Effekte somit auch nicht innerhalb der ersten Tage der Kombinationsgabe erwarten. Gleiches gilt für das eventuelle Absetzen von Phenobarbital; auch hier würde man mit einer verzögerten Abnahme der Interaktion rechnen.

Arzneistoffe mit dosisabhängiger Pharmakokinetik: Auch eine dosisabhängige Pharmakokinetik sollte bei der Beurteilung des Zeitfaktors von Wechselwirkungen berücksichtigt sein (20). Werden Arzneistoffe dosisabhängig eliminiert, kann es bei einer die Plasmaspiegel erhöhenden Interaktion zu so stark erhöhten Serumspiegeln kommen, dass die Elimination der Substanz nicht mehr dosisabhängig, sondern unabhängig von der Dosis erfolgt. Es liegt dann eine Eliminationsreaktion nullter Ordnung vor, das heißt die Reaktionsgeschwindigkeit ist konstant. Es kommt zu verlängerten HWZ und damit zu längerfristig erhöhten Serumspiegeln. So können die Serumspiegel von Phenytoin, das dosisabhängig eliminiert wird, bei gleichzeitiger Gabe mit Isoniazid, einem Inhibitor des hepatischen Phenytoinmetabolismus, über einen Zeitraum von mehreren Wochen dauerhaft erhöht sein.

Interagierende Metabolite: Neben der Wirkform können auch Metabolite an Interaktionen beteiligt sein (20). Stellt der Metabolit die hauptsächlich interagierende Substanz dar, kann dies zum verzögerten Eintritt der Interaktion führen. So ist bei der Interaktion von Diazepam und Cimetidin neben Diazepam auch der aktive Metabolit Desmethyldiazepam von der Inhibierung der hepatischen Metabolisierung betroffen. Somit muss bei der Beurteilung des Zeitabstandes bis zum Eintreten maximaler Interaktionseffekte neben der HWZ von Diazepam auch die HWZ des aktiven Metaboliten berücksichtigt werden.

Verminderung der gastrointestinalen Absorption: Kommt es zur Komplexbildung zweier interagierender Substanzen im Gastrointestinaltrakt, ist dies vergleichbar mit einer Dosisreduktion (20).

Wie schnell es dabei zu verringerten therapeutischen Effekten kommt, hängt wiederum von verschiedenen Faktoren, wie z. B. der HWZ des von der Interaktion betroffenen Wirkstoffs, ab. Eine Verringerung des therapeutischen Effekts kann auch erst stark verzögert, innerhalb von Wochen bzw. Monaten feststellbar sein. Dies ist z. B. bei Bisphosphonaten der Fall, die Einfluss auf den relativ langsamen Knochenumbau nehmen, auch wenn unmittelbar nach der gleichzeitigen Gabe bereits reduzierte Plasmaspiegel vorliegen (43).

Enzyminhibition: Eine kompetitive Hemmung von Enzymen beginnt, sobald eine ausreichende Menge des Enzyminhibitors in der Leber vorhanden ist (20). Dies ist in der Regel innerhalb von Stunden der Fall. Auch wenn es schnell zur Enzyminhibierung kommt, sind noch weitere Faktoren für das Auftreten des maximalen Interaktionseffekts mit verantwortlich, wie z. B. die neue, verlängerte HWZ des von der Interaktion betroffenen Wirkstoffes und die zu Beginn der Enzyminhibition vorliegende Serumkonzentration. Effekte, die auf einer Enzyminhibition beruhen, verschwinden in der Regel schneller als bei einer zugrundeliegenden Enzyminduktion.

Enzyminduktion: Enzyminduzierende Substanzen führen in der Regel zu einer vermehrten Bildung metabolisierender Enzyme in der Leber (20). Die initialen Effekte einer Enzyminduktion, nämlich der vermehrte Abbau des betroffenen Arzneistoffes, treten recht schnell (innerhalb von 2 Tagen) auf. Bis sich jedoch der Maximaleffekt der Enzyminduktion manifestiert, vergeht normalerweise mindestens eine Woche. Auch hier hängt der Beginn der Enzyminduktion wieder von der HWZ der induzierenden Substanz ab. Als Beispiel sei die Interaktion zwischen Johanniskraut und Theophyllin genannt, bei der es etwa innerhalb einer Woche zu einer Abnahme oder sogar zu einem Verlust der Theophyllinwirkung aufgrund einer Enzyminduktion durch Johanniskraut kommen kann (43). Beim Absetzen der induzierenden Substanzen sind im Wesentlichen zwei Faktoren zeitlimitierend: die Elimination des induzierenden Wirkstoffs und der schrittweise Abfall der vermehrten Enzymaktivität in der Leber. Bei Arzneistoffen mit

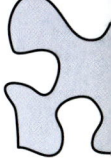

langer HWZ kann daher auch noch mehrere Tage bis Wochen nach Absetzen der induzierenden Substanz eine erhöhte Enzymaktivität vorliegen.

Pharmakodynamische Interaktionen: Je nach Art der pharmakodynamischen Interaktion können die Effekte sofort oder aber auch erst nach einigen Wochen auftreten (20, 44). Meistens manifestieren sie sich dann, wenn der pharmakologische Effekt des zweiten Arzneistoffes eintritt. Die unerwünschten Wirkungen können dabei während der gesamten Dauer der gleichzeitigen Behandlung bestehen.

Zusammenfassend betrachtet ist der Zeitverlauf von Wechselwirkungen je nach Interaktion sehr unterschiedlich. Etliche Faktoren können diesen beeinflussen und müssen bei der Beurteilung berücksichtigt werden. Häufig ist es jedoch möglich, den Zeitverlauf einer Interaktion unter Zuhilfenahme von Ergebnissen aus klinischen Studien und theoretischen Prinzipien zu beurteilen. Solche Bewertungen sind wichtig, um das Risiko für Interaktionen für Patienten zu minimieren und die Monitoring-Maßnahmen kosteneffektiv zu gestalten.

Anhand des folgenden Fallbeispiels wird deutlich, wie relevant der Zeitverlauf für das Interaktionsmanagement einer Interaktion ist.

Fallbeispiel

Ein 75-jähriger Mann, der stabil auf Warfarin aufgrund eines Vorhofflimmerns eingestellt war, bekam im Krankenhaus über 1 Woche 800 mg Fluconazol und anschließend für 3 Wochen 400 mg Fluconazol täglich verordnet. Zwei Tage nach Beginn der Fluconazolgabe wurde er aus dem Krankenhaus entlassen. Der Arzt, der von der Interaktion zwischen Warfarin und Fluconazol Kenntnis hatte, informierte den Patienten, dass er seinen INR-Wert 1 Woche nach der Krankenhausentlassung noch einmal messen lassen sollte.

Fünf Tage, nachdem der Patient aus dem Krankenhaus entlassen worden war, stellte er sich in der Notfallaufnahme mit Rückenschmerzen vor, sein INR-Wert lag bei 8 (Referenzwert 2-3). Anschließend entwickelte der Patient eine stark ausgeprägte Schwäche in den Beinen sowie eine Blasen- und Darminkontinenz. Eine Kernspintomographie zeigte ein epidurales Hämatom, das einen langen Krankenhausaufenthalt und intensive physikalische Therapie nach sich zog. Bei Entlassung aus dem Krankenhaus konnte der Patient nicht ohne Hilfe gehen und hatte aufgrund seiner neurogenen Blaseninkontinenz einen Blasenkatheter.

Bei dieser Interaktion wurde nicht berücksichtigt, dass es bei gleichzeitiger Gabe von Fluconazol und Warfarin schon innerhalb einiger Tage zu einem beträchtlichen Anstieg der Warfarinwirkung kommen kann und daher in den ersten Tagen ein Monitoring und insbesondere bei hohen Fluconazoldosen häufig eine Dosisreduktion auf Grundlage der gemessenen Werte notwendig ist. Fazit dieses Beispiels ist, dass es nicht ausreichend ist, theoretisch zu wissen, dass es zu einer Interaktion kommen kann, sondern auch, wann eine Interaktion auftreten kann und wann man monitort, um unerwünschte Wirkungen zu minimieren bzw. zu vermeiden.

4.   Datenbanken und Software

4.1.   Beispiel ABDA-Datenbank

Hinweise auf Wechselwirkungen zwischen Arzneimitteln kann das Interaktionsmodul der ABDA-Datenbank geben, eines der wichtigsten Instrumente zur Detektion von potenziellen Interaktionen in der Apotheke. Durch Speicherung der (gesamten) Medikationsdaten für einen Patienten in der Apotheke ist es möglich, bei jeder Arzneimittelabgabe einen Interaktions-Check zwischen der zuvor verordneten Medikation, Präparaten der Selbstmedikation sowie den aktuell abgegebenen Arzneimitteln durchzuführen.

Die ABDA-Datenbank liefert zur genaueren Einschätzung einer Interaktion Informationen zum pharmakologischen Effekt, zum Mechanismus und zu Maßnahmen, die in einer Interaktionsmonografie zusammengefasst sind. Diese Texte kann man bei den meisten Apothekensoftware-Programmen direkt aufrufen. Unter »Maßnahmen« wird vorgeschlagen, wie die Interaktion gehandhabt werden kann; diesen Text sollte man sich bei einer Interaktionsmeldung als Erstes anschauen. Oft ist mit diesen Informationen und denen des Patienten schon eine Beurteilung der Relevanz einer Interaktion möglich.

Viele Datenbanken klassifizieren Wechselwirkungen, um den Nutzern den Umgang mit den Meldungen zu erleichtern. Dabei werden sehr unterschiedliche Klassifikationssysteme verwendet. Die ABDA-Datenbank stufte bislang die Interaktionen nach den Schweregraden schwerwiegend, mittelschwer, geringfügig, unbedeutend und Fremdangaben ein. Seit Januar 2009 steht ein neues Klassifikationssystem für Interaktionen zur Verfügung, das sich an den jeweils erforderlichen Maßnahmen orientiert (45). Hiermit soll dem Nutzer der Umgang mit Interaktionsmeldungen in der Praxis erleichtert werden. Diese Einstufung nach den jeweils erforderlichen Maßnahmen soll sogleich erkennen lassen, wie in der jeweiligen Situation vorzugehen ist.

Die seit Januar 2009 geltenden Klassifikationen für Interaktionen in der ABDA-Datenbank sind folgende (45): Verteilung der Klassifikationen (Stand 07/2009)

Schweregrad	Anzahl	~Prozent
Schwerwiegende Folgen wahrscheinlich – kontraindiziert	70	7 %
Vorsichtshalber kontraindiziert	114	11 %
Überwachung bzw. Anpassung nötig	451	45 %
In bestimmten Fällen Überwachung bzw. Anpassung nötig	44	4 %
Vorsichtshalber überwachen	302	30 %
In der Regel keine Maßnahmen erforderlich	18	2 %
Summe	999	

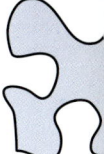

Schwerwiegende Folgen wahrscheinlich, kontraindiziert: Diese Klassifikation wird vergeben, wenn beide Arzneimittel nicht gleichzeitig gegeben werden sollten, weil schwerwiegende Folgen, wie bleibende Gesundheitsschäden oder lebensbedrohliche Effekte, dokumentiert sind (45). In der Selbstmedikation muss dem Patienten von der Kombination der Arzneimittel abgeraten und eine Alternative empfohlen werden. Bei einem verordneten Arzneimittel muss, insbesondere bei einer Erstverordnung, der Grund der gemeinsamen Verordnung hinterfragt werden. In vielen Fällen sollte eine andere Kombination gewählt werden. Dennoch kann es im Einzelfall sein, dass der Nutzen bei gemeinsamer Einnahme für den individuellen Patienten bei sorgfältiger Überwachung höher ist als das Risiko.

Vorsichtshalber kontraindiziert: Auch bei dieser Klassifikation sollten Patienten beide Arzneimittel im Normalfall nicht gleichzeitig einnehmen, da schwerwiegende Folgen aufgrund theoretischer Überlegungen möglich sind. Diese Klassifikation wurde aufgenommen, weil immer mehr Fachinformationen die Behandlung mit Arzneimitteln als Kontraindikation anführen, wenn aufgrund der pharmakokinetischen Eigenschaften eines Stoffes eine Wechselwirkung denkbar ist. Hier sollte in der Apotheke wie bei der ersten Klassifikation verfahren werden.

Überwachung beziehungsweise Anpassung nötig: Bei vielen Interaktionen kann ein Patient zwar gleichzeitig mit den interagierenden Arzneistoffen behandelt werden, es sollten allerdings Maßnahmen wie eine sorgfältige Überwachung parallel durchgeführt werden. Dies kann zum Beispiel bei einer Interaktion, die den Blutdruck beeinflussen kann, durch eine regelmäßige Blutdruckmessung erfolgen. Bei Bedarf kann dann die Dosierung der Arzneistoffe angepasst werden. Weitere mögliche Maßnahmen in Abhängigkeit von der Interaktion können eine Dosisreduktion oder eine zeitliche Trennung der Einnahme sein. Im Einzelfall kann es auch sinnvoll sein, ein alternatives, nicht interagierendes Arzneimittel einzusetzen. Bei dieser Klassifikation ist durch die Apotheke bei einer Erstverordnung zu hinterfragen, ob entsprechende Maßnahmen durchgeführt werden oder es eventuell eine geeignetere, nicht interagierende Kombination gibt.

In bestimmten Fällen Überwachung beziehungsweise Anpassung nötig: Diese Interaktion betrifft nur Patienten, die bestimmte Risikofaktoren, wie zum Beispiel eine Nierenfunktionsstörung, aufweisen oder ist erst nach einer längeren gemeinsamen Gabe interagierender Substanzen relevant. Nur wenn diese Bedingungen erfüllt sind, muss die Kombination eventuell vermieden oder der Patient überwacht werden.

Vorsichtshalber überwachen: Die Interaktion ist theoretisch möglich, aber bislang nicht dokumentiert oder tritt nur in Einzelfällen auf, ohne dass Risikofaktoren bekannt sind oder führt nur zu etwas verstärkten Nebenwirkungen.

In der Regel keine Maßnahmen erforderlich: Diese Interaktionen sind zwar dokumentiert, sie haben aber, wenn überhaupt, nur geringfügige Auswirkungen. Daher sind keine besonderen Maßnahmen erforderlich. Wenn sie jedoch häufig in der Literatur aufgeführt sind, werden sie aufgenommen, um eine Einordnung der Interaktion zu ermöglichen.

Nicht alle Interaktionen, die in Fachinformationen aufgeführt werden, sind in der Datenbank enthalten, da dort zum Teil auch nicht klinisch relevante

Interaktionen Eingang finden. Andererseits existieren auch klinisch relevante Interaktionen, die in der ABDA-Datenbank, aber nicht in der Fachinformation aufgeführt sind. Dies zeigt die Bedeutung einer unabhängig von den Angaben der Hersteller erfolgenden Interaktionserfassung und -bewertung.

Es sollte beachtet werden, dass Datenbanken immer nur ein Hilfsinstrument zum Erkennen und Bewerten einer möglichen Interaktion darstellen. Ob die Interaktion für den jeweiligen Patienten relevant ist und ob durch die Apotheke interveniert werden muss, kann nur individuell im unmittelbaren Gespräch mit dem Patienten und mit den Daten der Medikationsdatei beurteilt werden. Gegebenenfalls ist hierfür auch eine Rücksprache mit dem behandelnden Arzt notwendig.

4.2. Softwareeinstellungen

Die Unterstützung durch eine adäquate Software beim Interaktions-Check spielt eine entscheidende Rolle bei der Umsetzung in der Apotheke. Dabei ist die Umsetzung des Interaktions-Checks z. B. der ABDA-Datenbank bei den einzelnen Softwarehäusern zum Teil unterschiedlich. Je nach Softwarehaus wird die Interaktionsmeldung z. B. durch ein unauffälliges Blinken bis hin zum Stehenbleiben des Vorganges am Arbeitsplatz, bis die Interaktion bewusst bearbeitet wurde, angezeigt. Auch der Zugriff auf die Texte der Interaktionsmonografie und die Dokumentation von Interaktionen ist unterschiedlich umgesetzt.

Problematisch ist die häufig geschilderte »Warnhinweis-Ermüdung«. Diese kann auftreten, wenn man mit Meldungen und Hinweisen bei der Abgabe überschwemmt wird. Dies ist insbesondere dann der Fall, wenn viele dieser Meldungen als nicht relevant für den Patienten eingestuft werden. Die Einstufung einer Interaktionsmeldung als nicht relevant für den individuellen Patienten kann verschiedene Gründe haben. Dies sind zum Beispiel Meldungen zu Arzneimitteln, die der Patient nicht mehr einnimmt oder zu einer Arzneimittelkombination, auf die der Patient stabil eingestellt ist, oder aber auch Interaktionsmeldungen, die keine oder sehr selten klinische Relevanz besitzen.

Wie kann man die Anzahl an klinisch nicht relevanten Interaktionsmeldungen verringern?

Bei den meisten Softwareanbietern kann man einstellen, welche Klassifikationen von Interaktionen angezeigt werden. In der ABDA-Datenbank sind sechs verschiedene Klassifikationen aufgeführt. Sicher wäre es gut, wenn alle Interaktionsmeldungen der verschiedenen Schweregrade auf ihre Relevanz überprüft würden. Dies ist nur leider häufig aus Zeitgründen nicht möglich und kann zudem zu der schon erwähnten »Warnhinweis-Ermüdung« führen. Daher ist eine praxistaugliche Empfehlung, den Interaktions-Check so einzustellen, dass nur die ersten vier Klassifikationen angezeigt werden. Wenn einzelne Schweregrade ausgeblendet sind, ist es wichtig, dass dies allen, die mit der Datenbank arbeiten, bekannt ist. Insbesondere, wenn der Patient unerwünschte Arzneimittelwirkungen beschreibt oder pharmazeutisch betreut wird, sollten auch Interaktionen der anderen Schweregrade zur Abklärung der unerwünschten Arzneimittelwirkung mit hinzugezogen werden.

Der Zeitraum, über den der Interaktions-Check durchgeführt wird, sollte nicht zu lang, aber auch nicht zu kurz sein. Auch dies kann in der Software eingestellt werden. Da bei der Dauermedikation häufig Packungen mit 100 Tabletten verordnet werden und der Patient davon nicht selten nur eine halbe Tablette pro Tag einnehmen soll, ist ein siebenmonatiger Zugriff auf die Medikationshistorie sinnvoll.

Wichtig für die Praxis ist, dass die Software ermöglicht, Interaktionsmeldungen als bereits in der Apotheke abgeklärt zu kennzeichnen. Die Software gibt dann bei einer Wiederholungsverordnung eines interagierenden Arzneistoffs einen Hinweis, dass bereits eine Interaktionsberatung stattgefunden hat. Diese Kennzeichnung sollte allerdings nur bei einer Dauermedikation erfolgen. Es ist zudem relevant, dass die Meldung weiterhin erscheint, da z. B. Dosisänderungen eine erneute Intervention erforderlich machen könnten, oder um bei der ersten Wiederholungsmeldung die Möglichkeit zu haben, den Patienten zu fragen, wie er die Kombination vertragen hat. Bei einigen Softwarehäusern ist eine einfache Markierung der Interaktionsmeldung als bereits abgeklärt möglich. Bei der darauf folgenden Abgabe wird die Interaktionsmeldung dann z. B. in einer anderen Farbe angezeigt, so dass jeder Apothekenmitarbeiter erkennen kann, dass diese Interaktionsmeldung bei diesem speziellen Patienten bereits abgeklärt wurde. Eine noch bessere Kommunikation im Team ist durch die Dokumentation der Interaktion mit einem Dokumentationsbogen des Softwaresystems möglich. Hier kann das Problem und vor allem die Lösung des Problems beschrieben werden, ebenso ob der Arzt kontaktiert wurde.

5.   Interaktionsmanagement

Der erste Schritt bei der Vermeidung von Interaktionen ist das Erkennen der potenziellen Interaktion. Die Verordnung von mehreren Arzneistoffen gehört zum klinischen Alltag, denn häufig lassen sich therapeutische Ziele nur durch eine Kombinationstherapie erreichen. Diese Kombinationstherapien resultieren vielfach aus Verschreibungen durch mehrere Ärzte und einer Selbstmedikation der Patienten. Daher sollten alle Arzneimittel des Patienten zusammen dokumentiert werden, um bei neuen Arzneimitteln immer auf potenzielle Interaktionen prüfen und bei unerwünschten Arzneimittelwirkungen Interaktionen als Ursache berücksichtigen zu können. Die Hausapotheke, bei der die gesamte Medikation des Patienten gespeichert ist, ist daher prädestiniert, diese Aufgabe zu übernehmen.

Die Aufgabe in der Apotheke liegt neben dem Erkennen einer potenziellen Interaktion vor allem darin, ihre Relevanz für den individuellen Patienten zu bewerten. Daraus folgt, welche Maßnahmen sich für die Therapie des Patienten ergeben. Auch wenn Interaktionen aufgrund der individuellen Variabilität der Patienten oft schwer vorauszusagen sind, sind entscheidende Faktoren, die die Wahrscheinlichkeit für das Auftreten einer klinisch relevanten Interaktion erhöhen, bekannt. Wesentliche Kriterien für die klinische Relevanz von Interaktionen sind (14):

- Steile Konzentrations-Wirkungs- bzw. Konzentrations-Nebenwirkungskurve,
- geringe therapeutische Breite,
- Interaktionen bereits in therapeutischen Dosierungen,
- klinische Situation des Patienten (hierzu gehören z. B. Krankheitsstatus, Lebensalter sowie evtl. vorliegende Nieren- oder Leberinsuffizienz).

Beispiele für Arzneistoffgruppen mit geringer therapeutischer Breite sind:

- Antiarrhythmika,
- trizyklische Antidepressiva,
- Antiepileptika,
- orale Antikoagulanzien,
- Herzglykoside,
- Immunsuppressiva,
- Lithium,
- Theophyllin und
- Zytostatika.

Bei der Beurteilung von Interaktionen sollte genau unterschieden werden zwischen gut untersuchten und dokumentierten Interaktionen und solchen, bei denen es sich nur um einzelne Fallberichte handelt oder bei denen weitere Untersuchungen zur abschließenden Beurteilung notwendig sind. Das Wissen zur Beurteilung von Interaktionen befindet sich, wie bei anderen Forschungsgebieten auch, in einem ständigen Fluss.

Informationsquelle Patient

Um die Relevanz für den individuellen Patienten abklären zu können, kann und sollte der Patient mit einbezogen und befragt werden.

Wichtige Fragen zur Abklärung der Relevanz einer Interaktionsmeldung sind:

Werden die Präparate aktuell eingenommen?
Seit wann werden die Arzneimittel eingenommen?
Wie werden die Arzneimittel vertragen?
Von welchen Ärzten wurden die Arzneimittel verordnet?
Ist die gemeinsame Einnahme mit dem Arzt/den Ärzten besprochen?
Wurde vom Arzt ein Monitoring vorgesehen?

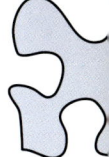

> In welcher Dosierung sollen die Arzneimittel eingenommen werden?
> Über welchen Zeitraum soll die Einnahme erfolgen? Wie ist die Einnahme-
> frequenz und -zeit?
> Ist die Interaktion bei der speziellen Darreichungsform relevant (z. B. Salbe,
> Augentropfen)?
> Für welche Indikation erfolgte die Verordnung? Gibt es Alternativen?
> Sind patientenspezifische Risikofaktoren wie Nieren- und Leberinsuffizienz
> vorhanden bzw. bekannt?

Zu Beginn einer Interaktionsberatung ist vor allem die Frage nach einer Erst-
oder Wiederholungsverordnung wichtig. Bei einer Erstverordnung steht die
Überlegung im Vordergrund, wie relevant die Interaktion ist und ob Maßnahmen
zur Vermeidung oder Überwachung der Interaktion durchgeführt werden. Wird
sie als relevant eingestuft und werden keine Maßnahmen zur Vermeidung oder
Überwachung durchgeführt, muss geklärt werden, ob es Alternativen gibt oder
andere Maßnahmen erforderlich sind. Bei einer Wiederholungsverordnung steht
hingegen die Überlegung im Vordergrund, ob der Patient stabil auf die Kombination eingestellt ist und gegebenenfalls gemonitort wird oder ob es vielleicht
therapeutische Schwierigkeiten gibt, die mit der Interaktion zu erklären sind.
Wichtig ist immer, dass angezeigte Interaktionen *potenzielle* Interaktionen sind,
also auftreten können, nicht müssen. Je nach Interaktion kann ein größerer oder
nur ein kleiner Teil der Patienten, die diese Kombination einnehmen, Symptome
zeigen.

Lösungsansätze zur Vermeidung von Interaktionen

Wird eine Interaktion als potenziell relevant für den Patienten eingestuft bzw. ist
eine Interaktion manifest, ist der nächste Schritt, sich für eine Intervention zur
Lösung des Problems zu entscheiden. Eine mögliche Lösung ist die Wahl zweier
Arzneimittel, die nicht miteinander interagieren. In vielen Fällen wird es jedoch
sinnvoll und möglich sein, zwei interagierende Substanzen bei entsprechenden
Maßnahmen zusammen zu geben.

Mögliche Maßnahmen

Je nach Interaktion sind unterschiedliche Vermeidungsstrategien sinnvoll bzw.
notwendig:

Häufig wird es möglich sein, bei einer Erstverordnung die gemeinsame Gabe
erst einmal durch eine sorgfältige Kontrolle von Parametern des Patienten zu
beobachten. Dies können zum Beispiel der Blutdruck, der Blutzucker, der Blut-
gerinnungswert (INR) oder eine Bestimmung der Kaliumwerte sein. Erst wenn
die Interaktion bei dem Patienten auftritt, wird eine weitere Maßnahme, wie
Dosisveränderung oder ein Präparatewechsel, notwendig. Ein Beispiel dafür ist
die Interaktion zwischen Glucocorticoiden und Antidiabetika. Hier wird die Dosierung der Antidiabetika je nach Blutzuckererhöhung durch das Glucocorticoid

erhöht. Auch bei einer manifest gewordenen Interaktion kann ein klinisches Patientenmonitoring sinnvoll sein, um überprüfen zu können, ob die eingeleiteten Maßnahmen zur Behebung der Interaktion erfolgreich waren.

Eine zeitliche Trennung der Einnahme ist fast nur bei Interaktionen möglich, die auf dem Mechanismus der Komplexbildung oder Adsorption im Magen-Darm-Trakt beruhen. Ein Beispiel ist die Interaktion zwischen Gyrasehemmern und Calciumpräparaten. Bei anderen Interaktionsmechanismen muss explizit bekannt sein, dass eine zeitliche Trennung der Einnahme zur Vermeidung der Interaktion möglich ist. Ein Beispiel hierfür ist die versetzte Gabe von Ibuprofen und Acetylsalicylsäure zur Thrombozytenaggregationshemmung.

Viele Interaktionen sind dosisabhängig. Eine Dosisanpassung ist daher manchmal möglich. Teilweise sind auch Höchstdosen bei einer gemeinsamen Einnahme vorgegeben. Dies ist zum Beispiel bei der Kombination von Verapamil und Simvastatin der Fall.

In einigen Fällen wird aber auch ein Präparatewechsel oder das Absetzen bzw. die Nichtverordnung bzw. -abgabe eines Interaktionspartners sinnvoll und notwendig sein. Bei einem Präparatewechsel ist die Frage, ob ein Arzneistoff aus der gleichen Wirkstoffklasse bzw. einer anderen Wirkstoffklasse eine Alternative darstellt. Bei einigen, insbesondere pharmakokinetischen Interaktionen ist es möglich, eine Substanz aus derselben Wirkstoffgruppe zu wählen, die nicht interagiert. Ein Beispiel hierfür ist die Interaktion zwischen Erythromycin und Simvastatin. Bei gleichzeitiger Einnahme kann es zu ansteigenden Simvastatin-Serumspiegeln aufgrund der Hemmung des Metabolismus kommen. Azithromycin stellt in diesem Fall eine mögliche Alternative zur Kombination mit Simvastatin dar. Dieses Beispiel zeigt, dass man nicht automatisch davon ausgehen kann, dass eine Interaktion für die gesamte Wirkstoffgruppe gilt.

Interaktionsskepsis

Die Schwierigkeit, Interaktionen im klinischen Alltag als solche zu erkennen, macht die Beurteilung der tatsächlichen Relevanz und auch die Kommunikation zwischen Arzt und Apotheker nicht leicht. Nicht selten hat der Arzt eine interagierende Kombination schon häufig verordnet bzw. der Apotheker diese schon häufig abgegeben und schätzt sie als nicht relevant ein, da bisher keine Probleme bei den Patienten beobachtet wurden.

Für eine solche Einschätzung mag es verschiedene Gründe geben (46):

1) Es ist richtig, dass die Interaktion nicht klinisch relevant ist und sie deshalb ignoriert werden kann.
2) Es könnte sein, dass die Interaktion heruntergespielt wird, da die Interaktion übersehen wurde. Oder,
3) und dies ist am wahrscheinlichsten, durch einzelne oder wiederholte Beobachtungen wurden falsche Schlüsse daraus gezogen.

Bei der Beurteilung von Interaktionen ist es meist nicht möglich, über die eigene Beobachtung von Patienten, die diese Kombination einnehmen, die klinische

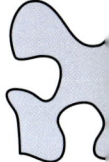

Relevanz zu beurteilen. Hierfür ist die Anzahl der beobachteten Fälle meist nicht ausreichend.

Ein Beispiel ist die gemeinsame Gabe von ACE-Hemmern und kaliumsparenden Diuretika. Diese Kombination kann in Einzelfällen bei prädisponierten Patienten eine schwerwiegende Hyperkaliämie hervorrufen. Aufgrund der Seltenheit wird diese unerwünschte Arzneimittelwirkung in der Praxis meistens nicht beobachtet. Wenn sie allerdings auftritt, was Fallberichte immer wieder zeigen, hat sie eine hohe klinische Relevanz und wäre normalerweise immer zu vermeiden gewesen.

Die Schwierigkeit, über eigene Beobachtungen die Relevanz einer Interaktion zu beurteilen, kann man auch statistisch verdeutlichen. Bei einer Interaktion, die in einem von 1.000 Patienten eine schwerwiegende unerwünschte Arzneimittelwirkung hervorruft, müssten 3.000 Patienten beobachtet werden, um mit einer 95 prozentigen Wahrscheinlichkeit diese Interaktion tatsächlich zu detektieren (46). Selbst bei einer Häufigkeit von 1 zu 100 ist es sehr unwahrscheinlich, dass ein Einzelner diese erkennt. Dies zeigt, dass die eigene klinische Erfahrung nur sehr begrenzt für die Beurteilung von Interaktionen herangezogen werden kann.

> **Praxistipp: Das Gespräch zwischen Apotheker und Arzt**
>
> - Nur bei klinisch relevanten Interaktionen Rücksprache halten. So kann die Skepsis der Gesprächspartner minimiert werden.
> - Die Information, dass eine klinisch relevante Interaktion selten auftritt, hilft einzuordnen, warum dies vielleicht im eigenen Praxisalltag noch nicht beobachtet wurde.
> - Bevor Rücksprache gehalten wird, sind Interventionsmöglichkeiten zu durchdenken.

Beim Umgang mit Interaktionen sollte man weder in das eine noch in das andere Extrem verfallen. Ein zu ängstlicher Umgang ist sicherlich nicht wünschenswert, denn das könnte dazu führen, dass Patienten sinnvolle Arzneimittel aufgrund möglicher Interaktionen vorenthalten werden. Auch die gegenteilige Haltung, bei der das Auftreten von Interaktionen grundsätzlich in Frage gestellt wird, ist fahrlässig und kann für den Patienten im schlimmsten Fall lebensbedrohlich sein.

Eine verantwortungsvolle Haltung liegt – wie so oft im Leben – zwischen beiden Extremen. Mit ausreichenden Vorsichtsmaßnahmen ist es in vielen Fällen möglich, zwei interagierende Substanzen gleichzeitig einzunehmen. Die Anzahl an Fällen, bei denen eine Kombination ausdrücklich vermieden werden sollte, ist überschaubar. Die Beurteilung der klinischen Relevanz einer möglichen Interaktion ist immer nur individuell für den jeweiligen Patienten unter Berücksichtigung der Risikofaktoren sowie der klinischen Situation des Patienten möglich.

6. Übersicht über die häufigsten Interaktions- meldungen

Interaktionsmeldungen gehören zu den häufigsten in der Apotheke identifizierten arzneimittelbezogenen Problemen (47). Dies hat die bundesweite Aktionswoche »Arzneimittelbezogene Probleme« der Bundesapothekerkammer (BAK) und des Zentrums für Arzneimittelinformation und Pharmazeutische Praxis (ZAPP) der ABDA im Jahr 2005 gezeigt. Von den insgesamt 10.427 dokumentierten arzneimittelbezogenen Problemen bezogen sich 907 auf Wechselwirkungen.

Die Bayerische Landesapothekerkammer (BLAK) hat im Jahr 2006 untersucht, welche Interaktionsmeldungen in Bayern wie häufig auftreten (48). Die teilnehmenden Apotheken dokumentierten von März bis April 2006 jeweils eine Arbeitswoche lang schwerwiegende und mittelschwere Interaktionen. Insgesamt wurden bei 3.617 Kunden 5.145 Interaktionen dokumentiert; 4.982 mittelschwere und 163 schwerwiegende. Von den 5.145 dokumentierten Wechselwirkungen machten 10 Interaktionen circa 50 Prozent aller mittelschweren und schwerwiegenden Interaktionsmeldungen aus. 21 Interaktionen waren für 70 Prozent und 33 für 80 Prozent der Interaktionsmeldungen verantwortlich.

Die Kenntnis der häufigsten Interaktionen kann also das tägliche Arbeiten mit dem Interaktions-Check wesentlich erleichtern. Für die Beurteilung der klinischen Relevanz wird deutlich weniger Zeit benötigt, wenn der Großteil der Interaktionsmeldungen bekannt ist und man sich mit den häufigsten Interaktionen auseinander gesetzt hat. Daher werden die häufigsten Interaktionen der Aktionswoche und der Anwendungsbeobachtung der bayerischen Qualitätszirkel im Jahr 2006 im Folgenden vorgestellt. Diese 48 Interaktionen entsprechen etwa 85 Prozent der Interaktionsmeldungen der Anwendungsbeobachtung 2006 der BLAK und sind ergänzt durch häufige Interaktionsmeldungen der Aktionswoche Arzneimittelbezogene Probleme der BAK (Tabelle 13).

Als weitere Interaktion wurde die Wechselwirkung zwischen niedrigdosiertem ASS und Ibuprofen aufgenommen. Diese zählt momentan sicher zu den häufigen Interaktionsmeldungen, war aber zum Untersuchungszeitpunkt noch nicht in die Interaktionsdatenbank aufgenommen. Die Wechselwirkung zwischen hormonellen Kontrazeptiva und Antibiotika spielt in der Apothekenpraxis eine große Rolle, wird aber häufig aufgrund der Klassifikation von der Software nicht angezeigt und gehört daher nicht zu den häufigen Meldungen. Einige der aufgeführten Interaktionen, wie z. B. Folsäureantagonisten und Salicylate, gehören nicht zu den häufigsten Interaktionsmeldungen in der Apotheke. Da sie für einen besseren Überblick über das Interaktionspotenzial einer Arzneistoffgruppe bzw. für das Verständnis möglicher Maßnahmen relevant sind, werden sie zusätzlich im Interaktionsteil mit diskutiert.

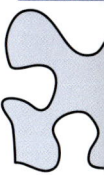

Tabelle 13: *Die häufigsten Interaktionsmeldungen in der Apotheke (Stand: November 2009)*

Interaktions- partner A	Interaktions- partner B	Alte Klassifikation	Neue Klassifikation
ACE-Hemmer	Allopurinol	mittelschwer	Überwachung bzw. Anpassung nötig
ACE-Hemmer	Antiphlogistika, nicht-steroidale	mittelschwer	In bestimmten Fällen Überwachung bzw. Anpassung nötig
ACE-Hemmer	Diuretika, kaliumretinie- rende	mittelschwer	Überwachung bzw. Anpassung nötig
Acetylsalicylsäure	Ibuprofen	mittelschwer	Überwachung bzw. Anpassung nötig
α_2-Rezeptor- agonisten	Betablocker	mittelschwer	Überwachung bzw. Anpassung nötig
Angiotensin-II- Rezeptor-Antago- nisten	Antiphlogistika, nicht-steroidale	mittelschwer	In bestimmten Fällen Überwachung bzw. Anpassung nötig
Angiotensin-II- Rezeptor-Antago- nisten	Diuretika, kaliumretinie- rende	mittelschwer	Überwachung bzw. Anpassung nötig
Antibiotika	Antidepressiva, trizyklische, und Analoge	mittelschwer	Überwachung bzw. Anpassung nötig
Antidepressiva, trizyklische, und Analoge	Neuroleptika	mittelschwer	Überwachung bzw. Anpassung nötig
Antidepressiva, trizyklische, und Analoge	Serotonin-Rück- aufnahme-Inhibi- toren	mittelschwer	Überwachung bzw. Anpassung nötig
Antidiabetika, orale	Betablocker, kardioselektiv	geringfügig	Vorsichtshalber überwachen
Antidiabetika, orale	Betablocker, nicht-kardioselek- tive	mittelschwer	Überwachung bzw. Anpassung nötig
Antidiabetika	Glucocorticoide	mittelschwer	Überwachung bzw. Anpassung nötig
Antidiabetika	Gyrasehemmer	mittelschwer	Vorsichtshalber überwachen

Fortsetzung nächste Seite

Fortsetzung Tabelle 13

Interaktions-partner A	Interaktions-partner B	Alte Klassifikation	Neue Klassifikation
Antidiabetika, orale	Salicylate (hoch dosiert)	mittelschwer	In bestimmten Fällen Überwachung bzw. Anpassung nötig
Antikoagulanzien, orale	Antiphlogistika, nicht-steroidale	mittelschwer	Überwachung bzw. Anpassung nötig
Antikoagulanzien, orale	Heparinoide	mittelschwer	Überwachung bzw. Anpassung nötig
Antikoagulanzien, orale	Phenylbutazon und Analoge	mittelschwer	Überwachung bzw. Anpassung nötig
Antikoagulanzien, orale	Salicylate (hoch dosiert)	schwerwiegend	Schwerwiegende Folgen wahrscheinlich – kontraindiziert
Antikoagulanzien, orale	Salicylate (niedrig dosiert)	mittelschwer	Überwachung bzw. Anpassung nötig
Antikoagulanzien, orale	Salicylate, äußerlich	geringfügig	Überwachung bzw. Anpassung nötig
Antikoagulanzien, orale	Schilddrüsenhor-mone	mittelschwer	In bestimmten Fällen Überwachung bzw. Anpassung nötig
Antiphlogistika, nicht-steroidale	Glucocorticoide	mittelschwer	Überwachung bzw. Anpassung nötig
Betablocker	Antiphlogistika, nicht-steroidale	mittelschwer	In bestimmten Fällen Überwachung bzw. Anpassung nötig
Betablocker	Calciumkanalblo-cker vom Verapamil-Typ und Diltiazem	mittelschwer	Überwachung bzw. Anpassung nötig
β-Sympatho-mimetika	Betablocker, kardioselektive	mittelschwer	Überwachung bzw. Anpassung nötig
β-Sympatho-mimetika	Betablocker, nicht kardioselektive	schwerwiegend	Überwachung bzw. Anpassung nötig
Bisphosphonate	Kationen, polyvalente	mittelschwer	Überwachung bzw. Anpassung nötig

Fortsetzung nächste Seite

Fortsetzung Tabelle 13

Interaktions-partner A	Interaktions-partner B	Alte Klassifikation	Neue Klassifikation
Cholesterol-Synthese-Hemmer	Makrolide	schwerwiegend	Schwerwiegende Folgen wahrscheinlich – kontraindiziert
Cholesterol-Synthese-Hemmer	Calciumkanalblocker vom Verapamil-Typ und Diltiazem	mittelschwer	Überwachung bzw. Anpassung nötig
Digoxin und -Derivate	Calciumkanalblocker vom Verapamil-Typ und Diltiazem	mittelschwer	Überwachung bzw. Anpassung nötig
Diuretika, kaliumretinierende	Antiphlogistika, nicht-steroidale	mittelschwer	In bestimmten Fällen Überwachung bzw. Anpassung nötig
Diuretika, kaliuretische	Antiphlogistika, nicht-steroidale	mittelschwer	In bestimmten Fällen Überwachung bzw. Anpassung nötig
Diuretika, kaliuretische	Glucocorticoide	mittelschwer	Vorsichtshalber überwachen
Folsäure-Antagonisten	Antiphlogistika, nicht-steroidale	mittelschwer	Überwachung bzw. Anpassung nötig
Folsäure-Antagonisten	Salicylate	mittelschwer	Überwachung bzw. Anpassung nötig
Gyrasehemmer	Kationen, polyvalente	mittelschwer	Überwachung bzw. Anpassung nötig
Insuline	Betablocker, kardioselektive	mittelschwer	Überwachung bzw. Anpassung nötig
Insuline	Betablocker, nicht kardioselektive	mittelschwer	Überwachung bzw. Anpassung nötig
Kaliumsalze	Diuretika, kaliumretinierende	schwerwiegend	Schwerwiegende Folgen wahrscheinlich – kontraindiziert
Kontrazeptiva, hormonelle	Antibiotika	gringfügig	Vorsichtshalber überwachen
Kontrazeptiva, hormonelle	Johanniskraut	mittelschwer	Vorsichtshalber kontraindiziert

Fortsetzung nächste Seite

Fortsetzung Tabelle 13

Interaktions-partner A	Interaktions-partner B	Alte Klassifikation	Neue Klassifikation
Neuroleptika	Anticholinergika	mittelschwer	Überwachung bzw. Anpassung nötig
Neuroleptika	Serotonin-Rück-aufnahme-Inhibi-toren	mittelschwer	Überwachung bzw. Anpassung nötig
Pimozid	Serotonin-Rück-aufnahme-Inhibi-toren	schwerwiegend	Schwerwiegende Folgen wahrscheinlich – kontraindiziert
Schilddrüsenhor-mone	Kationen, polyvalente	mittelschwer	Überwachung bzw. Anpassung nötig
Stoffe, die oxidativ abgebaut werden	Johanniskraut	mittelschwer	Vorsichtshalber kontraindiziert
Tetracycline	Kationen, polyvalente	mittelschwer	Überwachung bzw. Anpassung nötig
Theophyllin und -Derivate	Gyrasehemmer	mittelschwer	Überwachung bzw. Anpassung nötig
Theophyllin und -Derivate	Betablocker, kardioselektive	mittelschwer	Überwachung bzw. Anpassung nötig
Theophyllin und -Derivate	Betablocker, nicht kardioselektive	schwerwiegend	Schwerwiegende Folgen wahrscheinlich – kontraindiziert
Thrombozytenag-gregationshem-mer	Antiphlogistika, nicht-steroidale	mittelschwer	Überwachung bzw. Anpassung nötig

II. Spezieller Teil – Die häufigsten Interaktionsmeldungen geordnet nach Arzneistoffgruppen

1. Antibiotika

Die einzelnen Antibiotikaklassen unterscheiden sich erheblich in ihrem Risiko, mit anderen Arzneistoffen zu interagieren. Auch die klinische Bedeutung dieser Interaktionen ist sehr unterschiedlich: Es kann sich entweder um eine klinisch völlig unbedeutende Veränderung der Kinetik handeln oder es können durch hohe Plasmaspiegel Unverträglichkeitsreaktionen bzw. durch zu niedrige Spiegel Unwirksamkeit resultieren. Besonders kritisch in Bezug auf Interaktionen sind Rifampicin, Fluorchinolone, Makrolide und antimykotisch wirksame Azole zu beurteilen. Diese Antibiotika induzieren oder hemmen Cytochrom-P450-Isoenzyme und können dadurch den Metabolismus anderer Arzneistoffe verändern. Des Weiteren sind auch pharmakodynamische Interaktionen möglich. In der Apotheke sind vor allem Interaktionsmeldungen zu Gyrasehemmern, Makroliden und Tetracyclinen häufig. Eine häufige potenziell relevante Interaktion stellt die Wechselwirkung zwischen Antibiotika und hormonellen Kontrazeptiva dar. Diese wird im Folgenden diskutiert, bevor Interaktionen besprochen werden, die einzelne Antibiotikaklassen betreffen.

1.1. Antibiotika und Kontrazeptiva, hormonelle

Interaktionsmechanismus: Der Mechanismus der Interaktion zwischen Antibiotika, die nicht Leberenzyme induzieren, wie zum Beispiel Betalactam-Antibiotika, Gyrasehemmer, Tetracycline sowie Makrolide, und hormonellen Kontrazeptiva ist nicht geklärt. Als möglicher Mechanismus wird eine Unterbrechung des enterohepatischen Kreislaufs von Estrogenen diskutiert. Ethinylestradiol zeigt einen hohen First-pass-Effekt. Es wird in der Darmmukosa und der Leber vor allem durch CYP3A4 metabolisiert sowie mit Schwefel- und Glucuronsäure konjugiert (49). Die Phase-II-Metabolite werden über die Galle zurück in den Darm ausgeschieden. Durch Darmbakterien, wie zum Beispiel Clostridien und einige Staphylokokken, werden die Phase-II-Metabolite teilweise wieder gespalten, so dass Ethinylestradiol erneut absorbiert werden kann. Das Ausmaß der Reabsorption unterliegt interindividuellen Schwankungen. Die Bedeutung des enterohepatischen Kreislaufs für die Effektivität der hormonellen Kontrazeptiva ist unklar.

Insbesondere Breitspektrum-Antibiotika können die Darmflora beeinträchtigen. Ein möglicher Erklärungsansatz ist daher, dass durch die Beeinträchtigung der Darmflora der enterohepatische Kreislauf unterbrochen und dadurch Ethinylestradiol schneller eliminiert wird. Gestagene werden vor der Konjugation hauptsächlich zu inaktiven Substanzen metabolisiert. Gestagene unterliegen keinem enterohepatischen Kreislauf (10, 49).

Erbrechen und Durchfälle, die zu den häufigen unerwünschten Arzneimittelwirkungen vieler Antibiotika zählen, können die Absorption von Estrogenen und Gestagenen beeinträchtigen sowie bei Estrogenen den enterohepatischen Kreislauf beeinflussen.

Bei Rifampicin und Griseovulvin kann über eine Enzyminduktion die Wirksamkeit der hormonellen Kontrazeptiva verringert sein. Die Interaktion zwischen diesen Antibiotika und hormonellen Kontrazeptiva muss getrennt von den nicht-enzyminduzierenden Antibiotika diskutiert werden. Im Folgenden wird nur auf die Interaktion zwischen nicht-enzyminduzierenden Antibiotika und hormonellen Kontrazeptiva eingegangen.

Auswirkung/Effekt der Interaktion: Antibiotika können möglicherweise die kontrazeptive Wirksamkeit von hormonellen Kontrazeptiva beeinträchtigen (10, 50, 51). Bei einer verringerten Wirksamkeit sind Blutungsunregelmäßigkeiten (Schmierblutungen, Durchbruchblutungen) und Schwangerschaft möglich.

Risikofaktoren/-patienten: Erbrechen und Durchfall.

Zeit bis zum Einsetzen der Interaktion: Keine Angaben möglich.

Datenlage: Aus den letzten vier Jahrzehnten liegen zahlreiche Fallberichte zu einer möglichen Interaktion zwischen nicht-enzyminduzierenden Antibiotika und hormonellen Kontrazeptiva vor. Daher wird häufig der Hinweis gegeben, dass die kontrazeptive Wirkung bei einer gemeinsamen Einnahme verringert sein kann. Daneben wird aber immer wieder geäußert, dass diese Interaktion gar nicht existiert. Daher stellt sich die Frage, ob die Datenlage ausreicht, um diese Interaktion auszuschließen.

Es liegen sowohl pharmakokinetische Interaktionsstudien als auch retrospektive Untersuchungen zur Häufigkeit von Schwangerschaften bei gleichzeitiger Einnahme von nicht-enzyminduzierenden Antibiotika und hormonellen Kontrazeptiva vor (10, 49, 52). Die vorliegenden Studien zeigen allerdings meist erhebliche Limitationen (49, 52), wie kleine Fallzahl oder auch Länge der Beobachtungsdauer. Bei der Beurteilung der Interaktion sollte zwischen Ethinylestradiol-haltigen Kontrazeptiva und reinen Gestagenpräparaten unterschieden werden.

Die Wirksamkeit reiner Gestagenpräparate wird sehr wahrscheinlich nicht durch nicht-enzyminduzierende Antibiotika beeinflusst werden. In pharmakokinetischen Untersuchungen wurden die Plasmaspiegel der Gestagene, die keinem enterohepatischen Kreislauf unterliegen, nicht beeinflusst.

Eine Reihe von Untersuchungen haben den Einfluss einer Antibiotikaeinnahme auf Estrogenplasmaspiegel, wie auch FSH und LH untersucht (49). Dabei wurde zum Teil der Effekt auf die Ovulation über Sonographie oder Bestimmung von Progesteron gemessen. Gepoolte Daten zeigen, dass nicht-enzyminduzierende Antibiotika keinen signifikanten Effekt auf die Ethinylestra-

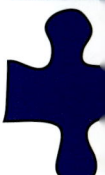

diolplasmaspiegel haben (49), auch wenn einzelne Untersuchungen einen Effekt nachweisen konnten. Allerdings waren die interindividuellen Unterschiede bei den Ethinylestradiolplasmaspiegeln erheblich. So traten in Einzelfällen stark erniedrigte Ethinylestradiolplasmaspiegel, Zwischenblutungen oder sogar eine Ovulation auf.

Vier retrospektive Untersuchungen zur Häufigkeit von Schwangerschaften nach einer gemeinsamen Einnahme von Ethinylestradiol-haltigen Kontrazeptiva und Antibiotika fanden einen Pearl-Index von 1,2 bis 1,6. Der Pearl-Index ist definiert als Zahl der Schwangerschaften (»Versagerrate«) bezogen auf 100 empfängnisfähige Frauenjahre. Die Versagerrate von 1,2 bis 1,6 ist höher als die bei optimaler Compliance vorhergesagte (49). Bei oralen Kombinationspräparaten liegt dieser zwischen 0,1 bis 0,9 (1). Vergleicht man allerdings den Pearl-Index von 1,2 bis 1,6 mit der Versagerrate oraler Kontrazeptiva von 1 bis 3 im »realen« Leben, dann erhöhen Antibiotika das Schwangerschaftsrisiko nicht. Bei den Studien blieb jedoch unberücksichtigt, dass Antibiotika einnehmende Frauen wahrscheinlich sexuell weniger aktiv sind und meistens nicht nachvollziehbar war, wie die Patientinnen bezüglich der Interaktion beraten wurden und welche Maßnahmen sie eventuell ergriffen haben, um die Interaktion zu vermeiden (49, 52).

Die zahlreichen Kasuistiken, die zu dieser Interaktion existieren, sind in den meisten Fällen anekdotenhaft (52); Zyklusstörungen und Schwangerschaften werden beschrieben. Genaue Angaben, wie zum Beispiel Daten zu Plasmaspiegeln von Ethinylestradiol, sind in den seltensten Fällen verfügbar. Darüber hinaus ist in den Fallberichten keine genaue Ursache für das Versagen der hormonellen Verhütungsmittel identifiziert und daher die Wahrscheinlichkeit für Bias und Störfaktoren groß. So ist es beispielsweise wahrscheinlich, dass Frauen, die ungewollt schwanger sind, selten eine Non-Compliance bei der Einnahme der »Pille« als Grund für die Schwangerschaft aufführen. Aufgrund der vorliegenden Fallberichte ist es somit nicht möglich zu entscheiden, ob die Ursache für die Schwangerschaft auf einer Interaktion, einer »normalen« Versagerrate der hormonellen Kontrazeptiva oder aber anderen Faktoren beruht.

Pharmakokinetische und pharmakodynamische Daten zu Gyrasehemmern lassen vermuten, dass eine Interaktion mit hormonellen Kontrazeptiva im Vergleich zu Tetracyclinen, Makroliden, Betalactam-Antibiotika und Cotrimoxazol noch weniger wahrscheinlich ist (10). So konnten keine erniedrigten Ethinylestradiolspiegel beobachtet werden und es finden sich in der Literatur derzeit keine Fallberichte zu ungewollten Schwangerschaften bei dieser Kombination.

Mit dem Vaginalring wurden zwei Untersuchungen zur möglichen Interaktion mit Antibiotika durchgeführt. In einer pharmakokinetischen Interaktionsstudie hatte die tägliche orale Einnahme von Amoxicillin (875 mg, 2-mal täglich) oder Doxycyclin (200 mg am 1. Tag und anschließend 100 mg täglich) über zehn Tage keinen signifikanten Einfluss auf die Pharmakokinetik von Ethinylestradiol und Etonogestrel (Fachinformation).

Bei einer Dauertherapie mit Antibiotika wie Minocyclin zur Aknebehandlung ist nicht bekannt, ob und wie lange ein Risiko für eine verringerte kontrazeptive Wirkung besteht. Da die Darmflora nach etwa drei Wochen eine Resistenz gegen das eingesetzte Antibiotikum entwickelt, könnte dieses Risiko nur in den ersten drei Wochen der gemeinsamen Einnahme vorhanden sein (10, 49, 53).

Klinische Relevanz der Interaktion und mögliche Maßnahmen: Die Beurteilung der klinischen Relevanz basiert auf retrospektiven Untersuchungen (normalerweise ohne Kontrollgruppe), pharmakokinetischen Untersuchungen und einzelnen Fallberichten. Retrospektive Untersuchungen konnten keine Interaktion aufzeigen und pharmakokinetische Studien zeigen keine relevant erhöhten Plasmaspiegel. So liegen nur Einzelfallberichte zu Zyklusstörungen und unerwünschten Schwangerschaften vor, bei denen der Zusammenhang mit der Antibiotika-Anwendung nicht gesichert ist.

Die Daten lassen somit folgende Schlussfolgerung zu: Es ist unwahrscheinlich, dass die Wirksamkeit von hormonellen Kontrazeptiva durch nicht-enzyminduzierende Antibiotika verringert wird. Es kann allerdings anhand der Daten auch nicht ausgeschlossen werden, dass eine Interaktion auftreten kann (52). Bei einzelnen Frauen kann das Risiko für eine Schwangerschaft bei gemeinsamer Einnahme von estrogenhaltigem Kontrazeptivum und nicht-enzyminduzierendem Antibiotikum erhöht sein. Ein theoretisch erhöhtes Risiko besteht, wenn Ethinylestradiol niedrig dosiert eingesetzt wird, eine hohe Konjugationsrate, niedrige Ethinylestradiolplasmaspiegel sowie eine hohe Dekonjugationsrate vorliegen und die Darmflora empfindlich auf das verwendete Antibiotikum reagiert. Ob Gyrasehemmer bei den Antibiotika wirklich eine Ausnahme darstellen und hier eine Interaktion mit Sicherheit ausgeschlossen werden kann, ist kritisch zu hinterfragen. In jedem Fall sind auch bei Gyrasehemmern, wie bei allen Antibiotika, Übelkeit und Durchfall häufige unerwünschte Arzneimittelwirkungen. Dies kann bei Frauen, die orale Kontrazeptiva einnehmen, das Risiko für Schwangerschaften erhöhen. Bei reinen Gestagenpräparaten wird davon ausgegangen, dass keine Interaktion auftritt und hier entsprechend kein Hinweis notwendig ist (10, 53).

Da eine ungewollte Schwangerschaft die Lebenssituation einer Frau einschneidend verändert, sollten Frauen auf das geringe Risiko einer Interaktion bei estrogenhaltigen Kontrazeptiva hingewiesen werden, bis Daten vorliegen, die das Gegenteil beweisen. Aus pragmatischen Gründen wird empfohlen, diesen Hinweis bei allen Antibiotika zu geben (53). Nicht nur bei der oralen Applikation von hormonellen Kontrazeptiva, sondern auch bei der Anwendung eines Hormonpflasters oder eines Vaginalrings, die (unter anderem) auf der systemischen Wirkung von Hormonen beruhen, sollte auf die Interaktion aufmerksam gemacht werden. Hier ist aufgrund des nicht vorhandenen First-pass-Effektes die Wahrscheinlichkeit für eine Interaktion sicher noch einmal geringer. In der Fachinformation zum Vaginalring wird aufgeführt, dass Frauen während der Begleitmedikation sowie während sieben Tagen nach dem Absetzen eine barrierebildende Kontrazeptionsmethode anwenden sollten. Als Ausnahme werden die Antibiotika Amoxicillin und Doxycyclin genannt, da hier in Untersuchungen keine erniedrigten Plasmaspiegel der Hormone festgestellt wurden.

Es liegt in der Entscheidung der Frau, ob sie das sicher geringe Risiko eingehen möchte. Möchte sie das eventuell vorhandene Interaktionsrisiko nicht eingehen, kann sie folgende Maßnahmen ergreifen (53):

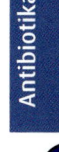

- Zusätzliche nicht-hormonelle kontrazeptive Maßnahme während und sieben Tage nach der Antibiotikaeinnahme. Teilweise werden auch 14 Tage empfohlen (52). Als alternative Verhütungsmethoden kommen Barrieremethoden, wie zum Beispiel Kondome, infrage, nicht aber Kalendermethoden oder die Basaltemperaturmessung (51). Dies gilt besonders, wenn es innerhalb von vier Stunden nach der Einnahme der »Pille« zu Erbrechen oder Durchfall (jeglicher Ursache) kommt.
- Die Einnahme des Kontrazeptivums soll fortgesetzt werden, um eine vorzeitige Entzugsblutung zu vermeiden.
- Sind nur weniger als sieben hormonhaltige Pillen nach der letzten Antibiotikaeinnahme vorhanden, so sollte die Packung wie gewohnt bis zum Ende genommen und ohne Pause mit der nächsten Packung begonnen werden.
- Ist nur noch ein Pflaster für weniger als sieben Tage nach der letzten Antibiotikaeinnahme vorhanden, so sollte nach diesem Pflaster ein weiteres Pflaster geklebt werden und das pflasterfreie Intervall um sieben Tage verschoben werden.
- Erfolgt die gleichzeitige medikamentöse Behandlung über den Ringzyklus von drei Wochen hinaus, sollte der nächste Ring (ohne Einhaltung der üblichen ringfreien Pause) sofort eingesetzt werden.

Frauen, die Antibiotika als Dauertherapie einnehmen, benötigen anscheinend nach drei Wochen gemeinsamer Einnahme keine alternativen kontrazeptiven Maßnahmen, da die Darmflora nach drei Wochen eine Resistenz gegenüber dem eingesetzten Antibiotikum entwickelt hat. Wird ein Antibiotikum im Vorfeld der Gabe von hormonellen Kontrazeptiva schon länger angewendet, gibt es die Empfehlung, beim Start des Kontrazeptivums keine Maßnahmen zu ergreifen (53).

1.2. Gyrasehemmer

Gyrasehemmer (Chinolone) hemmen das bakterielle Enzym DNA-Gyrase (auch Topoisomerase II genannt) (1). Insbesondere bei grampositiven Erregern kommt eine Blockade der Topoisomerase IV hinzu. Gyrasehemmer wirken bakterizid. Beide Enzyme sind für den ordnungsgemäßen Ablauf der DNA-Replikation bzw. der Transkription wichtig (54). Innerhalb der aktuell verfügbaren Gyrasehemmer der zweiten Generation unterscheidet man vier Gruppen, die sich in ihrem Wirkungsspektrum, der Wirkstärke, der Gewebepenetration sowie der Resistenzentwicklung unterscheiden (1). Die erste Gruppe bilden die Harnwegstherapeutika Norfloxacin und Enoxacin. Die zweite Gruppe der Standardchinolone mit Ciprofloxacin und Ofloxacin zeichnet sich im Vergleich zur ersten Gruppe durch eine stärkere Wirkung und ein breiteres Wirkungsspektrum aus, das viele gramnegative Erreger umfasst. Levofloxacin wirkt aufgrund der höheren Dosierung der aktiven Komponente im Vergleich zu Ofloxacin deutlich stärker gegen grampositive und zellwandlose Bakterien. Es bildet daher eine eigene dritte Gruppe. Gyrasehemmer der Gruppen zwei und drei werden außer bei

Harnwegsinfektionen unter anderem auch bei Infektionen der Atemwege, des Darmtrakts sowie der Haut eingesetzt. Moxifloxacin, der einzige im Handel befindliche Gyrasehemmer der vierten Gruppe, hat eine nochmals erhöhte Wirksamkeit gegen grampositive und intrazelluläre Erreger und eine zusätzliche Wirkung gegen Anaerobier. Es dient unter anderem als Reservemittel bei ambulant erworbenen Pneumonien und bei akuter Exazerbation chronischer Bronchitiden. Mit 35 Millionen verordneten Tagesdosen (DDD) zu Lasten der GKV stellen die Gyrasehemmer 2008 die viertstärkste Verordnungsgruppe bei den Antibiotika nach Betalactamen, Tetracyclinen und Makroliden dar (55).

Für die Gyrasehemmer ist eine Vielzahl von Interaktionen mit unterschiedlichen Interaktionsmechanismen beschrieben. Bei den zugrunde liegenden Mechanismen kann es sich sowohl um pharmakokinetische als auch pharmakodynamische Interaktionen handeln. Allen Chinolonen gemeinsam ist die Eigenschaft, mit mehrwertigen Kationen stabile Chelatkomplexe zu bilden, wodurch die gastrointestinale Resorption beeinflusst wird. Einige der älteren Chinolone besitzen deutliche Hemmwirkungen auf Cytochrom-P450-abhängige Monooxygenasen. Des Weiteren wurde bei einigen Gyrasehemmern eine Verlängerung der QT-Zeit beobachtet.

Die häufigsten Interaktionsmeldungen, die Gyrasehemmer betreffen, sind:

- Gyrasehemmer und Antidepressiva, trizyklische (im Interaktionsmodul der ABDA-Datenbank unter Antidepressiva, trizyklische und Antibiotika),
- Gyrasehemmer und Antidiabetika,
- Gyrasehemmer und Kationen, polyvalente,
- Gyrasehemmer und Theophyllin.

1.2.1. Gyrasehemmer und Antidepressiva, trizyklische und Analoge (siehe Kapitel 2.1.1.)

1.2.2. Gyrasehemmer und Antidiabetika

Interaktionsmechanismus: Bei der Interaktion zwischen Gyrasehemmern und Antidiabetika ist der Mechanismus unbekannt. Bei Glibenclamid wird eine Hemmung der Metabolisierung diskutiert. Des Weiteren wird vermutet, dass Chinolone die Insulinsekretion beeinflussen.

Auswirkung/Effekt der Interaktion: Bei gleichzeitiger Einnahme von oralen Antidiabetika und Gyrasehemmern wurde in Einzelfällen von Hypoglykämien berichtet (56–58).

Risikofaktoren/-patienten: höheres Lebensalter; renale Funktionsstörungen.

Zeit bis zum Einsetzen der Interaktion: meist in den ersten beiden Tagen der Behandlung.

Datenlage: Für fast alle Gyrasehemmer sind in seltenen Fällen Hypoglykämien beschrieben (51). So zeigt die Suche nach UAW in der FDA-Datenbank für den Zeitraum von 1997 bis 2004 586 UAW, die eine Störung der Glucosehomöostase unter Gyrasehemmer-Therapie beschreiben. Problematisch ist dabei vor allem Gatifloxacin, das 80 Prozent dieser UAW verursacht hat und in Deutschland nicht im Handel ist. Weitere Hypoglykämien sind für Ciprofloxacin, Levofloxacin und Moxifloxacin beschrieben.

Studien zu dieser potenziellen Interaktion liegen kaum vor. Eine Untersuchung fand bei gleichzeitiger Einnahme von 1 g Ciprofloxaxin und von 10 mg Glibenclamid nach einer Woche 20 bis 30 Prozent höhere Glibenclamid-Plasmakonzentrationen. Die Blutzuckerspiegel waren allerdings nicht relevant erniedrigt (59). Bei einem Patienten wurde dagegen bei Kombination von 5 mg Glibenclamid und 500 mg Ciprofloxaxin eine Hypoglykämie bei gleichzeitig höheren Glibenclamid-Plasmaspiegeln beobachtet (10).

Bei gleichzeitiger Behandlung mit Moxifloxacin und Glibenclamid kam es nach Herstellerangaben im Gegensatz zu Ciprofloxacin zu einer Erniedrigung der maximalen Plasmakonzentration von Glibenclamid um ca. 21 Prozent, die Blutglucosespiegel wurden dabei allerdings nicht beeinflusst. Eine Analyse von Zulassungs- und Nachzulassungsstudien lässt vermuten, dass Moxifloxacin auch bei Patienten mit Diabetes keinen klinisch relevanten Einfluss auf die Blutzuckerspiegel hat (60).

Klinische Relevanz der Interaktion und mögliche Maßnahmen: Es liegen einzelne Fallberichte zu Hypoglykämien bei Diabetespatienten vor, die Ciprofloxacin, Levofloxacin und Norfloxacin eingenommen haben. Die klinische Relevanz ist zwar nicht vollständig geklärt, aber wahrscheinlich sehr gering. Die Kombination von Gyrasehemmern und Antidiabetika oder Insulin muss daher sicher nicht vermieden werden. Da bei einer Infektion die Blutglucosewerte auch erhöht sein können, ist insbesondere aus diesem Grund eine häufigere Messung der Blutglucosewerte sinnvoll. Grundsätzlich sollten Diabetespatienten, die Hypoglykämie auslösende Arzneistoffe einnehmen, die Symptome einer Hypoglykämie und erforderliche Gegenmaßnahmen kennen.

1.2.3. Gyrasehemmer und Kationen, polyvalente

Interaktionsmechanismus: Bei der Interaktion zwischen Gyrasehemmern und polyvalenten Kationen handelt es sich um eine pharmakokinetische Interaktion. Der Mechanismus dieser Interaktion ist nicht vollständig geklärt. Man geht von einer verminderten Resorption infolge von Chelatbildung mit zwei- und dreiwertigen Kationen aus. Vermutet wird, dass die Gyrasehemmer über die Carboxylgruppe an Position 3 sowie der Ketogruppe an Position 4 Chelatkomplexe mit Metallionen bilden, die im Intestinaltrakt schlechter resorbiert werden können (10). Dies bedarf allerdings noch weiterer Abklärung. Bei einigen Verbindungen, zum Beispiel Aluminiumhydroxid, vermutet man zudem einen Adsorptionseffekt, der ebenfalls zu einer verminderten Resorption der Gyrasehemmer führen kann (10).

Alle Gyrasehemmer interagieren mit zwei- und dreiwertigen Kationen, wie Magnesium, Calcium, Zink, Eisen und Aluminium. Allerdings ist das Ausmaß der Interaktion unterschiedlich. Die Stabilität der gebildeten Chelate scheint dabei der wesentliche Faktor für das Ausmaß der Interaktion zu sein (10).

Auswirkung/Effekt der Interaktion: Aufgrund einer verminderten Resorption kann die Plasmakonzentration der Gyrasehemmer unter die minimale Hemmkonzentration (MHK) fallen und ein Therapieversagen provozieren.

Risikofaktoren/-patienten: Hinweise zu Risikofaktoren bzw. Risikopatienten liegen nicht vor.

Zeit bis zum Einsetzen der Interaktion: Die Komplexbildung erfolgt direkt bei gemeinsamer Einnahme. Anzeichen einer verminderten Wirkung der Gyrasehemmer (nicht ausreichende antibakterielle Wirkung) treten meist erst verzögert auf.

Datenlage: Die Bioverfügbarkeit von Gyrasehemmern kann durch polyvalente Kationen in Milch und Milchprodukten sowie in Nahrungsergänzungs- und Arzneimitteln beeinflusst werden.

Nahrungsergänzungs- und Arzneimittel: Bei einer Untersuchung an jeweils acht Probanden wurde der Einfluss von Eisen auf die Absorption von Ciprofloxacin, Norfloxacin und Ofloxacin untersucht. Bei gleichzeitiger Einnahme mit Eisensulfat (entsprechend 100 mg elementarem Eisen) wurde die Area under the curve (AUC) von Norfloxacin um 75 Prozent und damit am stärksten reduziert, gefolgt von Ciprofloxacin mit einer Reduktion um 57 Prozent. Ofloxacin war am schwächsten betroffen, hier wurde eine Verminderung der AUC um 25 Prozent gemessen. Ähnliche Ergebnisse wurden für die Ausscheidung mit dem Urin gefunden (61). Die verschiedenen Eisensalze, wie zum Beispiel Eisenfumarat, -gluconat oder -sulfat, zeigen keinen klinisch relevanten Unterschied im Ausmaß der Komplexbildung (10, 20).

Auch magnesium- und aluminiumhaltige Antacida interagieren mit Chinolonen. So wurde zum Beispiel bei einer gleichzeitigen Gabe von Antacida und Ciprofloxacin eine Reduzierung der Serumkonzentration von Ciprofloxacin um 40 bis 70 Prozent beobachtet. (62, 63). Wurden Antacida hingegen sechs Stunden vor oder aber zwei Stunden nach Ciprofloxacin eingenommen, hatten sie kaum einen Effekt auf die Serumkonzentration (64).

Auch bei den polyvalenten Kationen ist die Komplexbildungstendenz unterschiedlich. Aluminium, Eisen, Magnesium und Zink interagieren stärker als Calcium, Bismut dagegen fast gar nicht.

Daten zur Interaktion von Calciumpräparaten und Gyrasehemmern sind im Vergleich zu magnesium- oder aluminiumhaltigen Antacida nur begrenzt vorhanden (10). Diese Daten zeigen allerdings, dass die Bioverfügbarkeit von Ciprofloxacin durch Calcium um bis zu 40 Prozent und von Norfloxacin um bis zu 60 Prozent verringert werden kann. Die Bioverfügbarkeit der anderen Gyrasehemmer wird nicht klinisch relevant beeinflusst.

Milch und Milchprodukte: Auch Calcium in Milchprodukten interagiert mit Gyrasehemmern. Die Bioverfügbarkeit von Ciprofloxacin sinkt durch Milch um etwa 30 Prozent, durch ein Standardfrühstück um 15 Prozent, nicht aber durch ein milchfreies Frühstück. Von den Gyrasehemmern reagiert Norfloxacin am

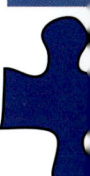

stärksten: Milch oder Joghurt vermindern die AUC (Area under the curve) um mindestens 40 Prozent (65). Die Absorption weiterer Chinolone, wie zum Beispiel Enoxacin, Ofloxacin, Moxifloxacin oder Levofloxacin, wird dagegen nicht in klinisch relevantem Ausmaß durch Milchprodukte beeinflusst (65).

Klinische Relevanz der Interaktion und mögliche Maßnahmen: Die klinische Relevanz dieser Interaktion hängt davon ab, wie stark die Plasmaspiegel der Gyrasehemmer reduziert werden. Nicht alle Chinolone reagieren gleich stark mit den polyvalenten Kationen, es gibt eine Abstufung in der Stärke der Wechselwirkung. Ciprofloxacin, Norfloxacin und Enoxacin sind von dieser Interaktion am stärksten betroffen. Ofloxacin scheint dagegen in einem geringen Ausmaß zu interagieren (66). Auch die verschiedenen mehrwertigen Kationen zeigen eine unterschiedliche starke Komplexbildungstendenz.

Abstand zu Nahrungsergänzungs- und Arzneimitteln: Um das Ausmaß der Interaktion zu minimieren, sollte ein möglichst großer Abstand zwischen der Einnahme der Gyrasehemmer und der Einnahme von polyvalenten Kationen in Nahrungsergänzungs- und Arzneimitteln eingehalten werden. In der Regel empfiehlt sich ein Abstand von mindestens vier Stunden vor bzw. zwei Stunden nach der Chinoloneinnahme. Auch wenn das Ausmaß der Komplexbildung bei den einzelnen Gyrasehemmern unterschiedlich ist, sollte zur Sicherheit immer dieser Abstand eingehalten werden. Für Moxifloxacin wird in der Fachinformation sogar ein sechsstündiger Abstand (Stand Juni 2007) empfohlen. Eine Ausnahme stellen Calciumpräparate bei gleichzeitiger Einnahme mit Levofloxacin, Moxifloxacin und Ofloxacin dar. Hier ist kein zeitlicher Abstand notwendig, weil diese drei Substanzen nicht klinisch relevant mit Calcium interagieren. Bei der Beratung der Patienten ist dabei allerdings zu bedenken, das diese Differenzierung kompliziert und nicht immer leicht umzusetzen ist. Daher empfiehlt sich durchaus, im Einzelfall bei der Beratung auf diese Differenzierung zu verzichten. Die Einnahme der Gyrasehemmer erfolgt je nach Arzneistoff ein- bis mehrmals täglich und zwar unabhängig von den Mahlzeiten. Polyvalente Kationen sollten, wie oben bereits beschrieben, zeitlich ausreichend getrennt davon eingenommen werden. Für die zeitliche Trennung der Einnahme ist es für den Patienten am einfachsten, polyvalente Kationen und Gyrasehemmer zu verschiedenen Mahlzeiten (außer bei Antacida, s. u.) einzunehmen. Bei Eisenpräparaten, die am besten 30 Minuten vor dem Frühstück eingenommen werden sollten, empfiehlt sich die Einnahme des Gyrasehemmers zum Mittagessen, wenn eine einmal tägliche Gabe ausreicht, wie bei Levofloxacin und Moxifloxacin. Dieser Rat garantiert einen ausreichend langen Abstand. Bei zweimal täglicher Gabe (Ciprofloxacin, Enoxacin, Levofloxacin, Norfloxacin, Ofloxacin) werden die Antibiotika in der Regel morgens und abends eingenommen. Während einer solchen antibiotischen Therapie empfiehlt es sich, Eisenpräparate vor dem Mittagessen einzunehmen, so ist auch hier ein maximaler zeitlicher Abstand gegeben.

Antacida werden in der Regel ein bis zwei Stunden nach den Mahlzeiten oder vor dem Schlafengehen eingenommen. Bei gleichzeitiger Einnahme von Gyrasehemmern sollte die Einnahme der Antacida frühestens zwei Stunden nach der Antibiotikaeinnahme erfolgen. Eine andere denkbare Alternative wäre die Gabe von H_2-Rezeptor-Antagonisten oder auch Protonenpumpeninhibitoren anstelle des Antacidums. Im Vergleich zu den Antacida beeinflussen H_2-Rezeptorantagonisten und Protonenpumpeninhibitoren die Resorption der Gyrasehemmer nicht (20, 64). Nicht möglich ist der Austausch bei Enoxacin, da hier auch unter H_2-Rezeptorantagonisten oder Protonenpumpeninhibitoren eine Verringerung der Bioverfügbarkeit des Gyrasehemmers beobachtet wurde. Zum Beispiel konnte nach einer Ranitidin-Gabe eine Reduzierung der Bioverfügbarkeit von Enoxacin um 25 bis 40 Prozent beobachtet werden (67, 68).

Abstand zu Nahrung: Ciprofloxacin und Norfloxacin sollten aufgrund ihrer Interaktion mit calciumhaltigen Nahrungsmitteln, wie zum Beispiel Milch, Milchprodukten oder auch mit Calcium angereicherten Fruchtsäften, nicht zusammen mit diesen eingenommen werden. Es empfiehlt sich ein Abstand von mindestens vier Stunden vor bzw. zwei Stunden nach der Einnahme von Ciprofloxacin und Norfloxacin. Zudem kann man Patienten empfehlen, beide Chinolone mit einem Glas Leitungswasser einzunehmen, da auch Mineralwässer erhebliche Mengen an Calcium- und Magnesiumionen enthalten können. Bei den Chinolonen Enoxacin, Ofloxacin, Moxifloxacin oder Levofloxacin, spricht dagegen nichts gegen einen gleichzeitigen Verzehr von Milch und Milchprodukten, da die Absorption dieser Substanzen nicht klinisch relevant durch Milchprodukte beeinflusst wird (65).

1.2.4. Gyrasehemmer und Theophyllin und Derivate

Interaktionsmechanismus: Die Wechselwirkung zwischen Theophyllin und einigen Gyrasehemmern stellt eine pharmakokinetische Interaktion dar. Theophyllin wird über das Cytochrom-P450-Isoenzym CYP1A2 in der Leber abgebaut (10, 50). Da einige Gyrasehemmer CYP1A2 in der Leber hemmen, können sie zu einer relevanten Erhöhung des Theophyllinspiegels durch Inhibierung der N-Demethylierung führen. Das Ausmaß der Hemmung von CYP1A2 ist nicht bei allen Gyrasehemmern gleich. Enoxacin und Pipemidsäure hemmen die Metabolisierung von Theophyllin am stärksten. Danach folgt Ciprofloxacin. Ofloxacin, Norfloxacin scheinen die Theophyllinkinetik nur in einem normalerweise nicht klinisch relevanten Ausmaß zu verändern. Levofloxacin und Moxifloxacin beeinflussen den Abbau von Theophyllin anscheinend nicht.

Neben dieser pharmakokinetischen Interaktion gibt es bei der Kombination von Theophyllin und Gyrasehemmern Hinweise für eine erhöhte Krampfneigung durch Erniedrigung der Krampfschwelle.

Auswirkung/Effekt der Interaktion: Der Anstieg der Plasmakonzentration in den toxischen Bereich führt neben der Wirkungsverstärkung zu unerwünschten Arzneimittelwirkungen wie Herzklopfen, Tachykardie, Erbrechen, Unruhe und Schwindel.

Risikofaktoren/-patienten: ältere Patienten; Patienten, deren Theophyllinspiegel schon vor der Antibiotikaeinnahme erhöht sind; hohe Dosierung der Gyrasehemmer.

Zeit bis zum Einsetzen der Interaktion: Die Symptome der Interaktion aufgrund erhöhter Theophyllinspiegel zeigen sich meist innerhalb von zwei bis drei

Tagen nach Beginn der Antibiotikatherapie. Krämpfe entwickelten sich in den vorliegenden Fallberichten innerhalb des ersten Tages bis sieben Tage nach dem Start der gemeinsamen Gabe (50).

Datenlage: Gyrasehemmer, die nicht oder nur gering den Abbau von Theophyllin hemmen, sind Levofloxacin, Ofloxacin und Moxifloxacin (10, 20, 50). So veränderten Levofloxacin und Moxifloxacin in Studien die Pharmakokinetik von Theophyllin nicht signifikant (10, 69, 70). Bei Ofloxacin wurden nur geringe Plasmaspiegelerhöhungen von Theophyllin gemessen. Die Datenlage zu Norfloxacin ist uneinheitlich. So war bei Patienten, deren Theophyllinplasmaspiegel nach Gabe von Ciprofloxacin erhöht war, nach Umstellung auf Norfloxacin keine relevante Hemmung mehr nachzuweisen. Dies wurde auch in anderen Studien gezeigt (10, 71). Dahingegen gibt es bei der Food and Drug Administration (FDA) einige Meldungen mit erhöhten Theophyllinplasmaspiegeln bei gleichzeitiger Einnahme von Norfloxacin und Theophyllin.

Die Interaktionen zwischen Theophyllin und Enoxacin sowie Ciprofloxacin sind dagegen gut dokumentiert und von klinischer Relevanz. Während die Theophyllinplasmaspiegelerhöhung bei Enoxacin stark ausgeprägt ist und sich bei den meisten Patienten zeigt, ist die Inzidenz bei Ciprofloxacin unsicher. Bei Studien mit Enoxacin zeigten sich bei einigen Patienten aufgrund der Theophyllinplasmaspiegelerhöhung unerwünschte Arzneimittelwirkungen wie schwerwiegende Übelkeit und Erbrechen sowie Krämpfe (10, 72, 73). Die Relevanz bei Ciprofloxacin begründet sich durch zahlreiche Fallberichte und klinische Studien, bei denen die Theophyllinclearence zwischen 15 und 50 Prozent verringert war (10, 20), oft verbunden mit einer unerwünschten Arzneimittelwirkung (10, 50). Auch von Todesfällen aufgrund dieser Kombination wurde berichtet.

Klinische Relevanz der Interaktion und mögliche Maßnahmen: Um zu entscheiden, welche Maßnahmen bei der Interaktionsmeldung zwischen Theophyllin und Gyrasehemmern notwendig sind, muss zwischen den einzelnen Stoffen differenziert werden. Grundsätzlich sollten Patienten weder Enoxacin noch Pipemidsäure zusammen mit Theophyllin einnehmen. Als Alternativen bieten sich insbesondere Levofloxacin und Moxifloxacin an, die die Theophyllinelimination nicht klinisch relevant beeinträchtigen. Auch Ciprofloxacin sollte, wenn möglich, gegen einen anderen, nicht interagierenden Gyrasehemmer ausgetauscht werden. Ist die Behandlung mit Ciprofloxacin zwingend erforderlich, gibt es Empfehlungen, die Theophyllindosis auf maximal 60 Prozent der Dosierung der Dauertherapie zu senken (51). Dies erweist sich in der Praxis allerdings als wenig praktikabel. Da Ciprofloxacin nicht bei allen Patienten den Theophyllinspiegel erhöht, lautet eine andere Empfehlung, die Theophyllindosis erst am zweiten Tag der Ciprofloxacin-Therapie anzupassen, nachdem der Theophyllinplasmaspiegel bestimmt wurde (10). Diese Maßnahme ist bei einer stationären Therapie relativ leicht umsetzbar, bei der ambulanten Versorgung normalerweise jedoch nicht praktikabel. Sollte der Patient beide Arzneistoffe gleichzeitig einnehmen, ist neben dem Plasmaspiegelmonitoring auf Zeichen wie Tachykardie, Übelkeit und Tremor zu achten.

Nimmt der Patient Norfloxacin oder Ofloxacin gleichzeitig mit Theophyllin ein, sollte er auf die Symptome einer Theophyllin-Überdosierung achten, da die Theophyllinspiegel in geringem Ausmaß (10 bis 22 Prozent) erhöht werden können (10). Im Einzelfall kann Norfloxacin allerdings höhere Plasmaspiegel verursachen. Zu berücksichtigen ist hierbei, dass auch akute Infektionen an sich die Theophyllinkinetik verändern können!

Da die Literatur vermuten lässt, dass eine erhöhte Krampfneigung bei gleichzeitiger Einnahme von Theophyllin und Gyrasehemmern sehr selten auftritt, scheint eine generelle Warnung hierzu eher nicht angebracht.

Fallbeispiel

Herr Stein, ein 45-jähriger Stammkunde, kommt am 15.12.09 mit einem Rezept über Ciprofloxacin 250 mg, 20 Tabletten, die er wegen eines Atemweginfektes verordnet bekommen hat, in die Apotheke. Beim Abscannen der Packung zeigt die Software die Interaktion zwischen Gyrasehemmern und Theophyllin. Herr Stein ist Asthmapatient und nimmt Theophyllin aufgrund der Schwere seines Asthmas schon eine längere Zeit ein. Die Medikationshistorie zeigt folgende Arzneimittel:
Medikationshistorie:

Datum	Art	Arzneimittel®	Menge
30.07.2009	Rp	Theophyllin AL 300 retard Kapseln	100 St
30.07.2009	Rp	Bronchocort novo 100	2 x 200
30.07.2009	Rp	Formoterol Hexal Easyh. 12 µg/Dosis Pulver zur Inhalation	2 St
30.07.2009	OTC	Paracetamol 500	30 St
25.10.2009	OTC	Maaloxan 25 mVal Kautabletten	50 St
02.11.2009	Rp	Theophyllin AL 300 retard Kapseln	100 St
02.11.2009	Rp	Bronchocort novo 100	2 x 200
02.11.2009	Rp	Formoterol Hexal Easyh. 12 µg/Dosis Pulver zur Inhalation	2 St

In der Interaktionsmonographie findet sich die Information, dass anstelle von Ciprofloxacin ein alternatives Antibiotikum oder ein Gyrasehemmer erwogen werden sollte, der die Theophyllin-Elimination weniger beeinträchtigt. Dies sind laut dem Interaktionsmechanismus zum Beispiel Ofloxacin, Levofloxacin und Moxifloxacin. Aufgrund der geringen therapeutischen Breite von Theophyllin und der Relevanz der Interaktion wird mit dem Arzt Rücksprache gehalten. Dies ist der gleiche Arzt, der auch Theophyllin verordnet. Gemeinsam kommen Arzt und Apotheker zu der Entscheidung, dass Herr Stein Levofloxacin bekommen soll, einen Gyrasehemmer, der die Kinetik von Theophyllin geringer beeinflusst.

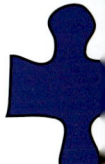

1.3. Makrolide

Makrolide haben eine gute antibakterielle Aktivität gegen grampositive Bakterien mit zusätzlichen Wirkungen zum Beispiel gegen *Helicobacter pylori*. Dank ihres antimikrobiellen Spektrums haben sie einen breiten Anwendungsbereich. Makrolidantibiotika hemmen die ribosomale Proteinbiosynthese. Daher wirken Makrolide bakteriostatisch und somit vor allem auf Bakterien, die aktiv Stoffwechsel betreiben. Nach Betalactam-Antibiotika und Tetracyclinen sind sie die am dritthäufigsten verordnete Antibiotikagruppe im niedergelassenen Bereich (55). Von den vier Makroliden, die in Deutschland auf dem Markt sind, ist Clarithromycin das meistverordnete, gefolgt von Roxithromycin und Azithromycin. Gegenüber Erythromycin haben Clarithromycin, Roxithromycin und Azithromycin den Vorteil einer besseren oralen Bioverfügbarkeit und Verträglichkeit.

Für Makrolide sind zahlreiche Interaktionen mit unterschiedlichen Interaktionsmechanismen beschrieben. Zwei Interaktionsmechanismen stehen dabei im Vordergrund. Zum einen hemmen Makrolide in unterschiedlichen Ausmaß CYP3A4. Erythromycin und Clarithromycin hemmen CYP3A4 am stärksten, während Clarithromycin CYP3A4 nur schwach und Azithromycin das Isoenzym gar nicht hemmt. Hierdurch kann die Bioverfügbarkeit von Arzneistoffen, die über CYP3A4 abgebaut werden, erhöht werden. Zum anderen kann eine additive QT-Zeit-Verlängerung bei gleichzeitiger Einnahme von weiteren, die QT-Zeit-verlängernden Arzneistoffen auftreten. Hierdurch wird das Risiko für Torsade-de-pointes-Kammertachykardien erhöht. Diese pharmakodynamische Interaktion stellt im Gegensatz zu der pharmakokinetischen Interaktion der CYP3A4-Hemmung einen Klasseneffekt dar. Darüber hinaus sind alle Makrolide potente Inhibitoren von P-Glykoprotein (74). Dies erklärt zum Beispiel die Interaktion zwischen Clarithromycin und Digoxin, einem Substrat von P-Glykoprotein. Bei gleichzeitiger Einnahme steigt die orale Bioverfügbarkeit von Digoxin an und die renale und biliäre Elimination nehmen ab. Inwieweit bei anderen Interaktionen die Hemmung von P-Glykoprotein eine Rolle spielt, muss noch geklärt werden. Die häufigsten Interaktionsmeldungen, die Makrolide betreffen, sind:

- Makrolide und Antidepressiva, trizyklische (im Interaktionsmodul der ABDA-Datenbank unter Antidepressiva, trizyklische und Antibiotika),
- Makrolide und Statine.

1.3.1. Makrolide und Antidepressiva, trizyklische und Analoge (siehe Kapitel 2.1.1.)

1.3.2. Makrolide und Statine

Interaktionsmechanismus: Bei der Interaktion zwischen Statinen und Makroliden handelt es sich um eine pharmakokinetische Interaktion. Makrolide hemmen in unterschiedlichem Ausmaß CYP3A4. Erythromycin und Clarithromycin hemmen CYP3A4 am stärksten, Clarithromycin nur schwach und Azithromycin nicht. Durch die Hemmung wird die Metabolisierung von Statinen, die über CYP3A4 metabolisiert werden, vermindert, wodurch höhere Plasmakonzentrationen resultieren (51, 75). Da sowohl Statine ein unterschiedliches Metabolisierungsmuster aufweisen (Tabelle 34) als auch Makrolide eine unterschiedlich starke Enzymhemmung zeigen, ist das Interaktionspotenzial jedes Arzneistoffs getrennt zu beurteilen.

Auswirkung/Effekt der Interaktion: Bei erhöhten Plasmakonzentrationen von Statinen ist das Risiko für Myopathie und Rhabdomyolysen erhöht. Symptome für Myopathien sind Muskelschmerzen und -schwäche. Bei einer Rhabdomyolyse treten zudem eine Dunkelfärbung des Urins durch Myoglobinurie sowie eine massiv erhöhte Kreatinkinase-Aktivität (10- bis 100-fach und mehr) und eventuell Nierenversagen auf.

Risikofaktoren/-patienten: hohe Dosierung; höheres Lebensalter; vorbestehende Niereninsuffizienz; starke körperliche Aktivität.

Zeit bis zum Einsetzen der Interaktion: Keine genaue Aussage möglich. Da erhöhte Plasmakonzentrationen auch bei einer Standardtherapie mit Erythromycin und Clarithromycin auftraten, sollte diese Interaktion auch bei einer kurzzeitigen Therapie, wie sie für eine Antibiotikagabe typisch ist, beachtet werden (76).

Datenlage: Nach heutigem Kenntnisstand interagieren insbesondere Erythromycin, Clarithromycin und in geringem Ausmaß Roxithromycin mit Statinen, die über CYP3A4 metabolisiert werden. Erythromycin ist für seine Hemmwirkung auf das CYP3A4 und die daraus folgenden Interaktionen bekannt. Clarithromycin hemmt CYP3A4 annähernd so stark wie Erythromycin (76). Die Hemmwirkung von Roxithromycin ist geringer (77). Für Roxithromycin liegt ein Fallbericht zu einer bei Simvastatineinnahme aufgetretenen Rhabdomyolyse vor (10). Des Weiteren erhöhten in einer Untersuchung 300 mg Roxithromycin die Spiegel des aktiven Lovastatinmetaboliten bei Gabe von 80 mg Lovastatin um 40 Prozent. Azithromycin beeinflusst die Metabolisierung über CYP3A4 nicht (78). So zeigte sich in einer pharmakokinetischen Untersuchung bei gleichzeitiger Gabe von Azithromycin und Atorvastatin keine Erhöhung der Plasmaspiegel (10). Es liegt allerdings ein Fallbericht zu einer bei Lovastatineinnahme aufgetretenen Rhabdomyolyse vor, bei der ein Einfluss von Azithromycin nicht ganz ausgeschlossen werden kann.

Bei den Statinen werden Simvastatin, Lovastatin und Atorvastatin in größerem Ausmaß über CYP3A4 abgebaut. Pharmakokinetische Studien mit diesen Statinen zeigen zum einen bei gleichzeitiger Gabe der genannten Makrolide erhöhte Plasmaspiegel der Statine, zum anderen liegen Fallberichte zu Rhabdomyolysen bei gleichzeitiger Einnahme vor (10, 79). Durch Erythromycin und

Clarithromycin wurde die AUC von Simvastatin um das 4- bis 12-Fache erhöht (80). Erythromycin und Clarithromycin erhöhten die Plasmaspiegel von Atorvastatin um das 1,5- bis 4-Fache. In einer weiteren Untersuchung wurden durch Erythromycin die Plasmaspiegel von Lovastatin um das Fünffache, die Plasmaspiegel von Pravastatin dagegen nicht erhöht (10). Bei Rosuvastatin, das nur in geringem Ausmaß über CYP2C9 metabolisiert wird, zeigten sich bei gleichzeitiger Einnahme mit Erythromycin keine klinisch relevanten Veränderungen der Plasmaspiegel (10). Pravastatin wird im Gegensatz zu allen anderen Statinen nicht durch Enzyme der Cytochrom-P450-Familie metabolisiert (79). Bezüglich Interaktionen über Cytochrom-P450-Enzyme stellt Pravastatin somit eine vergleichsweise sichere Substanz dar. Bei einer Studie erhöhte sich allerdings die Plasmakonzentration von Pravastatin (40 mg/Tag) nach Gabe von Clarithromycin (1000 mg/Tag über 8 Tage) um das Doppelte, wohingegen sich die Plasmakonzentrationen von Atorvastatin vervierfachten und die von Simvastatin verzehnfachten (10). Auf welchen Mechanismus die Wechselwirkung von Clarithromycin mit Pravastatin beruhen könnte, ist noch nicht geklärt. Da Makrolide auch Inhibitoren von P-Glykoprotein sind, könnte dies eine mögliche Erklärung sein. Fluvastatin, das über CYP2C9 metabolisiert wird, interagiert soweit heute bekannt nicht mit Makroliden.

Klinische Relevanz der Interaktion und mögliche Maßnahmen: Bei gleichzeitiger Behandlung mit den oben genannten, interagierenden Makrolid-Antibiotika wurden erhöhte Plasmakonzentrationen von Lovastatin, Simvastatin und Atorvastatin bzw. ihrer Metaboliten gefunden. Des Weiteren existieren einige Fallberichte zu Rhabdomyolysen, die mit einer Makrolideinnahme in Zusammenhang stehen. Das Risiko scheint bei Atorvastatin geringer zu sein, allerdings zeigen Berichte zu UAW, dass auch diese Kombination problematisch sein kann. Rosuvastatin und Fluvastatin scheinen nicht zu interagieren, bei Pravastatin ist die Gefahr für eine klinisch relevante Plasmaspiegelerhöhung wahrscheinlich sehr gering. Für die gleichzeitige Behandlung mit Pravastatin und den betroffenen Makrolid-Antibiotika gilt, dass diese unter Vorsicht zusammen eingenommen werden können (10).

Bei den Makroliden stellen Erythromycin und Clarithromycin potente CYP3A4-Inhibitoren mit relevantem Interaktionspotenzial dar. Bei Roxithromycin kann eine klinisch relevante Interaktion nicht ausgeschlossen werden, wohingegen Azithromycin sehr wahrscheinlich eine sichere Alternative darstellt. Insgesamt ist es schwierig, die Wahrscheinlichkeit für das Auftreten dieser Interaktion vorauszusagen, da es zum einen interindividuelle Unterschiede beim Ausmaß der Plasmaspiegelerhöhung gibt und zum anderen Unterschiede beim Ansprechen auf erhöhte Statinplasmakonzentrationen bestehen.

Um auf der sicheren Seite zu sein, sollte eine Kombination von Erythromycin und Clarithromycin mit Simvastatin, Lovastatin sowie Atorvastatin möglichst vermieden werden. Da eine Studie erhöhte Plasmakonzentrationen von aktiven Lovastatinmetaboliten bei Einnahme von Roxithromycin zeigt, sollte auch Roxithromycin möglichst vermieden werden (10). Als Maßnahme kommt ein Wechsel auf ein nicht interagierendes Antibiotikum oder eine Pausierung mit der Statineinnahme in Frage. Da das Makrolid Azithromycin CYP3A4 nicht hemmt, stellt es eine mögliche Alternative dar (76, 81). Es kann auch ein nicht interagierender Arzneistoff einer anderen Antibiotikaklasse verordnet werden. Bei der vorübergehenden Unterbrechung der lipidsenkenden Therapie muss in jedem Fall das individuelle Risikoprofil des Patienten in Betracht gezogen werden. Studiendaten deuten darauf hin, dass eine kurzfristige Unterbrechung der Statintherapie bei Patienten mit stabilem kardialen Zustand das Risiko für akute Koronarsyndrome nicht wesentlich erhöht (82). Bei Patienten mit akutem Koronarsyndrom steigt hingegen das Risiko für ein Ereignis bei einer kurzfristigen Unterbrechung schnell (82). Zudem muss immer hinterfragt werden, ob der Patient in der Lage ist, zu Hause das Statin zu erkennen und damit mit dem richtigen Arzneistoff zu pausieren (Achtung Polymedikation, Dosette). Da das Unterbrechen der Statintherapie immer das Risiko in sich birgt, dass der Patient die Einnahme ganz stoppt und sich damit die Compliance verschlechtert, ist dieses Vorgehen generell nicht optimal.

Wird die Statintherapie dennoch unterbrochen, sollte dies in der Apotheke dokumentiert werden, um beim nächsten Apothekenbesuch den Patienten auf die Einnahme der Statine anzusprechen und so die Compliance zu fördern. Das Überwachen der Kreatinkinase-Aktivität bei gleichzeitiger Gabe interagierender Statine und Makrolide sowie eine Dosisreduktion bzw. ein Therapieabbruch bei erhöhter Kreatinkinase-Aktivität sind, wenn überhaupt, nur stationär möglich.

Patienten, die Statine einnehmen, sollten grundsätzlich informiert werden, bei Beschwerden, wie Muskelschmerzen oder Muskelschwäche sowie dunklem Urin, umgehend mit ihrem Arzt Rücksprache zu halten. Patienten, bei denen Muskelbeschwerden auftreten, sollten in Absprache mit dem Arzt die Statintherapie unterbrechen, bis die Symptome abgeklärt sind. Dies kann bis zu acht Wochen dauern (75).

Werden bei den Statinen klinisch relevante Interaktionen und die richtige Dosierung beachtet, so wird diese Arzneistoffgruppe im Allgemeinen gut vertragen (79).

Fallbeispiel

Frau Herzog, eine 58-jährige Stammkundin, legt in der Apotheke eine Verordnung über Clarithromycin 250 mg Filmtabletten vom Hausarzt vor. Beim Einscannen des Präparats zeigt die Software eine Interaktion zwischen Makroliden und Statinen. Aus der Medikationsdatei der Kundin wird ersichtlich, dass Frau Herzog regelmäßig Simvastatin 40 mg verordnet bekommt. Des Weiteren nimmt sie ein Kombinationspräparat aus Enalapril und Hydrochlorothiazid ein. Unter »Maßnahmen« im Interaktionsmodul der ABDA-Datenbank finden sich der Hinweis, dass Simvastatin und Clarithromycin möglichst nicht kombiniert werden sollten und Hinweise zu möglichen Interventionen.

Um die Relevanz der Meldung abzuklären, fragt die Apothekerin die Patientin zunächst, wie sie das Simvastatin während der Antibiotikatherapie einnehmen soll. Frau Herzog antwortet: »Ich glaube, da hat sich nichts

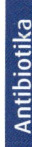

geändert.« Daraufhin erklärt die Apothekerin der Patientin: »Ihr Arzt hat Ihnen ein wirksames Antibiotikum verordnet. Allerdings müsste ich bei der Kombination mit Simvastatin noch eine Sache klären. Haben Sie einen Moment Zeit? Dann kann ich dies mit dem Arzt besprechen. Die beiden Arzneimittel hat Ihnen doch Ihr Hausarzt verschrieben?« Frau Herzog bejaht beide Fragen.

Die Rücksprache mit dem Arzt ergibt Folgendes: Der Arzt möchte, dass Frau Herzog Clarithromycin gegen ihre Sinusitis einnimmt. Die Patientin soll während der Antibiotikaeinnahme mit dem Statin pausieren. Eine Verschlechterung der Compliance erwartet der Arzt bei dieser Patientin, der die Einnahme bisher sehr wichtig war, nicht. Da sie abends nur Simvastatin einnimmt, ist das temporäre Absetzen des Statins auch leicht zu erläutern. Der Arzt bittet darum, Frau Herzog in der Apotheke zu erklären, warum sie mit der Einnahme des Statins während der Antibiotikaeinnahme pausieren soll.

Mit diesen Informationen kehrt die Apothekerin zu Frau Herzog zurück und erläutert ihr: »Damit das Simvastatin nicht zu stark wirkt, müssen Sie die Tablette, die sie abends einnehmen, nämlich das Simvastatin, während der Antibiotikaeinnahme weglassen. Heute Morgen und heute Abend nehmen sie bitte je eine Tablette des Antibiotikums. Simvastatin nehmen sie heute Abend dann nicht mehr. Nachdem das Antibiotikum aufgebraucht ist, fangen Sie am darauffolgenden Tag wieder mit dem Simvastatin an. Diese kurze Unterbrechung von 10 Tagen ist für die Therapie ihrer erhöhten Blutfettwerte kein Problem. Länger sollten Sie aber auf keinen Fall pausieren. Ich habe Ihnen hier den Tag auf die Packung geschrieben, an dem Sie den Cholesterinsenker wieder einnehmen müssen. Wenn Sie dies so machen, vertragen Sie die Medikamente optimal, und ihre Nasennebenhöhlenentzündung heilt gut aus.« Die Apothekerin dokumentiert die Maßnahme so in der Software, dass beim nächsten Apothekenbesuch von Frau Herzog ein Hinweis erscheint und damit die Möglichkeit besteht, noch einmal nach der Statineinnahme zu fragen.

1.4. Tetracycline und Kationen, polyvalente

Tetracycline hemmen, wie auch Makrolide, die ribosomale Proteinbiosynthese und haben ein relativ breites Anwendungsspektrum. Sie wirken bakteriostatisch auf grampositive (z. B. Staphylokokken und Streptokokken) und gramnegative Bakterien (z. B. Brucellen, Campylobacter und Neisserien). Von besonderer Bedeutung ist ihre Wirksamkeit bei der Bekämpfung zellwandloser Problemkeime (z. B. Mykoplasmen) und Spirochäten (z. B. Borrelien). Einige Tetracycline besitzen darüber hinaus eine klinische Wirksamkeit gegen Plasmodium (Malaria) und gegen Mykobakterien (Tuberkulose, Lepra). Von den vier Tetracyclinen, die in Deutschland auf dem Markt sind, ist Doxycyclin das meistverordnete.

Minocyclin hat ein identisches Wirkspektrum wie Doxycyclin, muss aber aus pharmakokinetischen Gründen doppelt so hoch dosiert werden. Die Lipophilie von Minocyclin wird als Vorteil bei der Aknebehandlung angesehen. Tetracyclin und Oxytetracyclin werden kaum noch verordnet. Dabei ist Oxytetracyclin zur oralen Einnahme nur noch als Kombinationspräparat mit Myrtol im Handel.

Bei den häufigen Interaktionsmeldungen sind Tetracycline nur bei einer Monographie Interaktionspartner, dies ist die im Folgenden diskutierte Wechselwirkung. Tetracycline können zudem z. B. mit Enzyminduktoren wie Phenytoin, die die Wirksamkeit der Tetracycline verringern können, und mit Retinoiden (erhöhtes Risiko für Hirndrucksteigerungen) interagieren.

Interaktionsmechanismus: Bei der Interaktion von Tetracyclinen mit polyvalenten Kationen handelt es sich um eine pharmakokinetische Interaktion. Alle Tetracycline bilden mit zwei- und dreiwertigen Metallionen, wie Magnesium, Calcium, Zink, Eisen und Aluminium, stabile Chelatkomplexe. Diese Komplexe sind nur schwer löslich und werden sehr schlecht im Darmtrakt resorbiert (10). Bei Bismutverbindungen wird dagegen ein Adsorptionseffekt, der ebenfalls zu einer verminderten Absorption der Tetracycline führt, vermutet. Die Komplexbildungstendenz ist dabei sowohl bei den vier Tetracyclinen als auch bei den verschiedenen Metallionen unterschiedlich und muss individuell beurteilt werden.

Auswirkung/Effekt der Interaktion: Aufgrund einer verminderten Resorption kann die Plasmakonzentration der Tetracycline unter die minimale Hemmkonzentration (MHK) fallen und ein Therapieversagen provozieren.

Risikofaktoren/-patienten: Hinweise zu Risikofaktoren bzw. Risikopatienten liegen nicht vor.

Zeit bis zum Einsetzen der Interaktion: Sofortige Komplexbildung bei gemeinsamer Einnahme. Die verminderte Wirkung der Tetracycline (nicht ausreichend antibakterielle Wirkung) wird allerdings erst verzögert wahrgenommen.

Datenlage: Die Bioverfügbarkeit von Tetracyclinen kann durch polyvalente Kationen in Milch und Milchprodukten sowie in Nahrungsergänzungs- und Arzneimitteln beeinflusst werden.

Nahrungsergänzungs- und Arzneimittel: Bei gleichzeitiger Einnahme mit Antacida, die Aluminium, Calcium, Magnesium, Bismut oder andere Metallionen enthielten, wurden die Plasmaspiegel um 50 bis 100 Prozent reduziert (10, 83-85). Daher ist hier davon auszugehen, dass bei einer gemeinsamen Einnahme die erforderliche minimale Hemmkonzentration (MHK) für viele Keime im entzündeten Gewebe nicht erreicht wird. Bei Calcium- und Magnesiumpräparaten sind die Metallionenkonzentrationen im Magen-Darm-Trakt vergleichbar mit denen nach Einnahme von Antacida. Auch hier kann es daher zu einer klinisch relevanten Verringerung der Bioverfügbarkeit der Tetracycline kommen. Für Eisenpräparate liegen Ergebnisse verschiedener Untersuchungen vor. Die resorbierte Menge der Tetracycline wurde je nach Tetracyclin und Untersuchung um 30 bis 90 Prozent reduziert (10, 12, 86). Auch bei Eisenpräparaten ist es daher wahrscheinlich, dass die Plasmaspiegel der Tetracycline nicht die MHK erreichen. Zink neigt weniger stark zur Komplexbildung. Bei Tetracyclin kommt es zu einer klinisch relevanten Reduktion der Bioverfügbarkeit um 30 bis 40 Prozent (10, 87).

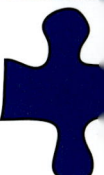

Doxycyclin interagiert nach derzeitiger Datenlage dagegen nicht klinisch relevant mit Zink. Für Oxytetracyclin und Minocyclin liegen keine Untersuchungen zur Interaktion mit Zink vor (10).

Auch Hilfsstoffe in Fertigarzneimitteln können größere Mengen polyvalenter Kationen enthalten. In der Fachinformation von Accupro® (Quinapril), Stand Februar 2007, ist die Wechselwirkung mit Tetracyclinen aufgrund des Magnesiumgehalts (bis zu 250 mg) sogar aufgeführt (10).

Doxycyclin wird auch intravenös appliziert. Hierbei ist eine Besonderheit zu beachten. Doxycyclin durchläuft einen enterohepatischen Kreislauf. Hier kann die Rückresorption aus dem Darmtrakt durch Komplexbildung reduziert werden. Das Ausmaß der Interaktion ist bei intravenöser Applikation allerdings geringer als bei oral appliziertem Doxycyclin (10). Bei einer Untersuchung wurden die Plasmaspiegel von intervenös appliziertem Doxycyclin im Mittel um 36 Prozent reduziert (88). Inwieweit bei der oralen Einnahme von Doxycyclin eine zeitverzögerte Einnahme von polyvalenten Kationen eine Rolle spielt, geht aus den derzeit veröffentlichten Studien nicht hervor.

Einfluss von Nahrung: Die Bioverfügbarkeit von Tetracyclin wurde in einer Untersuchung durch Nahrung um 46 Prozent (13 bis 73 Prozent) und von Oxytetracyclin um 41 Prozent (4 bis 77 Prozent) reduziert (89). Milch und Milchprodukte können die Bioverfügbarkeit dieser beiden Substanzen noch stärker, bis zu 80 Prozent, beeinträchtigen (10, 89, 90). Die lipophileren Tetracycline Minocyclin und Doxycyclin werden durch Nahrung und Milchprodukte weniger stark beeinflusst als Tetracyclin und Oxytetracyclin (65). In einer Untersuchung verringerte Nahrung die Bioverfügbarkeit von Minocyclin um 14 Prozent (2 bis 51 Prozent) und von Doxycyclin um 26 Prozent (3 bis 49 Prozent) (89). Insbesondere für Doxycyclin liegen unterschiedliche Ergebnisse zur Reduktion der Bioverfügbarkeit durch Milchprodukte vor. Die Bioverfügbarkeit wurde teilweise nicht signifikant oder im Mittel um bis zu 30 Prozent (9 bis 53 Prozent) reduziert (90-93). Die Ergebnisse einer Untersuchung legen nah, dass hierbei starke interindividuelle Unterschiede bestehen (10, 89). Bei Minocyclin ist das Ausmaß der Reduktion der Resorption anscheinend vergleichbar mit Doxycyclin (89). Ob diese Reduktion der Resorption klinisch relevant ist, wird kontrovers diskutiert.

Klinische Relevanz der Interaktion und mögliche Maßnahmen: Die Plasmaspiegel der Tetracycline können durch hohe Konzentrationen von polyvalenten Kationen in Nahrungsergänzungsmitteln und Arzneimitteln klinisch relevant reduziert werden. Auch wenn Zink zumindest mit Doxycyclin nicht in relevantem Ausmaß zu interagieren scheint, sollte bei allen polyvalenten Kationen diese Interaktion berücksichtigt werden.

Abstand zu Nahrungsergänzungs- und Arzneimitteln: Die Komplexbildung kann durch eine zeitliche Trennung der Einnahme verhindert werden (10, 51). Müssen Antacida oder andere Präparate, die interagierende polyvalente Kationen enthalten, eingenommen werden, sollte ein zwei- bis dreistündiger Abstand zu Tetracyclinen eingehalten werden. Für die Patienten ist es am einfachsten, polyvalente Kationen und Tetracycline zu verschiedenen Mahlzeiten (außer bei Antacida; s. u.) einzunehmen. Diese Empfehlung garantiert zudem einen ausreichend langen Abstand.

Bei Eisenpräparaten, die am besten 30 Minuten vor dem Frühstück eingenommen werden sollten, empfiehlt sich die Einnahme von Doxycyclin zum Mittagessen, da bei Doxycyclin eine einmal tägliche Gabe ausreicht. Minocyclin wird zweimal täglich, morgens und abends eingenommen. Während der Minocyclineinnahme sollten Eisenpräparate daher ausnahmsweise vor dem Mittagessen eingenommen werden. Oxytetracyclin wird in Kombination mit Myrtol viermal täglich gegeben, daher ist dieses Antibiotikum bei gleichzeitiger Therapie mit Eisen weniger geeignet. Mit anderen polyvalenten Kationen sollte während der Oxytetracyclineinnahme pausiert werden.

Antacida werden in der Regel ein bis zwei Stunden nach den Mahlzeiten oder vor dem Schlafengehen eingenommen. Bei gleichzeitiger Einnahme von Tetracyclinen sollte die Einnahme des Antacidums frühestens zwei Stunden nach der Antibiotikaeinnahme erfolgen. Eine andere denkbare Alternative ist die Gabe von H_2-Rezeptorantagonisten oder auch Protonenpumpeninhibitoren anstelle des Antazidums. H_2-Rezeptorantagonisten und Protonenpumpeninhibitoren beeinflussen die Resorption der Tetracycline nicht (20, 64).

Abstand zu Nahrung: Aufgrund der verringerten Resorption bei gleichzeitiger Einnahme mit Nahrung sind Oxytetracyclin und Tetracyclin nüchtern, eine halbe Stunde (Oxytetracyclin) oder eine Stunde (Tetracyclin) vor dem Essen einzunehmen. Da auch Milch und Milchprodukte mit diesen beiden Substanzen interagieren, sollte ein zwei- bis dreistündiger Abstand zu Milch und Milchprodukten eingehalten werden (10, 51). Auch calciumhaltige Mineralwässer könnten zu einer klinisch relevanten Interaktion führen, daher sollten beide Antibiotika mit Leitungswasser eingenommen werden. Obwohl bei Doxycyclin und Minocyclin ebenfalls eine Verringerung der Bioverfügbarkeit bei Einnahme zum Essen besteht, sollte die Einnahme der beiden lipophileren Tetracycline trotzdem zum Essen erfolgen, da beide Substanzen eine ulzerogene Wirkung haben. Die Verringerung der Bioverfügbarkeit wird hierbei in Kauf genommen, da die Häufigkeit von Magen-Darm-Störungen verringert werden kann (Risiko-Nutzen-Abwägung). Insbesondere aufgrund der nicht vorhersehbaren, starken interindividuellen Schwankungen bei der Verringerung der Bioverfügbarkeit und der Tatsache, dass es sich um eine kurzfristige Behandlung handelt, sollte auch bei diesen Arzneistoffen ein zwei- bis dreistündiger Abstand zu Milch- und Milchprodukten empfohlen werden.

2.   Antidepressiva

Antidepressiva gehören zu den am häufigsten verschriebenen Arzneistoffen in Deutschland. 2008 hat das Verordnungsvolumen 974 Millionen definierte Tagesdosen (DDD) zu Lasten der GKV erreicht (55). Dabei haben sich die Verordnungszahlen in den letzten zehn Jahren mehr als verdoppelt. Antidepressiva sind Arzneimittel, die hauptsächlich bei Depressionen, aber auch bei generalisierten Angststörungen, Zwangsstörungen, chronischen Schmerzen, Entzugs-

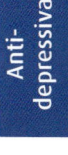

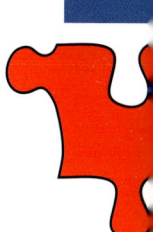

syndromen, Schlafstörungen und Stressinkontinenz eingesetzt werden. Als Antidepressiva werden Substanzen mit ganz unterschiedlichen Angriffspunkten eingesetzt. Dabei stagnieren die Verordnungen der trizyklischen Antidepressiva (nichtselektive Monoamin-Rückaufnahme-Inhibitoren, NSMRI), wohingegen die Verordnung selektiver Serotonin-Rückaufnahme-Inhibitoren (SSRI) und anderer neuer Antidepressiva steigt. Eine vermehrte synaptische Verfügbarkeit von Serotonin und Noradrenalin ist ein wichtiger initialer Wirkmechanismus vieler Antidepressiva (94). Während die älteren Substanzen trotz zum Teil unterschiedlicher Wirkung und Nebenwirkungen nach ihren chemischen Strukturen in tri- und tetrazyklische Antidepressiva eingeteilt werden, werden die neueren Antidepressiva aufgrund ihrer akuten pharmakologischen Effekte auf Serotonin- und oder Noradrenalin-Wiederaufnahme-Hemmung klassifiziert. Das Buch fokussiert bei den häufigsten Interaktionsmeldungen der Antidepressiva aufgrund der Verordnungshäufigkeit auf trizyklische Antidepressiva, SSRI, selektive Noradrenalin-Wiederaufnahme-Inhibitoren (SNRI) und Mirtazapin.

Antidepressiva haben ein hohes Wechselwirkungspotenzial mit einer Vielzahl von Arzneistoffen aus anderen Indikationsgebieten. Da viele Depressionspatienten gleichzeitig andere Erkrankungen aufweisen und damit häufig weitere Arzneimittel einnehmen, sind Arzneimittelinteraktionsmeldungen häufig. In Bezug auf die Arzneimitteltherapiesicherheit werden diese potenziellen Interaktionen häufig unterschätzt (39). Arzneimittelinteraktionen mit Antidepressiva können zu höheren Plasmaspiegeln oder zu einem Nichtansprechen aufgrund niedrigerer Plasmaspiegel führen. Beide Aspekte können wiederum die Compliance bei Antidepressiva verschlechtern. Etliche der Interaktionen beruhen auf pharmakokinetischen Wechselwirkungen, bei denen verschiedene CYP450-Enzyme beteiligt sind. Viele Antidepressiva sind sowohl Substrate als auch Inhibitoren von einem oder mehreren CYP450-Enzymen. Aufgrund unterschiedlicher Wirkmechanismen und Angriffspunkte ist das Interaktionspotenzial der verschiedenen Antidepressiva differenziert zu betrachten. Hierbei ist zu berücksichtigen, dass es zu Interaktionen mit Arzneistoffen anderer Indikationsgebiete und zwischen verschiedenen Antidepressiva kommen kann. Treten Probleme, wie UAW oder Therapieversagen, während der Therapie auf, sollten Interaktionen als mögliche Ursache bedacht werden.

2.1. Antidepressiva, trizyklische und Analoge

2008 wurden 288 Millionen DDD trizyklische Antidepressiva zu Lasten der GKV verordnet (55). Beispiele für trizyklische Wirkstoffe sind: Doxepin, Imipramin, Clomipramin, Amitriptylin, Amitriptylinoxid, Trimipramin und Desipramin. Trizyklische Antidepressiva greifen in mehrere Neurotransmittersysteme gleichzeitig ein. Sie hemmen mehr oder weniger stark die Wiederaufnahme von Serotonin und Noradrenalin (94). Des Weiteren sind sie je nach Arzneistoff in unterschiedlichem Ausmaß Antagonisten an Acetylcholin-, Histamin- oder auch Adrenorezeptoren. Die Wiederaufnahmehemmung und die antagonistischen Effekte treten direkt nach der Einnahme auf. Beim antidepressiven Effekt ist dagegen eine Latenzzeit bis zum Wirkeintritt zu beobachten. Grund dafür dürfte die neurophysiologische Adaption des Gehirngewebes sein, die eine gewisse Zeit beansprucht.

Die relativ geringe Selektivität erklärt, warum trizyklische Antidepressiva eine besonders nebenwirkungsreiche Arzneistoffgruppe darstellen (95) und warum mögliche Wechselwirkungen mit Antidepressiva vielfältig sind. Zu den häufigsten Nebenwirkungen zählen Mundtrockenheit, Schwindelgefühl und Obstipation aufgrund von anticholinergen Effekten (96). Dabei ist die anticholinerge Wirkung der trizyklischen Antidepressiva unterschiedlich stark ausgeprägt (Tabelle 14).

Die orthostatische Hypotonie ist die häufigste Herz-Kreislauf-Nebenwirkung der trizyklischen Antidepressiva.

Tabelle 14: *Trizyklische Antidepressiva: CYP450 und anticholinerge Effekte (39, 97)*

Arzneistoff	Substrate folgender Enzyme	Inhibitor folgender CYP450-Enzyme			Anticholinerge Effekte
		stark	mittel	schwach	
Amitriptylin	1A2, 2C19, 2D6, 3A4	2C19		2D6, 1A2, 2C9	++++
Clomipramin	1A2, 2C19, 2D6, 3A4	2C19	1A2	2D6	+++
Desipramin	2D6			2D6, 2C19	+
Doxepin	1A2, 2C19, 2D6, 3A4			2D6	+++
Imipramin	1A2, 2C19, 2D6, 3A4	2C19	1A2	2D6	+++
Nortriptylin	2D6			2D6, 2C19	+

Trizyklische Antidepressiva weisen eine relativ geringe therapeutische Breite auf (39). Die fünffache Tagesdosis eines trizyklischen Antidepressivums kann bereits letale Folgen haben. Die toxischen bis letalen Wirkungen der Antidepressiva gehen nicht nur auf die anticholinerge Wirkung, sondern insbesondere auf ihre ebenfalls vorhandene kardiale Blockade von Na^+-Kanälen und wahrscheinlich auch K^+-Kanälen zurück (95). Trizyklische Antidepressiva sind sowohl Substrate als auch Inhibitoren verschiedener CYP-Enzyme (Tabelle 14). Aufgrund der geringen therapeutischen Breite können pharmakokinetische Interaktionen besonders relevant sein.

Bei Imipramin und Amitriptylin ist eine blockierende Wirkung auf den K^+-Kanal nachgewiesen (98). Dies könnte für die schon lange bekannten QT-Zeit-Verlängerungen und für das unter bestimmten Umständen bestehende TdP-

Risiko sowie den plötzlichen Tod bei Trizyklikagabe verantwortlich sein. Bei somatisch Gesunden ohne Risikofaktoren für eine QT-Zeit-Verlängerung gelten normal dosierte trizyklische Antidepressiva allerdings als wenig arrhythmogen und sicher, auch wenn in Einzellfällen eine QT-Zeit-Verlängerung beobachtet wurde. In der Tabelle 15 sind trizyklische Antidepressiva mit einem Risiko für eine QT-Zeit-Verlängerung sowohl mit ihrer Risikobewertung nach dem Arizona-CERT als auch nach der Angabe in der Fachinformation aufgeführt.

Tabelle 15: *Trizyklische Antidepressiva mit einem Risiko für eine QT-Zeit-Verlängerung mit ihrer Risikobewertung nach dem Arizona-CERT (siehe Tabelle 10) und der Angabe in der Fachinformation*

Antidepressiva, trzyklische	Klassifikation (nach »Arizona CERT«)	Fachinformation* (Stand 04/2009)
Amitriptylin	3	Wechselwirkungen: Kombination mit anderen QT-Zeit-verlängernden Arzneimitteln ist zu meiden
Clomipramin	3	Keine gleichzeitige Anwendung mit Arzneimitteln, die das QTc-Intervall verlängern können
Desipramin	3	Wechselwirkungen: Kombination mit anderen QT-Zeit-verlängernden Arzneimitteln ist zu meiden
Doxepin	3	Wechselwirkungen: Kombination mit anderen QT-Zeit-verlängernden Arzneimitteln ist zu meiden
Imipramin	3	Keine gleichzeitige Behandlung mit Imipramin und Antiarrhythmika vom Typ Ia (z. B. Chinidin) oder Typ III (z. B. Amiodaron)
Maprotilin	Nicht aufgeführt	Maprotilin kann die Wirkung von Antiarrhythmika besonders vom Typ Ia (z. B. Chinidin) und Typ III (z. B. Amiodaron) verstärken.
Nortriptylin	3	Besonderer Warnhinweis: Kombination mit anderen QT-Zeit-verlängernden Arzneimitteln nur nach strenger Nutzen-Risiko-Abschätzung
Opipramol**	Nicht aufgeführt	Wechselwirkungen: Kombination mit anderen QT-Zeit-verlängernden Arzneimitteln ist zu meiden
Trimipramin	3	Wechselwirkungen: Kombination mit anderen QT-Zeit-verlängernden Arzneimitteln ist zu meiden

Klassifikation nach »Arizona CERT«, siehe Tabelle 10
 * Angaben können sich in einzelnen Fachinformationen unterscheiden
** Nicht in den USA im Handel

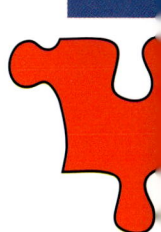

Bei den trizyklischen Antidepressiva (NSMRI) ist eine Vielzahl von Interaktionen mit unterschiedlichen Interaktionsmechanismen beschrieben. Dabei kann es sich sowohl um pharmakokinetische als auch pharmakodynamische Interaktionen handeln. Sehr häufig ist dabei aufgrund der QT-Zeitverlängernden Eigenschaften vieler trizyklischer Antidepressiva das Risiko von ventrikulären Tachykardien (Torsade de pointes) erhöht. Des Weiteren kann die Kombination von sedierenden Antidepressiva mit Sedativa, Alkohol, sedierenden Neuroleptika und Antihistaminika zu verstärkter Müdigkeit und Sedierung führen. Dies erhöht bei älteren Patienten neben der Orthostasereaktion die Sturzgefahr deutlich. Besondere Vorsicht ist bei der Kombination von anticholinerg wirkenden Trizyklika mit weiteren anticholinerg wirksamen Arzneistoffen geboten.

Trizyklische Antidepressiva werden zum Großteil über Enzyme des CYP450-Systems metabolisiert (Tabelle 14). Diese Enzyme können in vielfältiger Weise durch andere Substanzen induziert und gehemmt werden. Damit ist sowohl eine verminderte als auch eine verstärkte Wirkung von Antidepressiva durch Beeinflussung der Metabolisierung möglich. Wenn inhibierende Arzneistoffe wie Fluoxetin, Ketoconazol oder Makrolidantibiotika gemeinsam mit trizyklischen Antidepressiva eingenommen werden, kann es zu deutlichen Plasmaspiegelerhöhungen der Trizyklika bis in den toxischen Bereich kommen.

Einige trizyklische Antidepressiva hemmen auch den oxidativen Metabolismus von Arzneimitteln durch Hemmung verschiedener Cytochrom-P450-Isoenzyme, wodurch die Plasmakonzentrationen dieser Arzneimittel erhöht werden (Tabelle 14). Die Hemmung der Cytochrom-P450-Isoenzyme ist bei den einzelnen trizyklischen Antidepressiva unterschiedlich stark ausgeprägt.

Die häufigsten Interaktionsmeldungen, die trizyklische Antidepressiva betreffen, sind:

- Antidepressiva, trizyklische und Analoge und Antibiotika (Gyrasehemmer, Makrolide, Cotrimoxazol),
- Antidepressiva, trizyklische und Analoge und Johanniskraut,
- Antidepressiva, trizyklische und Analoge und Neuroleptika,
- Antidepressiva, trizyklische und Analoge und SSRI.

2.1.1. Antidepressiva, trizyklische und Analoge und Antibiotika (Gyrasehemmer, Makrolide, Cotrimoxazol)

Interaktionsmechanismus: Die Wechselwirkung zwischen trizyklischen Antidepressiva und Antibiotika ist eine pharmakodynamische Interaktion (51). Arzneistoffe aus beiden Arzneistoffklassen können das QT-Intervall verlängern. Diese kardiotoxischen Effekte können sich additiv verstärken. Zu den Antibiotika, die

die QT-Zeit verlängern können, gehören verschiedene Gyrasehemmer, Makrolide sowie Cotrimoxazol.

Auswirkung/Effekt der Interaktion: Bei gleichzeitiger Behandlung mit mehreren Arzneistoffen, die die QT-Zeit verlängern können, steigt die Inzidenz von Rhythmusstörungen vom Typ Torsade de pointes (TdP-KT) (51). Symptomatische Schwindel- oder Ohnmachtsanfälle können auftreten. In seltenen Fällen können sie in Kammerflimmern und Herzstillstand mit potenziell letalem Ausgang übergehen.

Risikofaktoren/-patienten: Hohe Plasmakonzentrationen durch hohe Dosierungen, Ausscheidungs- bzw. Metabolisierungsstörungen oder schnelle Injektions-/Infusionsgeschwindigkeit; Begleitmedikation mit weiteren QT-Zeit-verlängernden Arzneimitteln; Elektrolytstörungen (Hypokaliämie, Hypomagnesiämie, Hypocalciämie); koronare Herzkrankheit (KHK); myokardiale Hypertrophie (zum Beispiel bei arterieller Hypertonie und Herzinsuffizienz); weibliches Geschlecht; Bradykardien (zum Beispiel Sinusbradykardien und höhergradige AV-Blockierungen); angeborene Verlängerung des QT-Intervalls (z. B. Romano-Ward-Syndrom und Jervell-Lange-Nielsen-Syndrom).

Zeit bis zum Einsetzen der Interaktion: Keine genaue Angabe möglich, wahrscheinlich schnelles Eintreten der Verlängerung der QT-Zeit.

Datenlage: In Tabelle 16 sind Antibiotika mit einem Risiko für eine QT-Zeit-Verlängerung mit ihrer Risikobewertung nach dem Arizona-CERT als auch nach der Angabe in der Fachinformation aufgeführt.

Tabelle 16: *Antibiotika mit einem Risiko für eine QT-Zeit-Verlängerung mit ihrer Risikobewertung nach Arizona-CERT (siehe Tabelle 10) und Angaben der Fachinformation*

Antibiotika	Arzneistoffklasse	Klassifikation (nach »Arizona CERT«)	Angabe in der Fachinformation (Stand 03/2009)*
Azithromycin	Makrolid	2	Eine gemeinsame Einnahme mit Arzneimitteln, die das QT-Intervall verlängern, sollte nicht erfolgen
Ciprofloxacin	Gyrasehemmer	3	Keine Angaben
Clarithromycin	Makrolid	1	Gleichzeitige Einnahme mit Arzneimitteln, die eine QT-Zeit-verlängernde Wirkung hervorrufen, mit Vorsicht**
Cotrimoxazol	Sulfonamid plus Trimethoprim	3	Keine Angaben

Fortsetzung nächste Seite

Fortsetzung Tabelle 16

Antibio-tika	Arznei-stoff-klasse	Klassifika-tion (nach »Arizona CERT«)	Angabe in der Fachinformation (Stand 03/2009)*
Erythro-mycin	Makrolid	1	Kontraindikation
Levoflo-xacin	Gyrase-hemmer	2	Gleichzeitige Einnahme mit Arzneimitteln, die eine QT-Zeit-verlängernde Wirkung hervorrufen, mit Vorsicht
Moxiflo-xacin	Gyrase-hemmer	2	Kontraindikation
Ofloxa-cin	Gyrase-hemmer	2	Gleichzeitige Einnahme mit Arzneimitteln, die eine QT-Zeit-verlängernde Wirkung hervorrufen, mit Vorsicht
Roxithro-mycin	Makrolid	2	Gemeinsame Gabe nur nach strenger Nutzen-Risiko-Abschätzung**

* Angaben können sich in einzelnen Fachinformationen unterscheiden
** Die gleichzeitige Einnahme von Clarithromycin und Pimozid sowie Terfenadin und von Roxithromycin und Pimozid ist kontraindiziert (plus pharmakokinetische Komponente!)

Untersuchungen zur Interaktion zwischen den aufgeführten Antibiotika und trizyklischen Antidepressiva fehlen. Sowohl von den aufgeführten Antibiotika als auch von trizyklischen Antidepressiva ist allerdings bekannt, dass sie, teilweise nur wenn bestimmte Risikofaktoren vorliegen, die QT-Zeit verlängern können. Damit ist bei einer gemeinsamen Gabe das Risiko für TdP-KT höchstwahrscheinlich erhöht.

Von den in Tabelle 15 aufgeführten trizyklischen Antidepressiva sowie Analoga wurden alle Arzneistoffe in die Gruppe 3 des Klassifikationssystems des Arizona-CERT eingeordnet. Auch Levofloxacin, Moxifloxacin und Ofloxacin befinden sich in der Gruppe 2, Ciprofloxacin in der Gruppe 3. Bei den Makroliden wurden Clarithromycin und Erythromycin in die Gruppe 1 und Azithromycin und Roxithromycin in die Gruppe 2 eingeordnet.

Klinische Relevanz der Interaktion und mögliche Maßnahmen: Das Risiko für die Entwicklung einer TdP-KT hängt vom Arzneimittel, der Dosis und von der Empfindlichkeit des Patienten ab, die durch das Vorhandensein der beschriebenen Risikofaktoren bestimmt wird. Aufgrund der Datenlage ist das tatsächliche Risiko allerdings kaum abzuschätzen. Ein Monitoring, wie es normalerweise bei der gemeinsamen Gabe von zwei die QT-Zeit-verlängernden Arzneimitteln empfohlen wird, ist bei der kurzfristen gemeinsamen Gabe mit einem Antibiotikum nicht durchführbar. Grundsätzlich gilt, dass auch das geringste Risiko nicht akzeptabel ist, wenn es eine vergleichbare Alternative gibt, die nicht interagiert. Da dies bei der Antibiotikatherapie in den meisten Fällen gegeben ist, sollte hier normalerweise ein anderes Antibiotikum ausgewählt werden. Bei Patienten mit weiteren Risikofaktoren, wie einer Hypokaliämie, ist die Kombination von QT-Zeit-verlängernden Arzneistoffen in jedem Fall zu vermeiden. Bei den Makroliden liegt ein Klasseneffekt vor, auch wenn das Potenzial für eine Verlängerung der QT-Zeit bei Erythromycin und auch bei Clarithromycin am stärksten ausgeprägt ist. Hier sollte daher auf ein Antibiotikum aus einer anderen Klasse zurückgegriffen werden. Dies gilt auch für Cotrimoxazol bzw. Trimethoprim. Bei den interagierenden Gyrasehemmern Levofloxacin, Moxifloxacin und Ofloxacin kann eventuell auf Norfloxacin ausgewichen werden.

Fallbeispiel

Frau Stolper, eine 63-jährige Hausapothekenkundin, bekommt wegen einer Infektion der Atemwege 2 x tgl. 150 mg Roxithromycin verschrieben (09.01.2009). Nach dem Scannen zeigt die Datenbank eine Interaktion zwischen Roxithromycin und Amitriptylin:

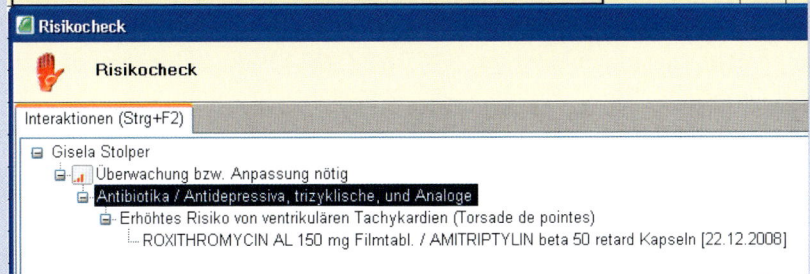

Abbildung 16: *Risikocheckmeldung Frau Stolper*

Die Medikationshistorie von Frau Stolper zeigt, dass sie Amitriptylin schon länger verordnet bekommt. Die Nachfrage bei Frau Stolper bestätigt zudem die aktuelle Einnahme.

WinApo Kasse - Medikationsliste anzeigen

1 ROXITHROMYCIN AL 150 mg Filmtabl.
20St   ALIUD

Medikationsliste von Gisela Stolper   eingestellter Zeitraum: von 05.09.2008 bis 05.01.2009

Datum	Anzahl	Artikelname	Pack.	PZN
05.01.09	1	RAMIPRIL STADA 5 mg Tabl.	100St	4213974
22.12.08	1	AMITRIPTYLIN beta 50 retard Kapseln	100St	1448955
22.12.08	1	GLIBENCLAMID STADA 3,5 mg Tabl.	120St	2738997
01.10.08	1	AMITRIPTYLIN beta 50 retard Kapseln	100St	1448955
01.10.08	1	GLIBENCLAMID STADA 3,5 mg Tabl.	120St	2738997
01.10.08	1	RAMIPRIL STADA 5 mg Tabl.	100St	4213974

Abbildung 17: *Medikationshistorie Frau Stolper*

Anti-
depressiva

Auch wenn die Wahrscheinlichkeit für eine klinisch relevante QT-Zeit-Verlängerung gering ist, entscheidet sich die Apothekerin für eine Rücksprache
mit dem Hausarzt der Patientin, der sowohl das Amitriptylin als auch das
Roxithromycin verordnet hat. Da es sehr wahrscheinlich ist, dass ein alternatives Antibiotikum eingesetzt werden kann, sollte ein Risiko möglichst nicht
eingegangen werden. Die Rücksprache mit dem behandelnden Arzt ergibt,
dass Frau Stolper zum Beispiel auch Amoxicillin erhalten kann. Amoxicillin
zeigt keine Verlängerung der QT-Zeit und ist auch nicht aufgrund einer
Allergie bei Frau Stolper kontraindiziert. Hierfür wird in der Arztpraxis ein
neues Rezept ausgestellt und die Patientin wird in der Apotheke über die
Einnahme des neuen Antibiotikums informiert.

2.1.2. Antidepressiva, trizyklische und Analoge und Johanniskraut

Interaktionsmechanismus: Bei der Interaktion zwischen Johanniskraut und trizyklischen Antidepressiva handelt es sich um eine pharmakokinetische Interaktion.
Der genaue Mechanismus der Interaktion ist noch nicht geklärt. Für die Interaktion scheint vor allem die Induktion von Cytochrom-P450-abhängigen, arzneistoffmetabolisierenden Enzymen (CYP3A4, CYP1A2) durch Johanniskraut eine
Rolle zu spielen (10, 51), wodurch die Plasmakonzentrationen von trizyklischen
Antidepressiva, die über diese Enzyme metabolisiert werden, reduziert werden
können. Auch eine Induktion von P-Glykoprotein wird diskutiert (50).

    Auswirkung/Effekt der Interaktion: Durch erniedrigte Plasmakonzentrationen
von trizyklischen Antidepressiva kann deren Wirksamkeit verringert sein.

    Risikofaktoren/-patienten: Hinweise zu Risikofaktoren bzw. Risikopatienten
liegen nicht vor.

    Zeit bis zum Einsetzen der Interaktion: Erniedrigung der Plasmaspiegel wahr-
scheinlich innerhalb einiger Tage.

    Datenlage: Bisher wurde nur die Wechselwirkung von Johanniskraut mit
Amitriptylin und Nortriptylin beschrieben. Sie ist aber auch mit den übrigen
trizyklischen Antidepressiva denkbar, soweit ihre Pharmakokinetik durch eine
Enzyminduktion beeinflusst wird (51). Die Plasmakonzentrationen von Amitriptylin können durch Johanniskraut verringert werden, die klinische Relevanz dieser
Interaktion ist allerdings unbekannt. Eine Untersuchung bei zwölf depressiven
Patienten, die zweimal täglich 75 mg Amitriptylin und 900 mg Johanniskrautextrakt über 14 Tage einnahmen, zeigte eine Verringerung der AUC von Amitriptylin
um 22 Prozent und vom Metaboliten Nortriptylin um 41 Prozent (99). Anhand
dieser Ergebnisse und aufgrund der Erkenntnisse zur Metabolisierung der trizyklischen Antidepressiva bzw. dem Induktionspotenzial von Johanniskraut
scheint die Interaktion bewiesen; die klinische Relevanz ist dagegen ungewiss
(10). Beide Arzneistoffe wirken antidepressiv. Ob bei gemeinsamer Gabe die
antidepressive Wirkung insgesamt geringer oder höher ist, wurde in der Studie
nicht untersucht.

    Klinische Relevanz der Interaktion und mögliche Maßnahmen: In den The-
rapieempfehlungen der Arzneimittelkommission der Deutschen Ärzteschaft

(AkdÄ) und in der nationalen Versorgungsleitlinie Depression wird eine Behandlung von leichten bis mittelschweren Depressionen mit Johanniskraut nur unter Berücksichtigung potenzieller Wechselwirkungen empfohlen (100). Zu den zu beachtenden Wechselwirkungen gehört auch die Interaktion zwischen Johanniskraut und trizyklischen Antidepressiva, wie Amitriptylin. Während der Behandlung mit Amitriptylin sollte daher auf die Einnahme von Johanniskraut-Präparaten verzichtet werden; dies gilt insbesondere für die Selbstmedikation. Auch wenn andere trizyklische Antidepressiva eingesetzt werden, sollte mit dem verordnenden Arzt Rücksprache gehalten werden. Sollte die Kombination dennoch eingesetzt werden, empfiehlt es sich, den Patienten bezüglich Wirksamkeit zu monitoren. Um die Interaktion genauer beurteilen zu können, sind weitere Untersuchungen notwendig.

2.1.3. Antidepressiva, trizyklische und Analoge und Neuroleptika (siehe Kapitel 9.2.1.)

2.1.4. Antidepressiva, trizyklische und Analoge und Serotonin-Rückaufnahme-Inhibitoren

Gegenstand dieses Kapitels ist die Interaktion zwischen trizyklischen Antidepressiva und Serotonin-Rückaufnahme-Inhibitoren. Die Gruppe der Serotonin-Rückaufnahme-Inhibitoren (SRI) umfasst selektive Serotonin-Rückaufnahme-Inhibitoren (SSRI), wie z. B. Fluoxetin und Fluvoxamin, und Serotonin-Noradrenalin-Rückaufnahme-Inhibitoren (SNRI), zu denen Venlafaxin und Duloxetin gehören.

Interaktionsmechanismus: Bei der gemeinsamen Gabe von trizyklischen Antidepressiva und Serotonin-Rückaufnahme-Inhibitoren können drei verschiedene Interaktionsmechanismen zum Tragen kommen und sich zum Teil potenzieren (10). Die Beeinflussung der Metabolisierung der trizyklischen Antidepressiva durch SSRI ist hierbei der bedeutendste Aspekt.

Serotonin-Rückaufnahme-Inhibitoren hemmen Cytochrom-P450-Enzyme in unterschiedlichem Ausmaß (10, 39). So stellen Fluoxetin und Paroxetin starke Inhibitoren von CYP2D6 dar, wohingegen Fluvoxamin insbesondere CYP1A2 inhibiert. Diese Enzyme katalysieren den oxidativen Metabolismus der meisten trizyklischen Antidepressiva (Tabelle 14). Sertralin, Citalopram, Escitalopram und Venlafaxin inhibieren CYP2D6 in geringerem Ausmaß. Duloxetin scheint eine Mittelstellung einzunehmen. Obwohl Fluvoxamin kein starker Inhibitor von CYP2D6 ist, zeigte Fluvoxamin ähnliche Effekte wie Fluoxetin und Paroxetin. Dies ist wahrscheinlich mit einer Beeinflussung späterer Metabolisierungsschritte zu erklären. Tabelle 14 und Tabelle 17 zeigen, welche Arzneistoffe Substrate bzw. Inhibitoren verschiedener Cytochrom-P450-Enzyme sind (Tabellenverzeichnis im Anhang). Auch umgekehrt ist eine Steigerung der Plasmaspiegel z. B. von Citalopram und Escitalopram durch trizyklische Antidepressiva denkbar, da einige trizyklische Antidepressiva Enzyminhibitoren darstellen.

Die serotoninergen Effekte der beiden Stoffgruppen können sich dosisabhängig additiv verstärken (10). Arzneistoffe aus beiden Arzneistoffklassen können zudem das QT-Zeit-Intervall verlängern. Diese kardiotoxischen Effekte können sich ebenfalls additiv verstärken.

Auswirkung/Effekt der Interaktion: Metabolisierung: Bei einer Kombinationstherapie mit Antidepressiva und Serotonin-Rückaufnahme-Inhibitoren können die Wirkungen insbesondere der trizyklischen Antidepressiva deutlich verstärkt werden. Dies kann sich in Sedation und Lethargie äußern. Des Weiteren sind verstärkte anticholinerge Wirkungen möglich, die unter Umständen zu einem zentralen anticholinergen Syndrom führen, das ein vital bedrohliches Phänomen darstellt (39). Symptome eines zentral anticholinergen Syndroms sind unter anderem Agitiertheit, Desorientierung, zerebrale Krampfanfälle, trockene Haut und Schleimhäute, Hyperthermie, Mydriasis, tachykarde Herzrhythmusstörungen, Harnverhalten und Obstipation. Bei trizyklischen Antidepressiva können ab Plasmaspiegeln von ca. 300 – 350 ng/ml Zeichen einer ZNS-Toxizität auftreten, ab ca. 400 ng/ml ist mit kardiovaskulärer Toxizität zu rechnen (39).

Serotonin-Syndrom: Bei kombinierter Gabe trizyklischer Antidepressiva und Serotonin-Rückaufnahme-Inhibitoren kann es aufgrund additiver serotoninerger Effekte zu einem Serotonin-Syndrom kommen. Das Serotonin-Syndrom ist gekennzeichnet durch mentale (Verwirrtheit, Erregung, Angst), autonome (Schwitzen, Hyperthermie, Diarrhoe, Übelkeit, Blutdruckschwankungen) und neuromuskuläre Störungen (Hyperreflexie, Tremor, Nystagmus).

QT-Zeit-Verlängerung: Bei gleichzeitiger Behandlung mit mehreren Arzneistoffen, die die QT-Zeit verlängern können, steigt die Inzidenz von Torsade-de-pointes-Kammertachykardien. Symptomatische Schwindel- oder Ohnmachtsanfälle können auftreten. In seltenen Fällen können sie in Kammerflimmern und Herzstillstand mit potenziell letalem Ausgang übergehen.

Risikofaktoren/-patienten: *Allgemein*: ältere Patienten; hohe Dosierung. *QT-Zeit*: hohe Plasmakonzentrationen durch hohe Dosierungen, Ausscheidungs- bzw. Metabolisierungsstörungen oder schnelle Injektions-/Infusionsgeschwindigkeit; Begleitmedikation mit weiteren QT-Zeit-verlängernden Arzneimitteln; Elektrolytstörungen (Hypokaliämie, Hypomagnesiämie, Hypocalciämie); koronare Herzkrankheit (KHK); myokardiale Hypertrophie (zum Beispiel bei arterieller Hypertonie und Herzinsuffizienz); weibliches Geschlecht; Bradykardien (zum Beispiel Sinusbradykardien und höhergradige AV-Blockierungen); angeborene Verlängerung des QT-Intervalls (z. B. Romano-Ward-Syndrom und Jervell-Lange-Nielsen-Syndrom).

Zeit bis zum Einsetzen der Interaktion: Symptome, die im Zusammenhang mit einer Plasmaspiegelerhöhung auftreten, treten meist leicht verzögert auf. Die Symptome eines Serotonin-Syndroms traten in den berichteten Fällen einige Stunden bis Tage nach Beginn der Kombinationsbehandlung auf. Zum zeitlichen Auftreten einer QT-Zeit-Verlängerung ist keine genaue Angabe möglich, wahrscheinlich ist ein schnelles Eintreten der Verlängerung der QT-Zeit.

Datenlage: Studien, die die gleichzeitige Gabe von Paroxetin, Fluoxetin und Fluvoxamin mit verschiedenen Trizyklika prüften, ergaben immer eine Hemmung der Verstoffwechselung der trizyklischen Antidepressiva (39). Dies zeigte sich meist in einer Blutspiegelerhöhung der Muttersubstanz. Einen besonderen Aspekt weist die Kombination aus anticholinergen Trizyklika und Paroxetin

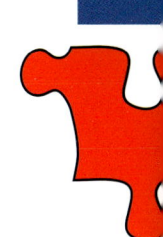

auf. Eine ältere Patientin zeigte bei 20 mg Paroxetin und 100 mg Amitriptylin ein anticholinerges Delir, das erst nach Zugabe von Paroxetin aufgetreten war (41). Hier spielten sowohl die Plasmaspiegelerhöhung von Amitriptylin durch Hemmung von CYP2D6 durch Paroxetin als auch die additiven anticholinergen Effekte eine Rolle. Paroxetin hat eine anticholinerge Potenz, die in etwa der von Imipramin entspricht.

Zu Citalopram und Escitalopram liegen nur einige Daten vor. In einer Untersuchung wurden die Plasmaspiegel von Desipramin um 50 Prozent bei gleichzeitiger Gabe von Citalopram erhöht (10). Dagegen zeigten Patienten, die Amitriptylin oder Clomipramin einnahmen, keine höheren Plasmaspiegel. Durch Clomipramin wurden in einer Untersuchung die Plasmaspiegel von Citalopram um 44 Prozent erhöht (10). Diese Erhöhung ist allerdings von zweifelhafter klinischer Relevanz.

Auch bei einer Kombination von Desipramin und Sertralin stiegen die Desipraminplasmakonzentrationen um etwa 44 Prozent an (10). Die Plasmaspiegel von Sertralin wurden dagegen durch Desipramin um das Zweifache erhöht. Andere Untersuchungen fanden bei gleichzeitiger Gabe mit Sertralin erhöhte Imipramin- und Nortriptylinspiegel, allerdings liegen auch Daten vor, die darauf hinweisen, dass Sertralin und Imipramin nicht interagieren.

Duloxetin erhöhte die AUC von Desipramin erheblich; auch bei anderen trizyklischen Antidepressiva, die über CYP2D6 metabolisiert werden, wird eine Interaktion vermutet (10). Bei der gleichzeitigen Gabe mit Venlafaxin liegen nur einzelne Fallberichte vor, bei denen starke anticholinerge Nebenwirkungen wahrscheinlich aufgrund erhöhter Plasmaspiegel der Trizyklika beobachtet wurden.

Es existieren einzelne Fallberichte, bei denen die gleichzeitige Gabe von Trizyklika und Serotonin-Rückaufnahme-Inhibitoren zu einem Serotonin-Syndrom geführt hat.

Trizyklische Antidepressiva haben schon bei der empfohlenen Dosierung, wenn auch sehr selten, eine Verlängerung der QT-Zeit gezeigt (50). Durch eine Plasmaspiegelerhöhung aufgrund einer Enzymhemmung durch SRI kann das Risiko einer QT-Zeit-Verlängerung allerdings erhöht werden. Dies kann durch einen additiven Effekt der SRI auf die QT-Zeit noch potenziert werden. Eine K^+-Kanal blockierende Wirkung wurde von einigen SSRI nachgewiesen (Tabelle 18). Bisherige Untersuchungen haben jedoch unter normalen Dosierungen kaum kardiale Nebenwirkungen gezeigt.

Klinische Relevanz der Interaktion und mögliche Maßnahmen: Sowohl bei trizyklischen Antidepressiva als auch bei den neueren Antidepressiva wie SSRI bestehen gravierende Unterschiede im Wechselwirkungspotenzial. Innerhalb einer Substanzklasse werden die Substanzen durch verschiedene CYP-Enzyme in unterschiedlichem Ausmaß metabolisiert bzw. beeinflussen selbst vor allem durch Inhibition verschiedene CYP-Systeme. Eine Vorhersage möglicher Interaktionen gestaltet sich umso schwieriger, wenn man die interindividuellen Unterschiede in der Enzymaktivität berücksichtigt.

Bei der hier beschriebenen Interaktion steht die Hemmung von Cytochrom-P450-Enzymen durch Serotonin-Rückaufnahme-Inhibitoren und dadurch eine Erhöhung der Plasmaspiegel der Trizyklika im Vordergrund. Trizyklika weisen eine relativ geringe therapeutische Breite auf (39). Bereits eine fünffache Tagesdosis kann letal sein. Da trizyklische Antidepressiva interaktionssensible Arzneistoffe sind, wird primär im niedergelassenen Bereich eine Monotherapie empfohlen (39). Eine Kombinationstherapie sollte erst bei komplizierten Verläufen nach fachärztlicher Beurteilung eingesetzt werden. Es gibt Berichte über Kombinationsbehandlungen von Serotonin-Rückaufnahme-Inhibitoren mit trizyklischen Antidepressiva, die die pharmakokinetische Wechselwirkung für eine Wirkpotenzierung gezielt genutzt haben. Diese Kombinationsbehandlungen stellen allerdings eine Gratwanderung dar. Für Kombinationsbehandlungen, die pharmakokinetische Wechselwirkungen zur Wirkpotenzierung nutzen, ist eine Kontrolle der Plasmakonzentrationen zur Risikominimierung obligat (101).

Wenn SSRI mit trizyklischen Antidepressiva kombiniert werden, so sind bei Einschätzung der pharmakokinetischen Parameter Citalopram, Escitalopram und zum Teil auch Sertralin die günstigsten Kombinationspartner (39). Auch Venlafaxin und Mirtazapin haben ein günstiges pharmakokinetisches Interaktionspotenzial. Allerdings sind auch bei den genannten Substanzen Plasmaspiegelerhöhungen trizyklischer Antidepressiva beschrieben. Bei einer Kombinationstherapie mit trizyklischen Antidepressiva und Serotonin-Rückaufnahme-Inhibitor empfiehlt es sich daher, grundsätzlich auf Überdosierungssymptome zu achten und die Dosis des Antidepressivums bei Bedarf zu verringern.

Werden andere als die genannten SSRI, wie Paroxetin, Fluoxetin und Fluvoxamin, eingesetzt, ist es am sichersten, eine therapiebegleitende Kontrolle durch ein therapeutisches Drug Monitoring (TDM) durchzuführen (39). Hierdurch ist eine Dosisoptimierung möglich. Des Weiteren wird vorgeschlagen, die trizyklischen Antidepressiva von vornherein niedriger zu dosieren (10). Wegen der langen Eliminationshalbwertszeit von Fluoxetin und seinem Hauptmetaboliten Norfluoxetin (etwa 2 bzw. 7 Tage) ist mit der Wechselwirkung auch beim Umstellen von Fluoxetin auf Trizyklika zu rechnen (51).

Das Serotonin-Syndrom tritt sehr selten auf. Allerdings sollten Arzt und Apotheker die Symptome kennen, damit im Bedarfsfall direkt gehandelt werden kann (s. o.: Auswirkung/Effekt der Interaktion). Bei Anzeichen für ein Serotonin-Syndrom sollen die Arzneistoffe sofort abgesetzt werden.

Die klinische Relevanz der möglichen Erhöhung der Plasmaspiegel der SSRI durch trizyklische Antidepressiva sowie die Frage der additiven Verstärkung der QT-Zeit-Verlängerung bei diesen beiden Substanzgruppen sind nicht abschließend geklärt. In jedem Fall ist aber bei Erhöhung der Plasmaspiegel der trizyklischen Antidepressiva die Gefahr für eine QT-Zeit-Verlängerung erhöht. Vor allem, wenn Risikofaktoren vorliegen, sollen die Patienten elektrokardiographisch überwacht werden (51). Sehr hohe Konzentrationen der Trizyklika können wegen der Kardiotoxizität zu einem fatalen Ausgang führen (39).

Fallbeispiel (39)

Ein dreißigjähriger Patient litt seit mehreren Monaten an einer schweren depressiven Episode. Er klagte auch über eine ausgeprägte Antriebsstörung. Als besonders quälend beschrieb der Patient massive Schlafstörungen und frühmorgendliches Erwachen. Eine Behandlung mit Amitriptylin wurde nach vier Wochen wegen unerwünschter, vor allem anticholinerger Nebenwirkungen auf Wunsch des Patienten abgebrochen (Miktionsstörungen, Obstipation, »dumpfer Kopf«, subjektiv erlebte Zunahme kognitiver Störungen, Tagessedierung). Er könne sich zu nichts aufraffen, sein Antrieb sei weiterhin völlig am Boden, er fühle sich nur »dumpf«, der Schlaf sei kaum besser. Der Patient erhielt nun Fluoxetin, zuerst 20, dann 40 mg. Hierunter linderte sich der depressive Zustand. Vor allem nach Steigerung auf 40 mg Fluoxetin fühlte der Patient sich in Antrieb und Aktivitätsniveau gebessert. Als Schlafmedikation wurde Trimipramin angesetzt, welches bei 100 mg vom Patienten als ausreichend dosiert erlebt wurde.

Drei Wochen nach Zugabe von Trimipramin zu Fluoxetin wurde ein Blutspiegel von Trimipramin abgenommen. Das Ergebnis des Blutspiegels lag drei Wochen später vor und lag bei 473 ng/ml. Bei trizyklischen Antidepressiva können ab Plasmaspiegeln von ca. 300–350 ng/ml Zeichen einer ZNS-Toxizität auftreten, ab ca. 400 ng/ml ist mit kardiovaskulärer Toxizität zu rechnen. Trimipramin wurde abgesetzt und zugleich wurde ein weiterer Blutspiegel von Trimipramin abgenommen. Das Resultat lag im toxischen Bereich bei 738 ng/ml. Abgesehen von vermehrter Tagesmüdigkeit hatten sich beim Patienten klinisch noch keine bedrohlichen Überdosierungserscheinungen gezeigt. Das Beispiel macht deutlich, wie wichtig ein Monitoring der Plasmakonzentrationen ist und dass bei der Blutspiegelabnahme berücksichtigt werden muss, wann ein Steady state (Gleichgewicht zwischen Zufuhr und Elimination der Substanz) vorliegt. Dies war bei der ersten Messung noch nicht der Fall, denn Fluoxetin/Norfluoxetin erreichen das Steady state wegen der langen Eliminationshalbwertszeit erst nach mehreren Wochen.

2.2. Serotonin-Rückaufnahme-Inhibitoren (SRI)

Die Gruppe der Serotonin-Rückaufnahme-Inhibitoren (SRI) umfasst selektive Serotonin-Rückaufnahme-Inhibitoren (SSRI), wie z. B. Fluoxetin und Fluvoxamin und Serotonin-Noradrenalin-Rückaufnahme-Inhibitoren (SNRI), zu denen Venlafaxin und Duloxetin gehören. Selektive Serotonin-Rückaufnahme-Inhibitoren (SSRI) werden bei depressiven Erkrankungen (insbesondere Episoden einer Major Depression), Zwangsstörung, Panikstörung, generalisierter Angststörung, sozialer Angststörung, sozialer Phobie sowie posttraumatischer Belastungsstörung eingesetzt. Die Indikationsgebiete unterscheiden sich je nach Arzneistoff und Zulassungsstatus. 2008 wurden 384,8 Mio. Tagesdosen zu Lasten der GKV verordnet (55). Für den therapeutischen Effekt ist die selektive Hemmung der Wiederaufnahme von Serotonin (5-HT) aus dem synaptischen Spalt in prä-synaptische Neuronen und die dadurch erhöhte Verfügbarkeit entscheidend. Die antidepressive Wirkung der SSRI lässt sich aber nicht ausschließlich mit der Beeinflussung der Serotonin-Wiederaufnahme erklären: So tritt die Wie-deraufnahmehemmung innerhalb sehr kurzer Zeit nach der Applikation ein, beim antidepressiven Effekt ist dagegen eine Latenzzeit bis zum Wirkeintritt zu beobachten. Grund dafür dürfte, wie schon bei den trizyklischen Antidepressiva erwähnt, die neurophysiologische Adaption des Gehirngewebes sein, die eine gewisse Zeit beansprucht.

SSRI und andere neue Antidepressiva zeichnen sich weniger durch eine ver-besserte Wirksamkeit gegenüber den Tri- und Tetrazyklika, als vielmehr durch ein geringeres Spektrum unerwünschter Arzneimittelwirkungen aus (95). Auch das Toxizitätsrisiko ist wesentlich geringer. Ihre Nebenwirkungen sind vor allem auf die verstärkte Verfügbarkeit von Serotonin zurückzuführen. Diese kann u. a. zu Übelkeit, Erbrechen und Diarrhö sowie auch zu Unruhe und Schlafstörungen führen. Ferner können Kopfschmerzen, extrapyramidal-motorische Störungen und sexuelle Dysfunktionen auftreten.

Zu den SSRI gehören Fluoxetin, Fluvoxamin, Paroxetin, Citalopram, Escital-opram und Sertralin. Sowohl das Wirkspektrum als auch das Verträglichkeits-profil dieser Substanzen sind ähnlich. Unterschiede bestehen vor allem in der Pharmakokinetik. Die Serotonin-Noradrenalin-Rückaufnahme-Inhibitoren (SNRI) Venlafaxin und Duloxetin hemmen die Wiederaufnahme von Serotonin und Noradrenalin in die präsynaptischen Nervenendigungen und erhöhen somit die extrazelluläre Konzentration beider Neurotransmitter.

Serotonin-Rückaufnahme-Inhibitoren (SRI) sind Substrate und zum Teil po-tente Inhibitoren verschiedener Isoenzyme des Cytochrom-P450-Systems (Ta-belle 17).

Tabelle 17: *Neuere Antidepressiva der 2. Generation und CYP450 (42, 97)*

Arzneistoff	Substrat folgen-der Enzyme	Inhibitor folgender CYP450-Enzyme		
		stark	mittel	schwach
Citalopram	2C19, 2D6, 3A4			2D6
Escitalopram	2C19, 2D6, 3A4			2D6
Duloxetin	1A2, 2D6		2D6	
Fluoxetin*	2C9, 2C19, 2D6, 3A4	2D6	2C9, 3A4	1A2, 2C19
Norfluoxetin (Metabolit*)		2D6	3A4	1A2, 2C19

Fortsetzung nächste Seite

Fortsetzung Tabelle 17

Arzneistoff	Substrat folgen-der Enzyme	Inhibitor folgender CYP450-Enzyme		
		stark	**mittel**	**schwach**
Fluvoxamin	1A2, 2D6	1A2, 2C19	2C9, 3A4	2D6
Mirtazapin	1A2, 2D6, 3A4			(2D6)
Paroxetin	2D6, 3A4	2D6		1A2, 2C9, 2C19, 3A4
Sertralin	2C9, 2C19, 2D6, 3A4			1A2, 2C9, 2C19, 2D6, 3A4
Venlafaxin	2D6, 1A2, 3A4			2D6

Eine K^+-Kanal blockierende Wirkung wurde für mehrere SSRI nachgewiesen (Tabelle 18). Bisherige Untersuchungen haben jedoch unter normalen Dosierungen kaum kardiale Nebenwirkungen gezeigt. Daher ist die Gefahr von Rhythmusstörungen außer bei gleichzeitigem Vorliegen weiterer Risikofaktoren unter SSRI geringer als bei trizyklischen Antidepressiva. Für Venlafaxin wurden QT-Zeit-Verlängerungen nach Überdosierung beschrieben (39).

Tabelle 18: *Serotonin-Rückaufnahme-Inhibitoren mit einem Risiko für eine QT-Zeit-Verlängerung nach Arizona-CERT (siehe Tabelle 10)*

SRI	Klassifikation (nach »Arizona CERT«)
Citalopram	3
Fluoxetin	3
Sertralin	3
Venlafaxin	2

Bei den SRI sind verschiedene Interaktionsmechanismen für mehrere klinisch relevante Interaktionen verantwortlich. Bei den zugrunde liegenden Mechanismen kann es sich sowohl um pharmakokinetische als auch pharmakodynamische Interaktionen handeln. SRI erhöhen die Serotonin-Konzentration durch Hemmung der Wiederaufnahme aus dem synaptischen Spalt. Dadurch ist bei gleichzeitiger Einnahme von Arzneimitteln, die auch die Serotonin-Konzentration erhöhen, die Provokation eines Serotonin-Syndroms möglich. So ist die Kombination von SRI und Monoaminoxidase-Hemmern (MAO-Hemmern) aufgrund der Gefahr eines potenziell lebensbedrohlichen Serotonin-Syndroms kontraindiziert.

Einige der SRIs hemmen den oxidativen Metabolismus von Arzneimitteln durch Hemmung verschiedener Cytochrom-P450-Isoenzyme, wodurch die Plasmakonzentrationen dieser Arzneimittel erhöht werden.

Die Hemmung der Cytochrom-P450-Isoenzyme ist bei den einzelnen SRI unterschiedlich stark ausgeprägt. Die SSRI Fluoxetin und Paroxetin sind ausgeprägte Inhibitoren des Cytochrom-P450-Isoenzyms CYP2D6, Fluvoxamin ist Inhibitor von CYP1A2 und CYP2C19. Daher ist bei Kombination dieser SSRI mit Arzneimitteln, die Substrate der genannten CYPs sind, mit pharmakokinetischen Wechselwirkungen zu rechnen. So hemmen Fluoxetin und Paroxetin den CYP2D6-abhängigen Metabolismus zum Beispiel von trizyklischen Antidepressiva, Neuroleptika vom Phenothiazin-Typ, Metoprolol, Klasse-IC-Antiarrhythmika und Codein. Fluoxetin unterscheidet sich von den anderen SSRI durch eine Halbwertszeit von mehreren Tagen bzw. Wochen (Fluoxetin 2 bis 7 Tage, aktiver Metabolit Norfluoxetin 4 bis 15 Tage) (39). Dies kann bei Complianceproblemen gelegentlich von Vorteil sein, aber andererseits die flexible Steuerung der Therapie erschweren. Die relativ lange Plasmahalbwertszeit bedingt beim Auftreten von Interaktionen, dass die UAW auch noch nach dem Absetzen von Fluoxetin lange anhalten kann. Zudem kann es auch bei Gabe eines interagierenden Arzneistoffes kurz nach dem Absetzen von Fluoxetin Tage bis Wochen zu UAWs aufgrund einer Interaktion kommen. Fluvoxamin hemmt den CYP1A2-abhängigen Metabolismus u. a. von einigen trizyklischen Antidepressiva, Clozapin und Theophyllin. Enzyminduktoren wie Phenytoin, Rifampicin, Phenobarbital können wiederum den Abbau der SRI beschleunigen. Citalopram, Escitalopram und Sertralin haben ein vergleichsweise geringes pharmakokinetisches Interaktionspotenzial. Mirtazapin scheint bezüglich des Hemmpotenzials auf CYP450-Enzyme sehr günstig zu sein (39). Dies gilt auch für Venlafaxin. Neben den beschriebenen Mechanismen sind zudem additive extrapyramidal-motorische Effekte mit verschiedenen Interaktionspartnern beschrieben.

Die häufigsten Interaktionsmeldungen, die Serotonin-Rückaufnahme-Inhibitoren betreffen, sind:

- Serotonin-Rückaufnahme-Inhibitoren und Antidepressiva, trizyklische und Analoge,
- Serotonin-Rückaufnahme-Inhibitoren und Neuroleptika.

2.2.1. Serotonin-Rückaufnahme-Inhibitoren und Antidepressiva, trizyklische und Analoge (siehe Kapitel 2.1.4.)

2.2.2. Serotonin-Rückaufnahme-Inhibitoren und Neuroleptika (siehe Kapitel 9.2.2.)

2.3. Johanniskraut

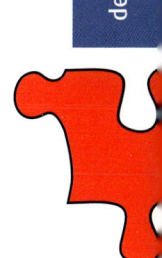

Johanniskraut ist ein Phytopharmakon mit einer leichten stimmungsaufhellen-
den und -stabilisierenden Wirkung. Eingesetzt wird es bei leichten bis mittelschweren Depressionen und psychovegetativen Störungen, bei innerer Unruhe
und Angst. Im Jahr 2008 wurden 23 Millionen definierte Tagesdosen (DDD)
Johanniskrautextrakt zur Lasten der GKV verordnet (55). Es ist zudem das einzige
rezeptfreie Arzneimittel gegen leichte depressive Episoden, das im Rahmen der
Selbstmedikation zur Verfügung steht. Als Tagesdosis werden 600 bis 900 mg
standardisierter Extrakt empfohlen. Ein Vorteil von Johanniskrautextrakten besteht in der guten Akzeptanz bei den meisten Patienten. Pflanzliche Präparate
werden oft als gut verträglich und nebenwirkungsarm angesehen. Allerdings
hat man in den letzten Jahren festgestellt, dass Johanniskraut-Extrakte ein
relativ hohes Interaktionspotenzial besitzen. Zu beachten ist, dass es sich bei
Johanniskrautextrakten um pflanzliche Präparate handelt und die für die Interaktion verantwortlichen Inhaltsstoffe bislang nicht eindeutig identifiziert sind
(10). Da sich ein pflanzlicher Extrakt je nach Ausgangsdroge, Auszugmittel
und Herstellungsverfahren in seinen Inhaltsstoffen unterscheiden kann, sind
auch Unterschiede im Interaktionspotenzial verschiedener Johanniskrautextrakte
möglich (102).

Für Johanniskraut bzw. Johanniskrautextrakte sind eine Vielzahl von Interaktionen mit unterschiedlichen Interaktionsmechanismen beschrieben. Dabei
kann es sich sowohl um pharmakokinetische als auch pharmakodynamische
Interaktionen handeln. Neben einer Induktion von Cytochrom-P450-abhän-
gigen, arzneistoffmetabolisierenden Enzymen (CYP3A4, CYP2C19, CYP1A2)
und vom Transportprotein P-Glykoprotein wird ein additiver serotoninerger
Effekt beschrieben. Ein additiver serotoninerger Effekt ist möglich, da Inhaltsstoffe aus Hypericum die Konzentration von Serotonin in bestimmten
Strukturen des Zentralnervensystems heraufsetzen können, so dass dieser
Neurotransmitter möglicherweise toxische Konzentrationen erreicht. Ver-
schiedene Inhaltsstoffe von Johanniskraut werden für die unterschiedlichen
Interaktionen verantwortlich gemacht. *In-vitro*-Untersuchungen lassen ver-
muten, dass Hyperforin, ein Phloroglucinderivat, CYP3A4 und Hypericin, ein
Naphtodianthron, CYP1A2 induzieren. Hyperforin induziert zudem CYP2C9
und P-Glykoprotein. Die induzierte Expression von P-Glykoprotein und
CYP3A4 in Darm und Leber kann zu einer Steigerung des Abbaus und der
Elimination von Estrogenen und Gestagenen führen. Es wird diskutiert, dass
Johanniskrautextrakte mit einem niedrigen Hyperforingehalt ein geringeres
Interaktionspotenzial besitzen (103, 104). Beispiele für Arzneistoffe, die
klinisch relevante Interaktionen mit Johanniskraut zeigen, sind: Immun-
suppressiva wie Ciclosporin, Tacrolimus oder Sirolimus, HIV-Präparate wie
Indinavir, Zytostatika wie Imatinib und orale Antikoagulanzien wie Phenpro-
coumon. Bei allen genannten Beispielen handelt es sich um Arzneistoffe

mit geringer therapeutischer Breite, was die Relevanz dieser Interaktionen zusätzlich erhöht. Daher sollten diese Arzneistoffe, wenn möglich, nicht mit Johanniskraut oder Johanniskrautextrakten gleichzeitig eingenomen werden. Aufgrund der vielen möglichen Interaktionen, auch mit Arzneistoffen mit geringer therapeutischer Breite, sollten die Patienten sowohl bei der Selbstmedikation als auch bei der Erstverordnung von Johanniskrautpräparaten immer nach weiteren Medikamenten gefragt werden. Handelt es sich um eine Wiederholungsverordnung, sollte nach neuen Medikamenten gefragt werden.

Die häufigsten Interaktionsmeldungen, die Johanniskraut betreffen, sind:

- Johanniskraut und hormonelle Kontrazeptiva
- Johanniskraut und Stoffe, die oxidativ abgebaut werden

2.3.1. Johanniskraut und hormonelle Kontrazeptiva

Interaktionsmechanismus: Bei der Interaktion zwischen Johanniskraut und hormonellen Kontrazeptiva handelt es sich um eine pharmakokinetische Interaktion durch Johanniskraut. Für die Interaktion scheint vor allem die Induktion von CYP3A4 eine Rolle zu spielen. Auch eine Induktion von P-Glykoprotein wird diskutiert (50). Eine induzierte Expression von P-Glykoprotein und CYP3A4 in Darm und Leber kann zu einer Steigerung des Abbaus und der Elimination von Estrogenen und Gestagenen führen. Hierdurch wird die Pharmakokinetik von Estrogenen und Gestagenen wie Ethinylestradiol, Desogestrel und Norethisteron beeinflusst (10).

Auswirkung/Effekt der Interaktion: Johanniskraut und Johanniskraut-Extrakte können über den beschriebenen Mechanismus möglicherweise die Wirksamkeit von hormonellen Kontrazeptiva beeinträchtigen. In der Literatur finden sich mehrere Fallberichte zu Zwischenblutungen und ungewollten Schwangerschaften.

Risikofaktoren/-patienten: Hinweise zu Risikofaktoren bzw. Risikopatienten liegen nicht vor (50).

Zeit bis zum Einsetzen der Interaktion: Es handelt sich um eine verzögert auftretende Interaktion, zu deren Einsetzen widersprüchliche Angaben vorliegen. Eine Auswertung von Fallberichten zu Zwischenblutungen ergab, dass die meisten Patientinnen hormonelle Kontrazeptiva und Johanniskraut etwa eine Woche lang zusammen eingenommen hatten, als Zwischenblutungen auftraten (50, 105). Eine weitere Untersuchung kam dagegen zu dem Ergebnis, dass nach zwei Monaten gemeinsamer Einnahme mehr Zwischenblutungen auftraten als nach einem Monat (106). Das lässt vermuten, dass die Interaktion innerhalb von einer Woche bis einigen Monaten auftreten kann.

Datenlage: Es liegen verschiedene Untersuchungen mit Probandinnen vor, die den Einfluss von Johanniskrautpräparaten auf den Kontraceptionsschutz

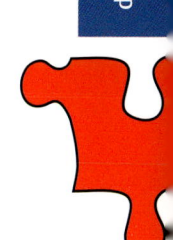

von niedrig dosierten Kontrazeptiva untersucht haben. Bei einer Untersuchung bei 17 Frauen, die ein orales Kontrazeptivum (20 µg Ethinylestradiol/150 µg Desogestrel) und zwei- oder dreimal täglich 300 mg Johanniskraut einnahmen, wurden die Plasmaspiegel von Ethinylestradiol nicht, die von Desogestrel dagegen signifikant beeinflusst (107). Eine Ovulation wurde nicht ausgelöst; Zwischenblutungen traten dagegen bei gleichzeitiger Johanniskrauteinnahme signifikant häufiger auf.

Eine andere Untersuchung bei zwölf Frauen, die Ethinylestradiol (35 µg) und Norethisteron (1 mg) erst einen Monat ohne und dann zwei Monate zusammen mit drei mal täglich 300 mg Johanniskraut einnahmen, zeigte eine signifikant reduzierte Halbwertszeit von Ethinylestradiol und eine signifikant erhöhte Clearence von Norethisteron (106). Auch hier kam es nicht zu einer Ovulation; im zweiten Monat traten bei zwei und im dritten Monat bei sieben von zwölf Frauen Zwischenblutungen auf.

Bei einer Studie mit 16 Probandinnen wurden verringerte Plasmaspiegel von Ethinylestradiol (20 µg) und Norethisteron (1 mg) bei Gabe von 900 mg Johanniskrautextrakt pro Tag gefunden (108). Des Weiteren waren bei 3 Frauen im Vergleich zu einer Frau unter Placebo die Progesteronspiegel erhöht, ein Zeichen für eine Ovulation. Auch hier traten vermehrt Zwischenblutungen auf.

In einer weiteren Studie mit 16 Frauen wurde der Einfluss einer täglichen Gabe von 900 mg Johanniskrautextrakt mit niedriger Hyperforinkonzentration auf die Bioverfügbarkeit eines oralen Kontrazeptivums mit 20 µg Ethinylestradiol und 150 µg Desogestrel untersucht (104). Nach 14 Tagen gemeinsamer Einnahme war die Bioverfügbarkeit von Ethinylestradiol und Ketodesogestrel leicht, aber nicht signifikant erniedrigt.

Untersuchungen zu höher dosierten oralen Kontrazeptiva liegen derzeit nicht vor.

Neben diesen Untersuchungen existieren mehrere Fallberichte zu Zwischenblutungen und ungewollten Schwangerschaften bei gleichzeitiger Einnahme. So berichten Schwarz et al. von einer ungewollten Schwangerschaft bei einer Patientin, die Ethinylestradiol (30 µg) und Dienogest (2 mg) zusammen mit Johanniskraut (bis zu 1700 mg Extrakt täglich) über etwa drei Monate in der Selbstmedikation einnahm (109). Bis März 2007 erhielt das Bundesinstitut für Arzneimittel und Medizinprodukte (BfArM) acht Fallberichte zu nicht ausreichender Kontrazeption bei gleichzeitiger Einnahme von Johanniskraut (10). Inwieweit diese jedoch auf die Interaktion oder aber zum Beispiel auf eine vergessene Einnahme des oralen Kontrazeptivums zurückzuführen sind, ist ungewiss. Das BfArM hat im Oktober 2005 weitgehende Einschränkungen für den Vertrieb von Johanniskrautpräparaten verfügt und dabei unter anderem die gleichzeitige Einnahme von Johanniskraut und hormonellen Empfängnisverhütungsmitteln als Kontraindikation eingestuft. Diese Einschränkungen waren allerdings bis Ende 2008 noch nicht rechtswirksam, da Widersprüche eingelegt wurden. Grund hierfür ist, dass aufgrund der Widersprüche der betroffenen Hersteller Änderungen im Stufenplantext aufgenommen werden sollen. Diese Änderungen waren bis November 2009 jedoch noch nicht veröffentlicht.

Neben oralen Kontrazeptiva werden weitere Darreichungsformen wie Hormonpflaster, Vaginalring oder Implantat eingesetzt, die (unter anderem) auf der systemischen Wirkung von Hormonen beruhen. Zu diesen Darreichungsformen liegen bezüglich der Interaktion mit Johanniskraut keine Untersuchungen vor. Aufgrund der systemischen Wirkung dieser Darreichungsformen ist allerdings möglich, dass die gleichen Interaktionen auftreten, die bei Anwendung oraler Kontrazeptiva beschrieben sind.

Klinische Relevanz der Interaktion und mögliche Maßnahmen: Es konnte gezeigt werden, dass in Anwesenheit von Johanniskraut u. a. der Abbau von Norethisteron beschleunigt und die Halbwertszeit von Ethinylestradiol verringert ist. Des Weiteren wurden vermehrt Zwischenblutungen und Durchbruchblutungen beobachtet. Auch Fallberichte zu ungewollten Schwangerschaften werden im Zusammenhang einer Einnahme von Johanniskrautpräparaten diskutiert. Da sowohl für Estrogene als auch Gestagene erniedrigte Plasmaspiegel beschrieben sind, ist es wahrscheinlich, dass kein Unterschied zwischen Kombinations- und reinen Gestagenpräparaten besteht. Die Relevanz der beschriebenen erniedrigten Hormonspiegel und der Zwischenblutungen bei gleichzeitiger Einnahme oraler Kontrazeptiva und Johanniskraut ist umstritten. Die Häufigkeit dieser potenziellen Interaktion ist nicht bekannt. Erkenntnisse aus der Literatur lassen allerdings vermuten, dass Schwangerschaften aufgrund dieser Wechselwirkung sehr selten auftreten. Die Daten zeigen allerdings nicht, dass bei gleichzeitiger Einnahme eine Interaktion und damit eine ungewollte Schwangerschaft auszuschließen ist. Ob Johanniskrautextrakte mit niedrigem Hyperforingehalt ein geringeres Interaktionspotenzial besitzen, bedarf noch der weiteren Abklärung.

Da eine ungewollte Schwangerschaft für Frauen die Lebenssituation einschneidend verändert, sollten Frauen auf diese potenzielle Interaktion hingewiesen werden, bis Daten vorliegen, die das Gegenteil beweisen. Zwischenblutungen scheinen zudem nicht selten ein Grund dafür zu sein, orale Kontrazeptiva abzusetzen und auf andere, weniger sichere Maßnahmen zurückzugreifen.

Nicht nur bei der oralen Applikation von hormonellen Kontrazeptiva, sondern auch bei der Anwendung eines Hormonpflasters, eines Vaginalrings oder eines Implantates, die (unter anderem) auf der systemischen Wirkung von Hormonen beruhen, ist auf die Interaktion hinzuweisen. Es liegt in der Entscheidung der Patientin, ob sie das sicher geringe Risiko eingehen möchte. Möchte sie das Interaktionsrisiko nicht eingehen, sollte während der Empfängnisverhütung mit hormonellen Kontrazeptiva auf Johanniskraut und Johanniskrautextrakte verzichtet werden. Es kann zudem die Einnahme eines anderen Antidepressivums geprüft werden. Wird das pflanzliche Antidepressivum eingesetzt, können auch (zusätzlich) nicht-hormonelle bzw. lokal wirksame kontrazeptive Methoden (z. B. Kondom, Diaphragma, Intrauterinpessar) erwogen werden (51), jedoch ist dabei deren im Vergleich zu oralen Kontrazeptiva höhere Versagerrate zu bedenken.

2.3.2. Johanniskraut und Stoffe, die oxidativ abgebaut werden

Unter dieser Interaktionsmonographie werden in der ABDA-Datenbank Interaktionen von verschiedenen Arzneistoffen mit Johanniskraut zusammengefasst.

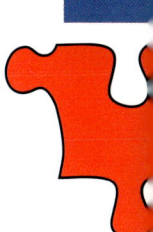

Johanniskraut-Extrakte können die Wirksamkeit einiger oxidativ metabolisierter Arzneistoffe beeinträchtigen. Dies sind unter anderem trizyklische Antidepressiva, der reverse-Transkriptase-Hemmer Nevirapin, das Benzodiazepin Midazolam, Protonenpumpeninhibitoren wie Omeprazol und Theophyllin. Von diesen Arzneimitteln gehören die trizyklischen Antidepressiva, Protonenpumpeninhibitoren und Theophyllin zu den häufig verordneten Arzneimitteln.

2.3.2.1. Johanniskraut und Antidepressiva, trizyklische und Analoge (siehe Kapitel 2.1.2.)

2.3.2.2. Johanniskraut und Protonenpumpeninhibitoren

Omeprazol, Esomeprazol, Lansoprazol, Pantoprazol und Rabeprazol sind die zurzeit in Deutschland zugelassenen Protonenpumpeninhibitoren. Über eine Hemmung der H^+/K^+-ATPase bewirken sie eine vollständige Unterdrückung der Salzsäuresekretion im Magen (1). Die Protonenpumpeninhibitoren (PPI) sind Mittel der ersten Wahl bei peptischen Ulzera, verursacht durch Stress oder NSAR, und Refluxösophagitis. Weitere Indikationen sind Zollinger-Ellison-Syndrom und Ulkus-Rezidivprophylaxe. Sowohl Omeprazol als auch Pantoprazol können seit Mitte 2009 in der Selbstmedikation zur Behandlung von Sodbrennen und saurem Aufstoßen eingesetzt werden. Die Einzeldosis beträgt 20 mg und ist gleichzeitig die Tageshöchstdosis. Alle PPI sind Prodrugs, die im sauren Milieu in ihre Wirkform überführt werden. Nach Resorption aus dem Dünndarm hemmen die Protonenpumpeninhibitoren die H^+/K^+-ATPase irreversibel. Die irreversible Hemmung führt zu einer über 1 bis 3 Tage anhaltenden Wirkung.

Alle Protonenpumpeninhibitoren werden über Cytochrom-P450-Isoenzyme metabolisiert, hauptsächlich über CYP2C19 und zu einem geringen Anteil über CYP3A4. Für CYP2C19 sind zwei Genotypen bekannt, man unterscheidet dabei zwischen langsamen und schnellen Metabolisierern. Schätzungweise zwei bis sechs Prozent der kaukasischen Bevölkerung und 15 bis 20 Prozent der asiatischen Bevölkerung sind langsame Metabolisierer (110). Die Auswirkungen dieses CYP2C19-Genotyps auf die Erhöhung der PPI-Plasmaspiegel sind unterschiedlich, da die einzelnen Protonenpumpenhemmer unterschiedliche Hauptwege im Metabolismus aufweisen (siehe auch Abbildung 18). Bei langsamen Metabolisierern kommt es zu einem Anstieg von PPI-Plasmaspiegeln. Am stärksten ist der Effekt bei Omeprazol ausgeprägt, gefolgt von Lansoprazol, Esomeprazol, Pantoprazol und Rabeprazol (111).

Die Protonenpumpeninhibitoren fungieren nicht nur als Substrate von CYP2C19, sondern auch als Inhibitoren dieses Isoenzyms. Die inhibierende Wirkung unterscheidet sich allerdings innerhalb der Wirkstoffgruppe. Bei Omeprazol, Esomeprazol und Lansoprazol ist sie stärker ausgeprägt als bei Pantoprazol. Bei Rabeprazol, das zum Großteil über nicht enzymatische Reduktion verstoffwechselt wird, scheint dies nicht klinisch relevant zu sein. Für seinen wichtigsten Metaboliten Rabeprazolthioether ist jedoch eine Hemmung von CYP2C19 beschrieben. Darüber hinaus scheint Rabeprazol aufgrund seines differierenden Metabolismus möglicherweise per se weniger Interaktionspotenzial zu besitzen als die übrigen Protonenpumpeninhibitoren und könnte damit

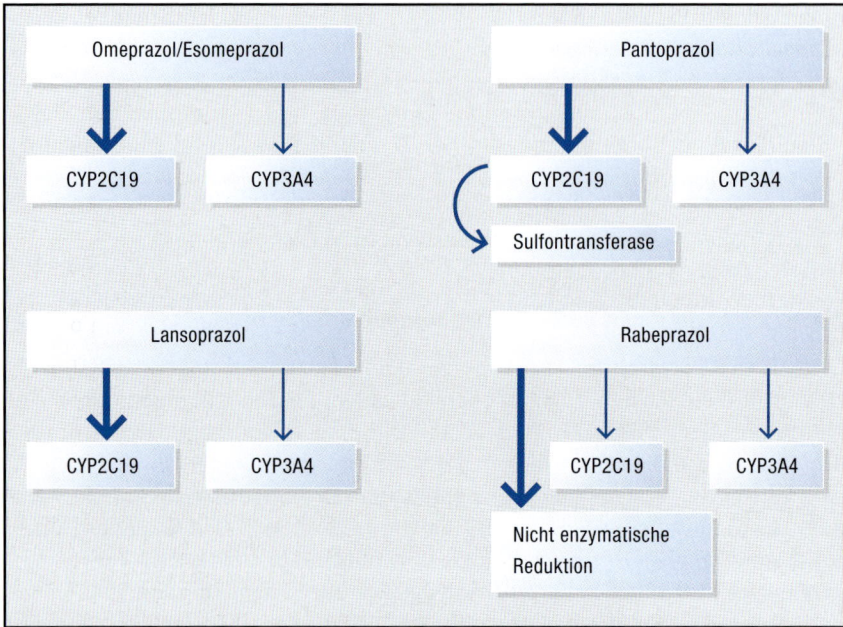

Abbildung 18: *Schematische Darstellung des Metabolismus der Protonenpumpeninhibitoren. Hauptmetabolisierungsweg ist durch dickere Pfeile
hervorgehoben (nach (110))*

eine Alternative bei Interaktionen darstellen, die das Cytochrom-P450-System
betreffen (112).

Interaktionsmechanismus: Bei der Interaktion zwischen Johanniskraut und
Omeprazol handelt es sich um eine pharmakokinetische Interaktion, bei der
die Plasmaspiegel von Omeprazol möglicherweise vermindert werden können.
Für die Interaktion spielt wahrscheinlich die Induktion von CYP2C19 und von
CYP3A4 eine Rolle (10, 50). Da alle PPI in unterschiedlichem Ausmaß über
CYP2C19 metabolisiert werden, ist es wahrscheinlich, dass alle PPI diese Interaktion, allerdings unterschiedlich stark ausgeprägt, zeigen. Rabeprazol könnte
hier allerdings eine Ausnahme darstellen, da es zum Großteil über nicht enzymatische Reduktion verstoffwechselt wird.

Auswirkung/Effekt der Interaktion: Die gemeinsame Einnahme von Johanniskraut und Omeprazol und anderen PPI kann möglicherweise zu verringerten
Plasmakonzentrationen der PPI und dadurch zu einer verringerten Wirkung
führen.

Risikofaktoren/-patienten: Hinweise zu Risikofaktoren bzw. Risikopatienten
liegen nicht vor.

Zeit bis zum Einsetzen der Interaktion: Die Interaktion setzt schnell, wahrscheinlich innerhalb von Tagen ein.

Datenlage: In einer Cross-Over-Studie wurde zwölf Probanden dreimal täglich 300 mg Johanniskrautextrakt oder Placebo gegeben (113). Am Tag 15 bekamen sie einmal 20 mg Omeprazol. Omeprazol wird über CYP2C19 metabolisiert. Von CYP2C19 gibt es zwei Varianten. Danach können Menschen je nach Genotyp in langsame und extensive Metabolisierer eingeteilt werden. Sechs der Probanden waren extensive CYP2C19 Metabolisierer. Omeprazol wurde von diesen Probanden normal verstoffwechselt. Die anderen sechs Probanden waren langsame Metabolisierer. Johanniskraut verringerte die AUC von Omeprazol bei allen Probanden (um 49 Prozent bei den extensiven, um 41 Prozent bei den langsamen Metabolisierern) und erhöhte zudem die Plasmakonzentrationen der inaktiven Sulfonderivate, die über CYP3A4 gebildet werden (um 148 Prozent bei den extensiven, um 132 Prozent bei den langsamen Metabolisierern). Aus diesen Beobachtungen wurde gefolgert, dass Johanniskraut die Metabolisierung von Omeprazol sowohl über eine Induktion von CYP2C19 als auch von CYP3A4 erhöht. Das Ausmaß der Interaktion scheint bei langsamen und extensiven Metabolisierern vergleichbar zu sein.

Die geschilderte Studie ist offenbar die einzige Untersuchung zu dieser Interaktion. Da hier eine Verringerung der Plasmakonzentrationen um etwa 40 Prozent gezeigt wurde, ist es möglich, dass Omeprazol bei Patienten, die gleichzeitig Johanniskraut einnehmen, weniger wirksam ist. Ob andere PPI interagieren, ist nicht untersucht. Alle PPI werden in unterschiedlichem Ausmaß über CYP2C19 metabolisiert. Dabei lässt sich folgende Reihenfolge aufstellen: Omeprazol > Pantoprazol > Lansoprazol > Rabeprazol (114). Daher ist es möglich, dass bei diesen PPI eine Verringerung der Bioverfügbarkeit auftritt, allerdings insbesondere bei Rabeprazol in verringertem Ausmaß.

Klinische Relevanz der Interaktion und mögliche Maßnahmen: Die Datenlage reicht nicht aus, um grundsätzlich von einer gemeinsamen Einnahme abzuraten (10). Für Patienten, die Protonenpumpeninhibitoren (insbesondere Omeprazol) einnehmen, sollte Johanniskraut in der Selbstmedikation nicht empfohlen werden. Bei der Verordnung von Johanniskraut sollte berücksichtigt werden, dass möglicherweise eine höhere Dosierung von Omeprazol, vielleicht auch von anderen Protonenpumpeninhibitoren benötigt wird, um eine ausreichende Wirkung zu erzielen (10, 50). Dies sollte auch bei der Selbstmedikation mit PPI bedacht werden, Ranitidin und Famotidin interagieren beispielsweise nicht mit Johanniskraut und stellen daher eine mögliche Alternative dar. Um die Interaktion genauer beurteilen zu können, sind weitere Untersuchungen notwendig.

2.3.2.3. Johanniskraut und Theophyllin und Derivate

Interaktionsmechanismus: Bei der Interaktion zwischen Johanniskraut und Theophyllin handelt es sich um eine pharmakokinetische Interaktion. Theophyllin wird über CYP1A2 metabolisiert. *In-vitro*-Daten lassen vermuten, dass ein Inhaltsstoff des Johanniskrautextraktes, Hypericin, CYP1A2 induziert und hierdurch die Metabolisierung von Theophyllin beschleunigt (115).

Auswirkung/Effekt der Interaktion: Bei einer gemeinsamen Einnahme von Theophyllin und Johanniskraut kann möglicherweise die Wirkung von Theophyl-

Anti-depressiva

lin verringert und die Wahrscheinlichkeit für das Auftreten von Asthmaanfällen erhöht sein.

Risikofaktoren/-patienten: Hinweise zu Risikofaktoren bzw. Risikopatienten liegen nicht vor.

Zeit bis zum Einsetzen der Interaktion: Die Interaktion tritt wahrscheinlich verzögert nach einigen Wochen auf. In einer Untersuchung an zwölf Gesunden konnten nach zwei Wochen keine erniedrigten Theophyllinplasmaspiegel bei gleichzeitiger Einnahme von Johanniskraut gemessen werden (116). Dies könnte damit zu erklären sein, dass die Interaktion verzögert auftritt. Untermauert wird die Vermutung durch Untersuchungen, bei denen nicht nach einer zweiwöchigen, aber nach einer vierwöchigen Einnahme von Johanniskraut das Verhältnis von Paraxanthin/Coffein, ein Marker für die CYP1A2 Aktivität, erhöht war (10). In einem Fallbericht trat die Interaktion nach zwei Monaten auf (115).

Datenlage: Zu dieser potenziellen Interaktion liegt anscheinend nur ein Fallbericht vor. Eine Patientin, die über mehrere Monate stabil mit zweimal täglich 300 mg Theophyllin eingestellt war, benötigte bei Einnahme von 300 mg Johanniskrautextrakt pro Tag nach zwei Monaten zweimal täglich 800 mg Theophyllin, um wirksame Plasmaspiegel zu erreichen (115). Nach dem Absetzen von Johanniskraut verdoppelte sich der Theophyllinspiegel innerhalb von zwei Wochen.

Klinische Relevanz und mögliche Maßnahmen: Die Informationen zu dieser Interaktion sind begrenzt. Der Fallbericht weist allerdings auf eine mögliche, relevante Verringerung der Theophyllinplasmaspiegel hin. Patienten, die Theophyllin einnehmen, sollte Johanniskraut nicht in der Selbstmedikation empfohlen werden. Bei Verordnungen sollte geprüft werden, ob auf ein anderes Antidepressivum ausgewichen werden kann. Bei einer Kombination erscheint es sinnvoll, beim Start und bei der Beendigung der Johanniskrauteinnahme die Wirkung und, wenn möglich, die Plasmaspiegel von Theophyllin zu monitoren (10). Um die Interaktion genauer beurteilen zu können, sind weitere Untersuchungen notwendig.

3.   Antidiabetika/Insulin

In den letzten Jahrzehnten hat die Komplexität der Diabetesbehandlung stark zugenommen. Zur Behandlung des Diabetes werden verschiedene orale Antidiabetika und Insuline eingesetzt. Bei den Antidiabetika zur peroralen Applikation stehen inzwischen sechs Stoffgruppen zur Verfügung, die entweder die Insulinsekretion stimulieren, die Glucoseutilisation verstärken, als Insulinsensitizer wirken oder die Glucoseresorption oder die Dipeptidylpeptidase-4 (DPP-4) hemmen. Antidiabetika nahmen 2008 unter den verordnungsstärksten Arzneimittelgruppen zu Lasten der GKV mit 29,5 Millionen Verordnungen den sechsten Rang ein. Dabei hat die Arzneitherapie des Diabetes mellitus in den letzten zehn Jahren stetig zugenommen. Das Verordnungsvolumen der Biguanide ist mehr als dreifach gestiegen, während das der Sulfonylharnstoffe seit 1999 in etwa kon-

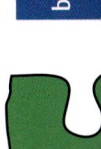

stant geblieben ist (55). Glitazone zeigen nur noch verhaltene Wachstumsraten und α-Glucosidaseinhibitoren haben seit 1999 um 72% abgenommen und sind auch 2008 weiter rückläufig. Dagegen haben die DPP-4-Hemmer und Exenatid trotz einschränkender Therapiehinweise kräftig zugenommen. Insulinverordnungen haben sich in diesem Zeitraum verdoppelt.

Das Biguanid Metformin verbessert einerseits die Aufnahme von Glucose in Muskel- und Fettgewebe und verlangsamt andererseits die Gluconeogenese sowie den aktiven Transport von Kohlenhydraten aus dem Darm. 2008 wurden 511 Millionen definierte Tagesdosen Metformin zu Lasten der GKV verordnet (55). Als wichtige Schlüsselsubstanz in der oralen Diabetes-Therapie wird Metformin nicht metabolisiert und tritt deshalb auch nicht mit anderen Substanzen um die abbauenden Enzymsystemen in der Leber in Interaktion (56). Für Metformin sind nur einige wenige klinisch relevante Wechselwirkungen, zum Beispiel mit iodierten Röntgenkontrastmitteln, beschrieben.

Als insulinotrope Antidiabetika werden Sulfonylharnstoffe und Glinide eingesetzt. Sulfonylharnstoffe (z. B. Tolbutamid, Glibenclamid, Glimepirid etc.) stimulieren die körpereigene Insulinsekretion aus den β-Zellen der Bauchspeicheldrüse. 2008 wurden 484 Millionen definierte Tagesdosen zu Lasten der GKV verordnet (55). Interaktionen dieser Arzneistoffgruppe wurden früher aufgrund der hohen Proteinbindung häufig mit einer Verdrängung aus der Plasmaproteinbindung erklärt. Anhand pharmakokinetischer Modelle lässt sich aber erkennen, dass die Verdrängung aus der Plasmaproteinbindung, wenn überhaupt, nur einen geringen Effekt auf die Insulinfreisetzung hat. Neuere Untersuchungen zeigen, dass die meisten Interaktionen, die bei Sulfonylharnstoffen beobachtet wurden, mit einer Hemmung metabolisierender Enzyme oder aber durch eine Interaktion mit Arzneistoffen, die den Blutzuckerspiegel beeinflussen, erklärt werden können (56). Im Gegensatz zu Metformin, das unverändert ausgeschieden wird, erfolgt der Metabolismus von Sulfonylharnstoffen, Gliniden und Glitazonen vorwiegend in der Leber über das Cytochrom-P450-System. Wirkstoffe, die diesen Stoffwechselweg hemmen oder induzieren, können daher zu Wirkungsverstärkung oder -abschwächung der betroffenen Antidiabetika führen. Die am häufigsten verordneten Sulfonylharnstoffe Glibenclamid und Glimepirid werden hauptsächlich über CYP2C9 metabolisiert (117). Die Interaktion mit Fibraten ist Beispiel für eine Interaktion, die unter anderem durch eine Hemmung von CYP2C9 erklärt werden kann.

Glinide (Repaglinid und Nateglinid) zeigen strukturelle Ähnlichkeiten mit Glibenclamid. Wie die Sulfonylharnstoffe steigern Repaglinid und Nateglinid durch Hemmung der ATP-sensitiven Kaliumkanäle die Insulinsekretion aus den β-Zellen. 2008 wurden 36 Millionen definierte Tagesdosen zu Lasten der GKV verordnet (55). Glinide zeichnen sich durch einen sehr schnellen Wirkungseintritt aus. Nateglinid wird über CYP2C8 und CYP3A4, Repaglinid überwiegend über CYP2C8 und in geringerem Ausmaß über CYP3A4 und CYP2D6 metabolisiert (56). Wechselwirkungen mit Inhibitoren und Induktoren dieser Stoffwechselwege sollten daher beachtet werden. Kontraindiziert ist zum Beispiel die gleichzeitige Gabe von Repaglinid und dem Fibrat Gemfibrozil, einem CYP2C8-Inhibitor.

Des Weiteren sind Interaktionen mit Glucocorticoiden und Betablockern zu beachten.

Die Insulinsensitizer Rosiglitazon und Pioglitazon stellen eine weitere Therapieoption für übergewichtige Typ-2-Diabetiker dar. 2008 wurden 69 Millionen definierte Tagesdosen Glitazone (Thiazolidindionen) zu Lasten der GKV verordnet (55). Rosiglitazon wird überwiegend über CYP2C8 metabolisiert, während Pioglitazon nur teilweise über CYP2C8/9 und CYP3A4 sowie CYP1A2 abgebaut wird. Auch für die Glitazone sind wenige klinisch relevante Interaktionen beschrieben, unter anderem mit Rifampicin, einem CYP2C8 Induktor, und Glucocorticoiden.

Weitere Antidiabetika sind die α-Glucosidaseinhibitoren Acarbose und Miglitol. In dieser Arzneistoffgruppe ist nur eine möglicherweise relevante Interaktion zwischen Acarbose und Digoxin bzw. Digoxin-Derivaten beschrieben.

2007 wurden mit Sitagliptin und Exenatid zwei neue Wirkstoffe in die Therapie eingeführt, die auf das Inkretinsystem wirken. Beide Wirkstoffe können mit Arzneimitteln, die den Glucosespiegel beeinflussen, interagieren. Insbesondere Exenatid ist allerdings nach bisherigen Daten bezüglich Interaktionen eher als unproblematisch einzustufen. Hier kann bei gleichzeitiger Behandlung mit oralen Antikoagulanzien ein veränderter blutgerinnungshemmender Effekt nicht ausgeschlossen werden. Sitagliptin ist ein schwacher Inhibitor von P-Glykoprotein.

Aufgrund häufig auftretender Folge- und Begleiterkrankungen bei Diabetespatienten ist eine Polypharmazie sehr wahrscheinlich. Daher sollten mögliche Interaktionen unter den verordneten Wirkstoffen beachtet werden.

Für die verschiedenen Antidiabetika und für Insulin sind eine Vielzahl von Interaktionen mit unterschiedlichen Interaktionsmechanismen beschrieben. Dabei kann es sich sowohl um pharmakokinetische als auch pharmakodynamische Interaktionen handeln. Vor allem Arzneistoffe, die den Blutzuckerspiegel beeinflussen, sowie Arzneistoffe, die das Cytochrom-P450-System induzieren oder hemmen, können zu relevanten Wechselwirkungen führen. Interaktionen mit Arzneistoffen, die den Blutzuckerspiegel direkt beeinflussen, zählen zu den pharmakodynamischen Wechselwirkungen. Zu unterscheiden sind dabei Wechselwirkungen, die zu Hyper- bzw. Hypoglykämien führen können. Viele der in der Literatur beschriebenen Interaktionen mit Antidiabetika und Insulin erfordern keine unmittelbare Intervention, sondern können durch ein engmaschiges Monitoring des Blutzuckerspiegels und eventuelle Dosisanpassung beherrscht werden.

Die häufigsten Interaktionsmeldungen, die Antidiabetika und Insuline betreffen, sind:

- Antidiabetika/Insuline und Betablocker,
- Antidiabetika/Insuline und Glucocorticoide,
- Antidiabetika/Insuline und Gyrasehemmer,
- Antidiabetika/Insuline und Salicylate.

3.1. Antidiabetika/Insulin und Betablocker

Die Interaktion zwischen Betablockern und Insulinen sowie Antidiabetika betrifft vor allem die insulinotrop wirkenden Arzneistoffe, da nicht insulinotrope Antidiabetika kein oder nur ein sehr geringes Hypoglykämierisiko aufweisen. Die insulinotrop wirkenden Sulfonylharnstoffe und Glinide steigern die Sekretion von Insulin aus den β-Zellen der Bauchspeicheldrüse. Da insulinotrope Antidiabetika auch bei niedrigen Blutglucosekonzentrationen wirken, sind Hypoglykämien eine mögliche unerwünschte Arzneimittelwirkung dieser Antidiabetika. Auch bei der Insulinbehandlung besteht die Gefahr einer Hypoglykämie durch Überdosierung.

Von einer Hypoglykämie spricht man, wenn der Blutzuckerspiegel unter 50 mg/dl (2,8 mmol/l) absinkt. Die Symptome einer Hypoglykämie lassen sich in zwei Gruppen unterteilen, den Sympathikus-bedingten Symptomen und Symptome, die auf einer unzureichenden Versorgung des Gehirns mit Glucose beruhen. Sympathikus-bedingte Symptome sind Unruhe, Angstgefühl, Herzklopfen, Übelkeit, Zittern, Heißhunger und Schwitzen. Zittern, Herzklopfen, Angst etc. stellen dabei adrenerge Katecholamin-vermittelte Symptome dar, die durch Adrenalin und Noradrenalin aus postganglionären sympathischen Neuronen oder dem Nebennierenmark hervorgerufen werden. Schwitzen, Hunger, Parästhesien sind dagegen cholinerge Acetylcholin-vermittelte Symptome des Sympathikus. Die Sympathikus-bedingten Symptome treten vor allem bei einem schnellen Abfall der Blutzuckerspiegel auf. Ihnen kommt bei der Diabetestherapie eine Warnfunktion zu. Bei einem langsamen Abfall der Blutzuckerspiegel treten dagegen vor allem Symptome für die Unterzuckerung des Gehirns auf. Dies sind zum Beispiel Schwächegefühl, Schlaf- und Denkstörungen sowie Sehstörungen.

Interaktionsmechanismus: Bei der Interaktion zwischen Betablockern und Insulinen sowie Antidiabetika handelt es sich um eine pharmakodynamische Wechselwirkung. Kommt es zu einer Hypoglykämie, hemmen nicht kardioselektive Betablocker stärker als kardioselektive die durch Adrenalin vermittelten gegenregulatorischen hyperglykämischen Effekte sowie einige ebenfalls durch Adrenalin ausgelöste Warnsymptome. Vor allem nicht kardioselektive Betablocker zeigen diese Interaktion, da die gegenregulatorischen Effekte (Glykogenolyse, Gluconeogenese) v. a. ß$_2$-vermittelt sind (Abbildung 19). Bei ß$_1$-selektiven Betablockern tritt dies dosisabhängig eher selten auf.

Auswirkung/Effekt der Interaktion: Eine physiologische Reaktion auf niedrige Blutglucosespiegel ist die Mobilisation von Glucose aus der Leber durch Freisetzung von Adrenalin. Diese Freisetzung wird vor allem durch nicht kardioselektive Betablocker verhindert, wodurch der Wiederanstieg der Blutzuckerspiegel verzögert wird. Auch eine Verstärkung der Hypoglykämie ist möglich. Vor allem nicht kardioselektive Betablocker können daher eine durch Insulin oder orale Antidiabetika, wie Sulfonylharnstoffe und Glinide, ausgelöste Hypoglykämie verstärken und verlängern (118). Normalerweise würde die Freisetzung von Adrenalin und Noradrenalin auch Warnsymptome einer Hypoglykämie auslösen. Von den Warnsymptomen einer Hypoglykämie werden allerdings die adrenerg

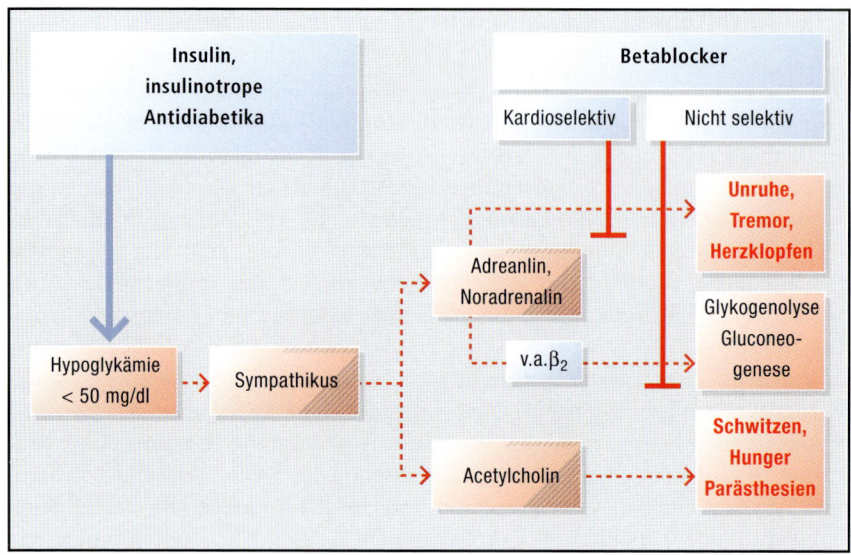

Abbildung 19: *Betablocker und Hypoglykämie. Warnsymptome einer Hypoglykämie sind rot geschrieben.*

Katecholamin-vermittelten Symptome, wie Zittern, Herzklopfen, Unruhe sowie Kopfschmerzen, durch Blockade der ß-Rezeptoren maskiert; das cholinerge Acetylcholin-vermittelte Symptom Schwitzen tritt dagegen meist sogar verstärkt auf. Bei Patienten mit intakter Hypoglykämiewahrnehmung kommt es daher zu keiner Verminderung der Symptomwahrnehmung, sondern zu einer Veränderung der Warnsymptome. Bei nicht kardioselektiven Betablockern kann darüber hinaus eine Erhöhung des Blutdrucks auftreten, da der stimulierende Effekt von Adrenalin auf die ß$_2$-Rezeptoren (Vasodilatation) blockiert ist, nicht aber der Effekt auf die α_2-Rezeptoren, der zu einer Vasokonstriktion führt (10, 20). Auch eine Bradykardie wurde beobachtet.

Risikofaktoren/-patienten: Hinweise zu Risikofaktoren bzw. Risikopatienten liegen nicht vor.

Zeit bis zum Einsetzen der Interaktion: Abhängig vom Auftreten einer Hypoglykämie.

Datenlage: Während es bei nicht kardioselektiven Betablockern zu einer verstärkten Blutzuckersenkung und einem verlangsamten Wiederanstieg der Blutglucosespiegel nach einer durch Antidiabetika oder Insuline ausgelösten Hypoglyämie kommen kann, konnte dieses bei ß$_1$-selektiven Betablockern in den meisten Studien nicht beobachtet werden. Bei diesen Substanzen war der Wiederanstieg der Blutzuckerspiegel in der Regel normal. Für ein häufigeres Auftreten von schweren Hypoglykämien in Folge einer Behandlung mit sowohl nicht kardioselektiven als auch kardioselektiven Betablockern gibt es in der Literatur dagegen keine Hinweise. Die Interaktion scheint bei Insulinen stärker ausgeprägt zu sein als bei Sulfonylharnstoffen (10).

Insulin und Betablocker: In mehreren Fall-Kontroll-Studien wurde das Risiko für eine Hypoglykämie bei Patienten, die Insulin und nicht kardioselektive oder kardioselektive Betablocker einnahmen, im Vergleich zu Patienten, die keine Antihypertensiva einnahmen, nicht erhöht (10). Bei den nicht kardioselektiven Betablockern konnte für Propranolol in einigen Studien gezeigt werden, dass der Wiederanstieg der Blutzuckerspiegel verlangsamt ist (10, 119). Auch bei Augentropfen, zum Beispiel mit Timolol, ist diese Interaktion denkbar (120). Metoprolol scheint schwächer als Propranolol zu interagieren (10). Für andere kardioselektive Betablocker hingegen, wie zum Beispiel Acebutolol und Atenolol, konnte nur eine sehr geringe oder keine Interaktion gezeigt werden.

Orale Antidiabetika und Betablocker: Für Patienten, die Sulfonylharnstoffe oder Glinide einnehmen, ist das Risiko einer Hypoglykämie durch die Therapie mit Betablockern nicht erhöht. Wie unter »Interaktionsmechanismen« beschrieben kann es jedoch zu einer Verlängerung und Verstärkung einer Hypoglykämie kommen. In der UKPDS-Studie (United Kingdom Prospective Diabetes Study Group), in der Atenolol oder Captopril bei Diabetespatienten eingesetzt wurden, war die Anzahl an Hypoglykämien bei beiden Antihypertensiva nicht unterschiedlich (121). Auch in der Reduktion von Morbidität und Mortalität waren beide Arzneistoffe vergleichbar. In einer anderen großen Fall-Kontroll-Studie konnte kein statistisch signifikanter Unterschied für ein geringeres oder höheres Risiko für Hypoglykämien bei älteren Patienten, die Sulfonylharnstoffe und kardioselektive oder nicht kardioselektive Betablocker einnahmen, im Vergleich zu Patienten, die keine Antihypertensiva einnahmen, festgestellt werden (122).

Des Weiteren ist auch eine Abschwächung der blutzuckersenkenden Wirkung von Sulfonylharnstoffen und Gliniden denkbar. Die Insulinfreisetzung aus der Bauchspeicheldrüse durch Sulfonylharnstoffe und Glinide kann theoretisch durch nicht kardioselektive Betablocker über β_2-Rezeptoren gehemmt werden. Hierzu liegen allerdings widersprüchliche Ergebnisse vor (10).

Zu Gliniden liegen derzeit keine Untersuchungen zu dieser Interaktion vor.

Klinische Relevanz der Interaktion und mögliche Maßnahmen: Die Interaktion zwischen Insulin/Antidiabetika und Betablockern gehört zu den sehr gut untersuchten Wechselwirkungen. Die gemeinsame Einnahme kann ohne Folgen bleiben, ist aber nicht risikolos. Bei Diabetespatienten, die Insulin oder orale Antidiabetika bekommen, kann es bei gleichzeitiger Einnahme vor allem von nicht kardioselektiven Betablockern zu einem verlangsamten Wiederanstieg des Blutzuckerspiegels bei einer Hypoglykämie kommen, allerdings sind schwerwiegende Hypoglykämien selten. Auch ein starker Blutdruckanstieg ist möglich.

Bei Diabetikern, die insulinotrope Antidiabetika oder Insuline bekommen, sollten aufgrund der Gefahr einer verstärkten und verlängerten Hypoglykämie, wenn möglich, nur kardioselektive Betablocker eingesetzt werden (123). Bei hypertensiven Diabetikern mit koronarer Herzkrankheit sind kardioselektive Betablocker das Mittel der Wahl. Dabei muss allerdings beachtet werden, dass diese ihre Selektivität der Wirkung auf β_1-Adrenorezeptoren in höheren Dosierungen verlieren (123).

Werden kardioselektive oder nicht kardioselektive Betablocker in Kombination mit insulinotropen Antidiabetika oder Insulinen eingesetzt, sollten Patienten

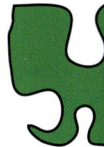

Antidia-
betika/Insulin

auf jeden Fall auf die mögliche Veränderung der Hypoglykämie-Warnsymptome hingewiesen werden. Bei gleichzeitiger Einnahme von Sulfonylharnstoffen und Betablockern sollte zudem die blutzuckersenkende Wirkung der Sulfonylharnstoffe überprüft werden, auch wenn das Risiko für eine verringerte Wirkung sehr gering ist.

Fallbeispiel

Frau Müller, eine 70-jährige Hausapothekenkundin, kommt mit zwei Rezepten über mehrere Präparate u. a. über Metoprolol Retardtabletten 100 mg in die Apotheke. Beim Abscannen des Präparats zeigt die Software die Interaktionsmeldung zwischen Betablockern und Insulinen an. Laut Medikationshistorie spritzt die Patientin schon über einen längeren Zeitraum zwei verschiedene Insuline. Metoprolol ist in der Übersicht bisher nicht erfasst. Die Nachfrage bei der Patientin ergibt, dass es sich tatsächlich um eine Erstverordnung handelt. Frau Müller berichtet, dass sie eine Arterienverkalkung am Herzen habe und jetzt mehrere neue Medikamente bekomme. Um die Relevanz der möglichen Verstärkung und Verlängerung einer Hypoglykämie zu klären, wird Frau Müller gefragt, wie ihre Blutzuckerspiegel momentan eingestellt sind und ob sie schon einmal eine Unterzuckerung nach dem Spritzen bekommen habe. Die Patientin berichtet, dass sie insbesondere nach der Umstellung auf Insulin ein paar Mal unterzuckert gewesen sei. In letzter Zeit aber, bis auf eine Ausnahme, eigentlich nicht mehr. Die Frage, ob sie die Warnsignale, wie zum Beispiel Herzklopfen, Heißhunger und Schwitzen, gut wahrgenommen habe, bejaht Frau Müller. Sie habe die Unterzuckerung immer schnell wieder im Griff gehabt. Daraufhin wird der Patientin erläutert, dass der neue Arzneistoff Metoprolol die Warnzeichen einer Hypoglykämie verändern könne. Es ist möglich, dass Zittern, Herzklopfen, Heißhunger bei einer Unterzuckerung weniger stark auftreten, dafür verstärkt sich dann das Schwitzen. Die Apothekerin fährt fort: »Bei dem Arzneistoff, den der Arzt für sie ausgewählt hat, ist diese Wechselwirkung allerdings nicht sehr stark. Sollten sie gerade jetzt zu Beginn der Therapie unsicher sein, ob eine Hypoglykämie vorliegt, können sie lieber einmal mehr den Blutzucker messen, um für sich Sicherheit zu gewinnen.«

3.2. Antidiabetika und Glucocorticoide

Interaktionsmechanismus: Glucocorticoide erhöhen dosisabhängig die Blutglucose-Konzentration über mehrere Mechanismen: Sie vermindern die Insulin-Empfindlichkeit der Gewebe, stimulieren die Gluconeogenese und vermindern die periphere Glucoseutilisation. Sie führen damit zum Anstieg des Blutzuckers. Bei stoffwechselgesunden Patienten stellt sich trotz Fortführung der Behandlung rasch wieder eine normale Glucosetoleranz ein; bei Diabetikern und Patienten mit verminderter Glucosetoleranz kann der Effekt längere Zeit anhalten (51). Die blutzuckererhöhende Wirkung ist bei den einzelnen Glucocorticoiden unterschiedlich ausgeprägt. Am stärksten diabetogen wirken die 9α-fluorierten Corticoide (besonders Dexamethason) (124). Allerdings können alle Glucocorticoide bei längerer Einnahme die Blutglucosekonzentration erhöhen (20).

Auswirkung/Effekt der Interaktion: Glucocorticoide können die blutzuckersenkende Wirkung von Insulinen und oralen Antidiabetika vermindern und damit zu einer Entgleisung des Diabetes führen. Ein latent bestehender Diabetes kann so in einen manifesten Diabetes überführt bzw. ein Steroiddiabetes ausgelöst werden (125).

Risikofaktoren/-patienten: Längere Einnahme der Glucocorticoide; hohe Dosis der Glucocorticoide; systemische Applikation; adipöse und ältere Patienten; Leberfunktionsstörungen.

Zeit bis zum Einsetzen der Interaktion: Die Interaktion kann schon bei Therapiebeginn in den ersten Tagen, aber auch noch nach mehreren Tagen bis Wochen auftreten.

Datenlage: Da der diabetogene Effekt schon sehr lange bekannt und die Wechselwirkung aufgrund dieser unerwünschten Arzneimittelwirkung offensichtlich ist, gibt es nur wenige Untersuchungen zu der Interaktion zwischen Glucocorticoiden und Antidiabetika (10). Bei der Beurteilung der Interaktion muss zwischen lokaler und systemischer Anwendung unterschieden werden. Aufgrund der diabetogenen Wirkung systemischer Glucocorticoide können die Blutzuckerspiegel erhöht und ein Steroiddiabetes ausgelöst werden (10). Dies haben sowohl Fallberichte als auch pharmakodynamische Untersuchungen an kleinen Patientenkollektiven gezeigt. Dabei ist die blutzuckererhöhende und diabetogene Wirkung stark dosisanhängig.

Bei bis zu 14 Prozent der Patienten, die Glucocorticoide über mehrere Wochen einnehmen, ist mit einem hyperglykämischen Effekt zu rechnen (20). In einer Meta-Analyse zeigten mit Corticoiden behandelte Patienten ein im Vergleich zur Placebogruppe vierfach erhöhtes Risiko zur Entwicklung einer Hyperglykämie (124). Das Auftreten ist von der Tagesdosis, der Therapiedauer und vom Präparat abhängig. Die Inzidenz ist offenbar erhöht, je länger Glucocorticoide eingenommen werden. Meist kommt es zudem erst bei höheren Dosierungen zu einem wesentlichen Blutzuckeranstieg (124).

Die Interaktion zwischen inhalativ angewandten Glucocorticoiden und Antidiabetika ist kaum untersucht, es liegt nur ein Fallbericht zu einem Patienten vor, bei dem nach Inhalation sowohl von Fluticason als auch von Budesonid eine Hyperglykämie auftrat. Dem Bericht zufolge ist bei sehr hohen Dosen inhalativer Glucocorticoide eine Erhöhung der Blutzuckerspiegel nicht ausgeschlossen. Ein Monitoring der Blutzuckerspiegel bei Inhalation von sehr hohen Glucocorticoiddosen ist deshalb sinnvoll. Bei intraartikulärer Gabe sind Blutzuckerentgleisungen ab dem zweiten Tag bei etwa zehn Prozent der Patienten möglich und halten bis zu drei Tage an (124).

Auch zu topisch angewandten Glucocorticoiden und einer veränderten Glucosetoleranz liegen zwei Fallberichte vor. Allerdings trat die verringerte Gluco-

setoleranz bei okklusiver und hochdosierter Anwendung hochpotenter Glucocorticoide bei schwerer Psoriasis auf.

Klinische Relevanz der Interaktion und mögliche Maßnahmen: Die aufgeführten Daten zeigen, dass bei Diabetespatienten die Blutzuckerspiegel zu Beginn,
bei einer Dosisänderung und bei Beendigung einer Therapie mit systemischen
Glucocorticoiden sorgfältig überwacht werden sollten, da gegebenenfalls eine
Dosisanpassung der Antidiabetika vorgenommen werden muss (126). Bei einer
kurzfristigen Gabe von Glucocorticoiden ist zu klären, ob ein Monitoring und
eine Dosisanpassung notwendig und sinnvoll sind. Da sich die Blutzuckerent-
gleisung über mehrere Wochen hinziehen kann, wird bei bekanntem Diabetes
und längerer Einnahme der Glucocorticoide eine tägliche Kontrolle der Blutzu-
ckerwerte über mehrere Wochen empfohlen (124). Beim Absetzen der Glucocorticoide ist der Effekt meist rasch reversibel. Bei inhalativer Anwendung von
Glucocorticoiden ist ein Blutzuckermonitoring bei Diabetespatienten nur bei
sehr hohen Dosierungen erforderlich. Bei topischer Anwendung sind dagegen
normalerweise keine speziellen Vorsichtsmaßnahmen notwendig.

Bei Patienten, die keinen Diabetes haben und systemische Glucocorticoide
einnehmen, ist in einigen Fällen die Einnahme von Antidiabetika erforderlich,
um die erhöhten Blutzuckerspiegel zu senken.

3.3. Antidiabetika und Gyrasehemmer (siehe Kapitel 1.2.2.)

3.4. Antidiabetika und Salicylate

Interaktionsmechanismus: Der Einfluss der Salicylate auf den Kohlenhydratstoff-
wechsel ist sehr komplex. Die Blutzuckersenkung kommt wahrscheinlich durch
eine direkte Hemmung der Lipolyse, erhöhte Glucosetoleranz und verstärkte
Freisetzung von Insulin zustande (51). Bei Peptid-C-negativen Diabetikern (ohne
Restsekretion von Insulin) wird der Blutzuckerspiegel vermutlich kaum beeinflusst.

Auswirkung/Effekt der Interaktion: Die hypoglykämische Wirkung oraler
Antidiabetika und von Insulin kann durch Dosen von mehreren Gramm Acetylsalicylsäure verstärkt werden. Eine Hypoglykämie mit Hypoglykämiesymptomen,
wie Tachykardie, Tremor und Schwitzen, ist dadurch theoretisch denkbar (51).

Risikofaktoren/-patienten: Hinweise zu Risikofaktoren und Risikopatienten
liegen nicht vor.

Zeit bis zum Einsetzen der Interaktion: Wahrscheinlich leicht verzögert.

Datenlage: Zur Interaktion zwischen Insulin und Salicylaten liegen unterschiedliche Daten vor. So zeigten Kinder mit Typ-1-Diabetes bei gleichzeitiger
Einnahme von 1,2 bzw. 2,4 g Acetylsalicylsäure (ASS) pro Tag verringerte Blutglucosespiegel, die allerdings keine Insulinanpassung erforderten (127). Eine
andere Untersuchung bei Erwachsenen erforderte bei sechs von 14 Patienten
eine Anpassung der Insulinmengen bei Einnahme von 3,5 bis 7,5 g ASS pro Tag
(128).

Klinische Relevanz der Interaktion und mögliche Maßnahmen: Die Interaktion zwischen Salicylaten und Insulin bzw. oralen Antidiabetika ist von geringer Relevanz (10). Berücksichtigt man den weit verbreiteten Einsatz von ASS, so müsste eine klinisch relevante Interaktion mit diesen Arzneistoffen auch aufgrund von Fallberichten nachgewiesen worden sein. Die vorhandenen Daten zeigen, dass eine Hypoglykämie bei Dosen bis zu 1,5 g pro Tag sehr unwahrscheinlich ist. Eine klinisch relevante Blutzuckersenkung kann möglicherweise nach Salicylat-Dosen von 2 bis 3 g pro Tag auftreten. Aufgrund dieser Dosisabhängigkeit ist die gelegentliche Einnahme von bis zu 1,5 g pro Tag und damit auch die Einnahme von Acetylsalicylsäure zur Thrombozytenaggregationshemmung bei Diabetespatienten unproblematisch. Der Patient sollte allerdings darauf aufmerksam gemacht werden, dass höhere Dosen den Blutzuckerspiegel senken können (10, 51).

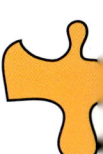

4. Antihypertensiva

Die arterielle Hypertonie gilt neben Rauchen, Hypercholesterinämie, Übergewicht und Bewegungsmangel als führender kardio- und cerebrovaskulärer Risikofaktor (130). Epidemiologische Studien signalisieren eine weltweite Zunahme der Erkrankungszahlen. Schätzungsweise 30 Millionen Menschen in Deutschland haben zu hohen Blutdruck (131). Nur circa 50 Prozent der Betroffenen wissen von ihrem erhöhten Blutdruck und nur etwa acht Millionen werden medikamentös behandelt. Bei etwa einem Drittel der behandelten Bluthochdruckpatienten ist der Blutdruck im Normbereich. Die Gründe für eine nicht ausreichende Blutdrucksenkung sind vielschichtig. Eine mögliche Ursache, die leicht kontrolliert werden kann, ist die gleichzeitige Einnahme von interagierenden Arzneimitteln, die zu einer Blutdruckerhöhung führen.

Bei vielen Antihypertensiva sind klinisch relevante Interaktionen mit anderen Arzneistoffen möglich. Hier kann es zu einer erhöhten Wahrscheinlichkeit für das Auftreten unerwünschter Arzneimittelwirkungen oder zu einer Beeinflussung des Blutdrucks kommen. Bei der Beeinflussung des Blutdrucks spielen hauptsächlich zwei Interaktionsmechanismen eine Rolle (132): Pharmakokinetische Interaktionen können zu höheren oder niedrigeren Plasmaspiegeln der Antihypertensiva führen; pharmakodynamische Interaktionen beeinflussen den Blutdruck direkt und damit die blutdrucksenkende Wirkung von Antihypertensiva. Etliche der klinisch relevanten Interaktionen beruhen auf einer Hemmung oder Steigerung der Metabolisierung der Antihypertensiva, vor allem über Enzyme des Cytochrom-P450-Systems. Aufgrund dieser manchmal schlecht vorhersehbaren Interaktionen lag der Focus bei der Entwicklung neuer Antihypertensiva in den letzten 20 bis 30 Jahren auf Arzneistoffen, die nicht oder kaum über Cytochrom-P450-Enzyme metabolisiert werden. Daher finden sich unter den nach 1990 zugelassenen Arzneistoffen wenige, die diesem Interaktionsmechanismus unterliegen (132). Arzneistoffe, die den Blutdruck erhöhen können, sind zum Beispiel Steroide wie Corticosteroide und Estrogene, Ciclosporin oder auch

NSAR. Neben diesen den Blutdruck beeinflussenden Interaktionen kann es auch – wie bereits oben erwähnt – zu einem Auftreten unerwünschter Arzneimittelwirkungen kommen. Als Beispiel wäre hier die Entwicklung einer Hyperkaliämie zu nennen. Eine Interaktion, die fast alle Antihypertensiva betrifft, ist die Wechselwirkung mit NSAR, die etwa ein Drittel aller Interaktionsmeldungen in der Apotheke ausmacht.

4.1. Antihypertensiva und NSAR

Interaktionsmechanismus: Bei der Interaktion zwischen NSAR und Antihypertensiva ist zwischen einer Verminderung der blutdrucksenkenden Wirkung und einer Verschlechterung der Nierenfunktion zu differenzieren. Diese Effekte beruhen auf unterschiedlichen pharmakodynamischen Interaktionsmechanismen.

Blutdruck: Der Mechanismus der verminderten blutdrucksenkenden Wirkung der Antihypertensiva durch die NSAR ist noch nicht vollständig geklärt (10, 51). Unter NSAR steigt der periphere Gefäßwiderstand. Es wird vermutet, dass dies auf die verminderte Synthese vasodilatatorischer Prostaglandine bzw. eine erhöhte Ansprechbarkeit der Gefäßwände auf vasokonstriktorische Reize zurückzuführen ist (10, 51). Ebenfalls eine Rolle spielt offenbar eine verstärkte Natriumretention. Durch diese Mechanismen kann der blutdrucksenkende Effekt von Antihypertensiva abgeschwächt werden. Obwohl die Datenlage nicht für die Beurteilung des Interaktionspotenzials der verschiedenen NSAR ausreicht, lässt der Mechanismus vermuten, dass alle NSAR in äquipotenter Dosierung vergleichbar interagieren. Auch selektive COX-2-Hemmer zeigen diese Interaktion. Calciumkanalantagonisten und zentralwirkende Antihypertensiva sind bei den blutdrucksenkenden Arzneistoffen am wenigsten von dieser Interaktion betroffen.

Nierenfunktion: Bei der Kombination von NSAR, einschließlich COX-2-Hemmer, mit ACE-Hemmern, Angiotensin-II-Rezeptorantagonisten sowie Diuretika können additive, die Nierenfunktion verschlechternde Effekte auftreten. Sowohl ACE-Hemmer, Diuretika und gering auch Angiotensin-II-Rezeptorantagonisten können schon alleine eine Verschlechterung der Nierenfunktion, allerdings über unterschiedliche Mechanismen auslösen. Bei den Diuretika stellen Hypovolämie bzw. Dehydratation eine UAW dar; diese UAW kann die glomeruläre Filtration der Niere verschlechtern. Bei ACE-Hemmern und Angiotensin-II-Rezeptor-Antagonisten liegt die Ursache dagegen in der verminderten Bildung von Angiotensin II (133). Angiotensin II bewirkt eine postglomeruläre Vasokonstriktion (Abbildung 20). Prostaglandine vermitteln dagegen eine präglomeruläre Vasodilatation. Sowohl durch eine postglomeruläre Vasokonstriktion als auch durch eine präglomeruläre Vasodilatation wird die glomeruläre Filtration und damit Perfusion der Niere erhöht. Prostaglandine sorgen über die präglomeruläre Vasodilatation für eine Aufrechterhaltung einer ausreichenden Perfusion auch bei reduziertem Blutfluss (z. B. Dehydratation, Blutverlust, Herzversagen, chronisches Nierenversagen, Diuretikaeinnahme oder Hypertonus). Auch bei

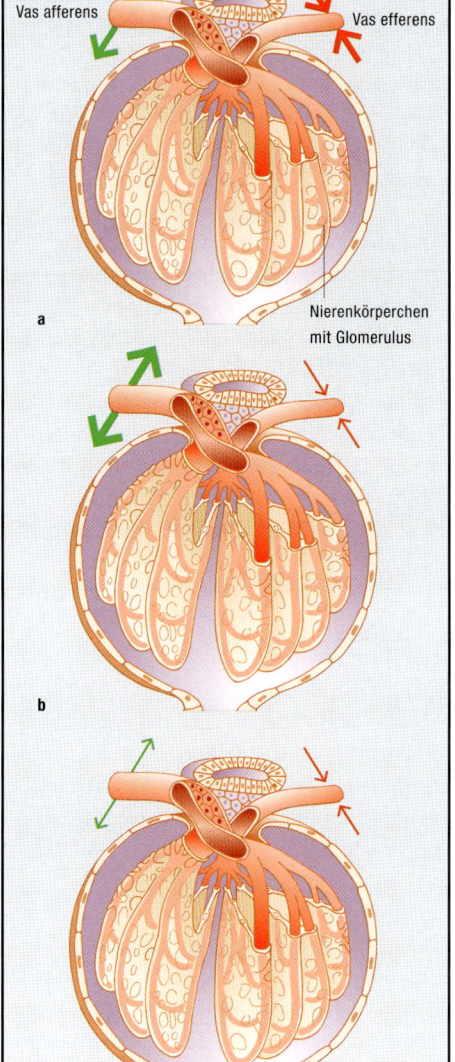

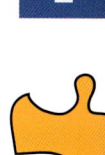

a) Prostaglandine regulieren durch präglomeruläre Vasodilatation und Angiotensin II durch postglömeruläre Vasokonstriktion die GFR. Normale GFR.

b) **ACE-Hemmer/Angiotensin-II-Rezeptor-Antagonisten:**
Bei Einnahme von ACE-Hemmern und Angiotensin-Antagonisten wird die Angiotensin-II-vermittelte Vasokonstriktion gehemmt. GFR kann durch die vermehrte Prostaglandinwirkung normalerweise aufrecht erhalten werden.
GFR: +/− 0, gleichbleibend.

c) **ACE-Hemmer/Angiotensin-II-Rezeptor-Antagonisten + NSAR:**
Werden zusätzlich NSAR eingenommen ist es insbesondere bei Risikopatienten möglich, dass die GFR abnimmt, das NSAR die Prostaglandinsynthese hemmt.
GFR: ↓↓↓ (v.a. bei Vorliegen weiterer Risikofaktoren)

Abbildung 20: *Einfluss von ACE-Hemmern, Angiotensin-II-Rezeptor-Antagonisten und NSAR auf die GFR*

Einnahme von ACE-Hemmern oder Angiotensin-II-Rezeptor-Antagonisten wird durch vermehrte Bildung von Prostaglandinen die verminderte postglomeruläre Vasokonstriktion aufgefangen und so die glomeruläre Filtrationsrate aufrechterhalten.

Kommt es unter den genannten Bedingungen zu einer zusätzlichen Prostaglandinsynthese-Hemmung durch NSAR, kann eine weitere Verminderung des renalen Blutflusses zu einer weiteren Nierenfunktionseinschränkung führen. Auch ein akutes Nierenversagen, Hyperkaliämie, Ödeme und Bluthochdruck können die Folge sein.

Diese Interaktion ist damit vor allem bei Risikopatienten mit Volumenmangel (z. B. durch hohe Diuretikadosen oder Exsikkose), mit Herzinsuffizienz, mit deutlich eingeschränkter Auswurfleistung des Herzens oder mit eingeschränkter Nierenfunktion relevant, da in diesen Situationen die glomeruläre Filtration von Angiotensin-II oder Prostaglandin vermittelten Effekten abhängig ist.

Hyperkaliämie: ACE-Hemmer, Angiotensin-II-Rezeptor-Antagonisten und kaliumsparende Diuretika inhibieren das Renin-Angiotensin-Aldosteron-System und führen dadurch zu einer Kaliumretention (134). Auch die Hemmung der renalen Synthese von Prostaglandinen durch NSAR bewirkt über eine verringerte Freisetzung von Renin eine Hemmung des Renin-Angiotensin-Systems und damit eine verringerte Kaliumausscheidung (10, 51).

Auswirkung/Effekt der Interaktion: *Blutdruck:* Der blutdrucksenkende Effekt von Antihypertensiva kann durch NSAR einschließlich COX-2-Hemmern abgeschwächt werden (51). Der mittlere arterielle Blutdruck steigt bei einer Interaktion im Durchschnitt um 5 bis 6 mmHg an (135). Bei längerfristiger Blutdruckerhöhung kann hierdurch das Herzinfarkt- und Schlaganfall-Risiko erhöht sein.

Nierenfunktion (ACE-Hemmer, Angiotensin-II-Rezeptor-Antagonisten, Diuretika): Aufgrund einer verringerten Nierenperfusion kann es beim Vorliegen der genannten Risikofaktoren zu einer Niereninsuffizienz kommen bzw. eine schon bestehende Niereninsuffizienz kann sich verschlechtern (51). Ein akutes Nierenversagen ist möglich, aber selten.

Häufiger kommt es vor, dass die natrium- und wasserretinierende Wirkung der NSAR zu einer Verschlechterung der Herzinsuffizienz führt. Erhalten herzinsuffiziente Patienten NSAR und die aufgeführten Antihypertensiva, besteht das Risiko, dass die oft schon eingeschränkte Nierenfunktion weiter abnimmt und sich die Herzerkrankung verschlechtert. Das Ausmaß des unerwünschten Effektes ist unvorhersehbar, individuell sehr variabel und die Folgen können schwerwiegend sein.

Des Weiteren kann durch eine gemeinsame Einnahme von NSAR und ACE-Hemmern, Angiotensin-II-Rezeptor-Antagonisten sowie kaliumsparenden Diuretika eine Hyperkaliämie ausgelöst werden.

Risikofaktoren/-patienten: Höheres Lebensalter; verminderte Nierendurchblutung, z. B. Nierenfunktionsstörung oder Leberzirrhose; Herzinsuffizienz; erhöhte Kochsalzempfindlichkeit, Dehydratation; Exsikkose.

Eine eingeschränkte ventrikuläre Funktion (Herzinsuffizienz) stellt einen Risikofaktor für diese Interaktion dar, da auch bei einer Herzinsuffizienz Prostaglandine von besonderer Bedeutung für die Nierenfunktion sind. Inhibiert man sie, kann es zu Salz- und Wasserretention kommen, was wiederum die Dekompensierung des pumpgeschwächten Herzens begünstigt.

Zeit bis zum Einsetzen der Interaktion: Blutdruck: meist innerhalb von ein bis zwei Wochen (20); *Nierenfunktion:* keine Angaben möglich.

Datenlage: Studien zum Einsatz von NSAR zeigen, dass diese Substanzen den systolischen und diastolischen Blutdruck erhöhen, sowie eine vermehrte Ödemneigung und eine Verschlechterung der Nierenfunktion bewirken können.

Bluthochdruck: Um den Effekt von NSAR auf den Blutdruck von Patienten, die mit Antihypertensiva behandelt werden, zu untersuchen, wurden verschiedene epidemiologische Untersuchungen und Metaanalysen klinischer Studien durchgeführt (10). In diesen Studien war eine Einnahme von NSAR nicht immer mit einem erhöhten Blutdruck assoziiert. Der maximale Anstieg des Blutdrucks lag bei 6,2 mmHg. Der Effekt konnte sowohl für nicht-selektive NSAR als auch für COX-2-Inhibitoren gezeigt werden. Darüber hinaus wurden verschiedene Versuche unternommen, NSAR nach ihrem blutdruckerhöhenden Potenzial einzustufen. Diese Untersuchungen führten allerdings zu unterschiedlichen Einstufungen einzelner NSAR und es konnte zudem kein statistisch signifikanter Unterschied des blutdruckerhöhenden Potenzials der verschiedenen NSAR gezeigt werden (136, 137). Es ist allerdings wahrscheinlich, dass insbesondere Indometacin ein ausgeprägtes Interaktionspotenzial aufweist (20). Weiterhin wurde das Interaktionspotenzial der verschiedenen Wirkstoffklassen der Antihypertensiva mit NSAR verglichen. Trotz widersprüchlicher Ergebnisse spricht vieles für folgende Reihenfolge im Interaktionspotenzial: ACE-Hemmer/Angiotensin-II-Rezeptor-Antagonisten > Diuretika > Betablocker >> Calciumantagonisten (132). Calciumantagonisten und zentralwirkende Antihypertensiva sind am wenigsten von dieser Interaktion betroffen und können somit für einzelne Patienten eine Alternative darstellen (135).

Auch die Dosierung und die Darreichungsform beeinflussen das Interaktionspotenzial. Niedrig dosierte Acetylsalicylsäure zur Thrombozytenaggregationshemmung (≤ 100 mg pro Tag) beeinflusst den Blutdruck nicht klinisch relevant (135). Ebenso zeigen topische Darreichungsformen von NSAR (zum Beispiel Diclofenac) diese Interaktion nicht.

Nierenfunktion: Es liegen zahlreiche Berichte bzw. Publikationen zu Nierenfunktionsstörungen bei einer Kombinationstherapie von NSAR mit ACE-Hemmern, Angiotensin-II-Rezeptor-Antagonisten sowie Diuretika vor. Einige retrospektive Analysen weisen auf ein erhöhtes Risiko von Nierenfunktionsstörungen bei gleichzeitiger Einnahme von NSAR und ACE-Hemmern hin. Oft lag hier zusätzlich eine Einnahme von Diuretika vor (10). In einer Fall-Kontroll-Studie war eine NSAR-Gabe bei Patienten, die ACE-Hemmer einnahmen, mit einem 2,2-fach erhöhten Risiko für eine Krankenhauseinweisung aufgrund einer Nierenfunktionsverschlechterung verbunden (138).

Eine weitere Fall-Kontroll-Studie aus Großbritannien zeigte, dass die Einnahme von NSAR das Risiko für das Auftreten einer akuten Niereninsuffizienz erhöhte (relatives Risiko 3.2 im Vergleich zu keiner NSAR Einnahme). Dieses Risiko wurde durch gleichzeitige Einnahme von Diuretika weiter erhöht (relatives

Risiko 11.6) (139). Gleiches wurde für Coxibe nachgewiesen; auch hier erhöhte sich das Risiko, eine akute Niereninsuffizienz zu erleiden, durch die gleichzeitige Diuretikaeinnahme (140). Die Kombination von NSAR und kaliumsparenden Diuretika ist zusätzlich mit einem Risiko einer schwerwiegenden Hyperkaliämie assoziiert, das insbesondere bei Patienten mit verminderter Nierenfunktion vorliegt (10). Besonders problematisch ist die Kombination von Triamteren und Indometacin. Hier liegen Fallberichte zu akutem Nierenversagen vor (10). Die Inzidenz ist allerdings unsicher.

Eine Dreierkombination von ACE-Hemmer oder Angiotensin-II-Rezeptor-Antagonisten, Diuretikum und NSAR scheint besonders problematisch zu sein. So wurden 2002 in Australien 28 von 129 Meldungen zu einer akuten Nieren-insuffizienz aufgrund einer UAW durch gemeinsame Einnahme von ACE-Hem-mern oder Angiotensin-II-Rezeptor-Antagonisten, Diuretika und NSAR (inklusive Coxibe) assoziiert (10). In zehn Prozent der Fälle war der Verlauf letal. Bei dieser Dreierkombination stellen eine Diarrhö oder eine Dehydratation häufig Auslöser der UAW dar.

Erhalten herzinsuffiziente Patienten NSAR und die aufgeführten Antihyper-tensiva, besteht das Risiko, dass die oft schon eingeschränkte Nierenfunktion weiter abnimmt und sich die Herzerkrankung verschlechtert. Eine retrospektive Analyse von Patientendaten zeigte ein zweifach erhöhtes Risiko für Kranken-hauseinweisungen aufgrund einer Herzinsuffizienz bei gleichzeitiger Einnahme von NSAR und Diuretika, insbesondere bei Patienten mit bereits vorhandener Herzinsuffizienz. Das Risiko war bei kaliumretinierenden Diuretika geringer als bei Thiaziden (141). Bei einer Kombination von Thiaziden, kaliumretinierenden Diuretika und NSAR war das Risiko am höchsten.

Klinische Relevanz der Interaktion und mögliche Maßnahmen: Bei der an-tihypertensiven Therapie ist es die Erniedrigung des Blutdrucks, die das Risiko für Schlaganfall, Herzinfarkt, Herzinsuffizienz und Nierenschädigung verringert. Eine Metaanalyse verschiedener randomisierter, kontrollierter Studien zur an-tihypertensiven Therapie ergab, dass eine Erniedrigung des diastolischen Blut-drucks um 5–6 mmHg zu einer signifikanten Erniedrigung des Myokard- und Schlaganfallrisikos führt (142). Dies ist genau das Ausmaß an Blutdrucksenkung, das durch eine antihypertensive Monotherapie normalerweise erreicht wird. Es entspricht aber auch der häufig beobachteten Blutdruckerhöhung, wenn es zur Interaktion zwischen einem NSAR einschließlich COX-2-Hemmern und einem Antihypertensivum kommt. Daher ist es für Hypertoniepatienten klinisch rele-vant, wenn über einen längeren Zeitraum der Blutdruck durch eine Einnahme von NSAR erhöht ist. Bei einer gemeinsamen Einnahme über einen Zeitraum von bis zu zwei Wochen ist es dagegen unwahrscheinlich, dass eine Blutdruckerhöhung Folgen hat (135). NSAR können bei einigen Patienten, die die genannten Antihy-pertensiva einnehmen, den Blutdruck erhöhen. Dies muss allerdings nicht im-mer ein klinisch relevantes Ausmaß annehmen. Die Blutdruckbeeinflussung ist bei älteren Patienten stärker ausgeprägt als bei jüngeren. Weitere Risikofaktoren für das Auftreten dieser Interaktion sind eine verminderte Nierendurchblutung, zum Beispiel bei Herzinsuffizienz und Leberzirrhose, sowie eine erhöhte Koch-salzempfindlichkeit (51).

Eine Kombinationstherapie von ACE-Hemmern, Angiotensin-II-Rezeptor-Antagonisten oder Diuretika und NSAR bzw. Coxiben ist zudem deshalb nicht unproblematisch, weil diese vor allem bei älteren Patienten ein Risiko für ein Nierenversagen und Verschlechterung einer Herzinsuffizienz in sich bergen. Dies ist insbesondere dann relevant, wenn zusätzliche Risikofaktoren wie Exsikkose, Herzinsuffizienz oder Nephropathie bestehen. Eine verringerte Nierenfunktion ist wiederum Risikofaktor für die Entwicklung einer Hyperkaliämie, insbesondere bei gleichzeitiger Einnahme von NSAR (inklusive Coxiben) und ACE-Hemmern, kaliumsparenden Diuretika sowie Angiotensin-II-Rezeptor-Antagonisten.

Bei den möglichen Maßnahmen ist zwischen dem Risiko einer Blutdruckerhöhung und dem erhöhten Risiko für Nierenfunktionsstörungen sowie Verschlechterung der Herzinsuffizienz zu differenzieren. Bei Patienten, die keine Risikofaktoren, wie Exsikkose, Herzinsuffizienz oder eine schon bestehende Nierenfunktionsstörung aufweisen, steht das Risiko der Blutdruckerhöhung im Vordergrund. Hier ist die Frage nach der Einnahmedauer entscheidend. Dies ist auch bei der Kombination von Betablockern und NSAR der Fall. Bei einer kurzfristigen Einnahme über ein bis zwei Wochen und auch bei einer gelegentlichen Einnahme von NSAR ist keine Intervention erforderlich, da die Interaktion normalerweise nicht zu einem klinisch relevanten Effekt führt. Dies gilt somit auch bei einer Einnahme im Rahmen der gelegentlichen Selbstmedikation. Bei längerer NSAR-Einnahme sollte der Blutdruck, insbesondere zu Beginn der Therapie, engmaschig gemessen werden, am besten durch ein Selbstmonitoring des Patienten. Daher lautet die Empfehlung bei einer Erstverordnung und längerer Einnahme, den Blutdruck in den nächsten drei Wochen engmaschig zu beobachten und zu dokumentieren.

Bei einer Wiederholungsverordnung und schon längerer gemeinsamer Einnahme steht dagegen die Frage nach dem aktuellen Blutdruck im Vordergrund, um die Relevanz für den Patienten zu beurteilen. Wird der Blutdruck durch die Interaktion mit NSARs erhöht, sollte die Dosierung der NSAR so niedrig wie möglich gewählt werden. Paracetamol oder Tramadol können je nach Indikation Alternativen zu NSAR darstellen (135). Die Anpassung der antihypertensiven Therapie auf den erhöhten Blutdruck kann sowohl durch eine Dosiserhöhung als auch eine Kombinationstherapie erfolgen.

Eine Rücksprache mit dem Arzt ist nur dann notwendig, wenn der Blutdruck des Patienten erhöht ist und dies möglicherweise auf die Einnahme von NSAR zurückzuführen ist.

Bei chronischer Herzinsuffizienz und verminderter Nierenfunktion besteht ein relevantes Risiko, dass NSAR die Herz- und Niereninsuffizienz weiter verschlechtern oder in seltenen Fällen ein akutes Nierenversagen auslösen. Bei Kombination von ACE-Hemmern, Angiotensin-II-Rezeptor-Antagonisten oder Diuretika mit NSAR ist dieses Risiko erhöht. Eine kurzfristige Einnahme und/oder niedrige Dosierung eines NSAR sind zwar weniger gefährlich als die langdauernde und/oder höherdosierte Einnahme, jedoch ist keine Voraussage möglich, wie sich das NSAR im Einzelfall auswirken wird. Daher sollte bei einer Kombination von NSAR und den genannten Antihypertensiva immer abgeklärt werden, ob bei einem Patienten eine Herz- oder Nierenfunktionsstörung vorliegt. Bei

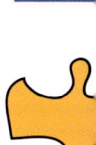

Patienten mit einer schweren Nierenfunktionsstörung sind NSAR grundsätzlich kontraindiziert; bei Patienten mit leicht bis mäßig eingeschränkter Nierenfunktion oder bei Hypovolämie kann eine Kombination mit den genannten Antihypertensiva erfolgen. Hier muss allerdings die Nierenfunktion und der Blutdruck überwacht werden und ein ausgeglichener Flüssigkeitshaushalt sicher gestellt sein (135). Eine Selbstmedikation sollte hier möglichst nicht erfolgen.

Herzinsuffiziente Patienten (mit und ohne Hinweis auf Niereninsuffizienz) sollten möglichst keine NSAR einnehmen, ohne dass der die Herzinsuffizienz grundsätzlich behandelnde Arzt davon Kenntnis hat. Bei schwerer Herzinsuffizienz sind NSAR kontraindiziert. Auch bei Einnahme von ACE-Hemmern oder Angiotensin-II-Rezeptor-Antagonisten und (kaliumsparenden) Diuretika sind NSAR in der (Selbst)medikation nach der Nationalen Versorgungsleitlinie Herzinsuffizienz zu meiden (143). Amerikanische Leitlinien raten bei Patienten mit bekannter Herzinsuffizienz von der Verwendung von NSAR ab (144).

NSAR sind wirksame Medikamente und ein fester Bestandteil der allgemeinen Analgetika-Therapie, auf die auch die Herzinsuffizienz-Patienten nicht so leicht verzichten können. Es ist relativ leicht, Empfehlungen gegen deren Verwendung bei Herzinsuffizienz-Patienten zu stellen. Dabei ist es allerdings nicht leicht, alternative Schmerztherapie-Strategien in dieser Patientengruppe zu entwickeln, die auch in der Praxis gut umsetzbar sind. Insbesondere in der Selbstmedikation kann hierbei Paracetamol eine mögliche Alternative darstellen. Bei einem verordneten NSAR ist eine Rücksprache mit dem Arzt in jedem Fall notwendig, wenn unklar ist, ob die vorhandene Risikokonstellation (Herzinsuffizienz, Niereninsuffizienz, Exsikkose plus Interaktion) dem verordnenden Arzt bekannt ist.

Fallbeispiel

Herr Rheuma, ein 55-jähriger Patient, kommt mit einem Rezept über 100 Tabletten Diclofenac AL® 50 mg und 100 Retardtabletten Metoprolol ratiopharm NK 100 mg Ende März in die Apotheke.

Beim Einscannen der Präparate zeigt die Software eine Interaktionsmeldung mit der Klassifikation »In bestimmten Fällen Überwachung bzw. Anpassung nötig« (siehe Abbildung 21).

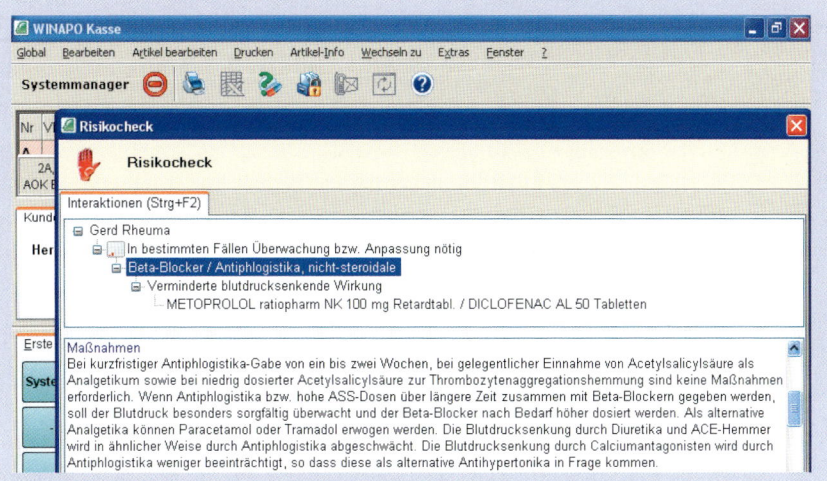

Abbildung 21: *Risikocheckmeldung der Software bei Herrn Rheuma*

Herr Rheuma besitzt eine Kundenkarte der Apotheke. Der Blick in die Medikationshistorie zeigt, dass Herr Rheuma bisher in dieser Apotheke kein Diclofenac bekommen hat. Metoprolol bekommt er dagegen schon seit mehreren Jahren.

Um die Relevanz der Interaktionsmeldung für Herrn Rheuma einschätzen zu können, sollten Herrn Rheuma zunächst folgende Fragen gestellt werden:

Bekommen Sie Diclofenac das erste Mal? In welcher Dosierung sollen Sie das Schmerzmittel einnehmen?

Herr Rheuma berichtet, dass er die Tabletten seit Anfang Februar wegen seines Rheumas verordnet bekommt. Er nimmt morgens und abends jeweils eine Tablette. Diese neue Packung solle er erst einmal noch zu Ende einnehmen.

Herr Rheuma nimmt Diclofenac somit schon seit gut zwei Monaten ein und soll es noch für mindestens eineinhalb Monate einnehmen. Unter Maßnahmen finden sich neben den Angaben zur kurzfristigen und gelegentlichen Einnahme auch Empfehlungen zu Maßnahmen bei längerer gemeinsamer Einnahme von NSAR und Antihypertensiva. Die Interaktionsmonographie empfiehlt, bei längerer gemeinsamer Einnahme von Diclofenac und Metoprolol den Blutdruck sorgfältig zu überwachen. Bei Blutdruckanstieg kann Metoprolol nach Bedarf höher dosiert werden. Eine andere Möglichkeit ist, das Antiphlogistikum zu wechseln. Paracetamol oder Tramadol sind mögliche Alternativen. Dies kann aber nur vom Arzt in Abhängigkeit von der Erkrankung entschieden werden.

Nach diesen Informationen kann die Interaktion bei Herrn Rheuma möglicherweise relevant sein. Um zu entscheiden, ob von Seiten der Apotheke interveniert werden muss und welche Empfehlungen für Herrn Rheuma die richtigen sind, sind weitere Fragen relevant:

Wie ist Ihr Blutdruck eingestellt?

Wann wurde der Blutdruck das letzte Mal gemessen?

Messen Sie Ihren Blutdruck selbst?

Auf die Nachfrage zur Einstellung seines Blutdrucks berichtet er, dass die Messung beim letzten Mal vor etwa einem Monat in der Arztpraxis etwas erhöht gewesen wäre. Er selbst misst keinen Blutdruck.

Die erhöhten Blutdruckwerte können, müssen jedoch nicht im Zusammenhang mit der NSAR-Einnahme stehen. Unabhängig von der Interaktionsproblematik ist eine ausreichende Blutdrucksenkung relevant.

Dadurch, dass der Blutdruck in der Arztpraxis erhöht war, ergibt sich die Möglichkeit, dem Patienten die Vorteile der Blutdruckselbstmessung zu erklären. Herr Rheuma entscheidet sich für ein Blutdruckmessgerät, um auch zu Hause den Blutdruck messen zu können. Herrn Rheuma wird empfohlen, den Blutdruck morgens und abends zu messen, die Werte in den von der Apotheke mitgegebenen Blutdruckpass einzutragen und in einer Woche mit den dokumentierten Werten in die Apotheke zu kommen.

Zudem sollte die mögliche Interaktion in der Software dokumentiert werden, um beim nächsten Apothekenbesuch von Herrn Rheuma aktiv nachhaken zu können, ob der Blutdruck gut eingestellt ist und wie er mit dem neuen Blutdruckmessgerät zurechtkommt. Sollten die selbst gemessenen Werte erhöht sein, ist eine Rücksprache mit dem Arzt erforderlich, um ihn über die mögliche Interaktion zu informieren und weitere Maßnahmen zu besprechen.

Fallbeispiel

Der 77-jährige Herr Müller leidet an essenzieller Hypertonie und einer beginnenden Linksherzinsuffizienz bei mäßiger linksventrikulärer Hypertrophie als Folge seiner Hochdruckerkrankung. Seit einiger Zeit nimmt er deshalb täglich 5 mg Lisinopril, 95 mg Metoprolol und 25 mg Hydrochlorothiazid ein. Aufgrund von anstrengender Gartenarbeit klagt er nun über anhaltende orthopädische Beschwerden. Vor einer Woche hat er deshalb Diclofenac verordnet bekommen; er soll täglich 2 x 75 mg einnehmen. Nach einigen sehr heißen Tagen ermüdet der sonst rüstige Mann ganz ungewohnt und zunehmend schneller. Aufgrund ausgeprägter Schwäche bittet seine Frau den Hausarzt, vorbeizuschauen. Dieser weist Herrn Müller in die Klinik ein. Folgende Laborwerte werden gemessen: Serumkreatinin 310 µmol/l (Referenzbereich: 49–97 µmol/l), Serumkalium 3,8 mmol/l (Referenzbereich: 3,6–4,8 mmol/l), Restharnstoff 55 mmol/l (Referenzbereich: 3,0–9,2 mmol/l). Eine Nierenerkrankung war bei dem Patienten bisher nicht bekannt.

> Die Einnahme des NSAR Diclofenac hat zusammen mit dem ACE-Hemmer und dem Diuretikum zu einer Verschlechterung der Nierenfunktion beigetragen. Die sommerliche Hitze kam verschärfend hinzu.

4.2. ACE-Hemmer und Angiotensin-II-Rezeptor-Antagonisten

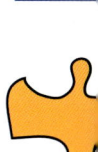

Hemmstoffe des Angiotensinsystems werden nach aktuellen Leitlinien als Mittel der Wahl zur anithypertensiven Therapie insbesondere bei Risikopatienten mit Herzinsuffizienz, koronarer Herzkrankheit und Nephropathie empfohlen (55). Bei der Herzinsuffizienz zählen ACE-Hemmer zudem zu den Basistherapeutika. Auch in der Sekundärprävention bei Postinfarkt- und KHK-Patienten, also bei potenziellen Herzinsuffizienzpatienten, haben sie einen festen Stellenwert. Angiotensin-II-Rezeptor-Antagonisten werden bei ACE-Hemmer-Unverträglichkeit eingesetzt (145).

Die breite therapeutische Bedeutung der ACE-Hemmer und Angiotensin-II-Rezeptor-Antagonisten spiegelt sich in den Verordnungszahlen wider. Die Anstiege der Verordnungen lagen auch 2008 im Trend der letzten 10 Jahre. 2008 wurden 4,7 Milliarden definierte Tagesdosen (DDD) ACE-Hemmer und 1,5 Milliarden DDD Angiotensin-II-Rezeptor-Antagonisten zu Lasten der GKV erreicht (55). Der Hauptteil der Patienten (78 Prozent) wurde mit einem Monopräparat behandelt, wobei Ramipril der am häufigsten verordnete ACE-Hemmer war.

ACE-Hemmer sind Hemmstoffe des Renin-Angiotensin-Aldosteron-Systems. Wichtiger Mediator dieses Systems ist Angiotensin II, einer der stärksten direkten Vasokonstriktoren (146). Zusätzlich hat Angiotensin II zahlreiche indirekte Gefäßeffekte, da es die Freisetzung von Noradrenalin, die adrenale Aldosteronsynthese, die tubuläre Natriumrückresorption und die Bildung von Wachstumsfaktoren erhöht.

Im Allgemeinen sind ACE-Hemmer nebenwirkungsarm; bei bis zu 10 bis 15 Prozent der behandelten Patienten treten trockener Husten und in sehr seltenen Fällen (< 0,1 Prozent) Angioödeme auf (146). Eine weitere Nebenwirkung ist die Hyperkaliämie. Die Hyperkaliämie ist eine seltene Komplikation der Therapie mit ACE-Hemmern bei Patienten ohne Risikofaktoren. Da aber zum Beispiel ca. 30 bis 50 Prozent der Patienten mit Herzinsuffizienz zusätzlich niereninsuffizient sind, werden viele Patienten mit erhöhtem Risiko für eine Hyperkaliämie mit diesen Arzneistoffen behandelt (147). Dies erklärt das häufige Auftreten einer Hyperkaliämie bei Einnahme von ACE-Hemmern in verschiedenen Untersuchungen. So hatten in einigen Studien 10 bis 38 Prozent der Patienten, die aufgrund einer Hyperkaliämie ins Krankenhaus eingeliefert wurden, ACE-Hemmer eingenommen (134, 148, 149). In einer anderen Untersuchung entwickelten etwa 10 Prozent der mit ACE-Hemmern ambulant behandelten Patienten innerhalb eines Jahres eine Hyperkaliämie (150). Die Entwicklung einer Hyperkaliämie ist ein therapeutisches Dilemma, da Patienten mit hohem Risiko für diese unerwünschte Arzneimittelwirkung, das heißt Patienten mit

Risikofaktoren auch diejenigen sind, die am meisten von der Therapie mit ACE-Hemmern profitieren (134).

Angiotensin-II-Rezeptor-Antagonisten, genauer AT_1-Rezeptor-Antagonisten, sind eine sinnvolle Alternative zu ACE-Hemmern bei Patienten mit chronischer Herzinsuffizienz, wenn eine Unverträglichkeit gegen ACE-Hemmer besteht (151). Bei akutem Myokardinfarkt mit Herzinsuffizienz oder linksventrikulärer Dysfunktion senken AT_1-Rezeptor-Antagonisten und ACE-Hemmer in gleichem oder ähnlichem Maße die Sterblichkeit. Wie bei ACE-Hemmern ist eine Hyperkaliämie bei Patienten ohne Risikofaktoren selten (133). Je nach Komorbidität und Begleitmedikation kann das Risiko für eine Hyperkaliämie jedoch steigen.

Bei den potenziellen Wechselwirkungen mit ACE-Hemmern und Angiotensin-II-Rezeptor-Antagonisten stehen pharmakodynamische Interaktionen im Vordergrund. Dies betrifft vor allem additive Effekte auf den Kaliumspiegel bei gleichzeitiger Einnahme von anderen, den Kaliumspiegel erhöhenden Arzneistoffen. Hierdurch steigt das Risiko für Hyperkaliämien. Eine Vorbehandlung mit Diuretika kann zu einer Verstärkung der blutdrucksenkenden Wirkung der ACE-Hemmer führen. Des Weiteren kann die gleichzeitige Verabreichung von Hemmstoffen der Prostaglandinsynthese die blutdrucksenkende Wirkung der ACE-Hemmer und Angiotensin-II-Rezeptor-Antagonisten abschwächen.

Die häufigsten Interaktionsmeldungen, die ACE-Hemmer und Angiotensin-II-Rezeptor-Antagonisten betreffen, sind:

- ACE-Hemmer und Allopurinol,
- ACE-Hemmer/Angiotensin-II-Rezeptor-Antagonisten und Diuretika, kaliumretinierende,
- ACE-Hemmer/Angiotensin-II-Rezeptor-Antagonisten und NSAR (siehe Antihypertensiva und NSAR, Kapitel 4.1.).

4.2.1. ACE-Hemmer und Allopurinol

Allopurinol, eine Urikostatikum, ist Standardsubstanz zur Behandlung der chronischen Gicht, einer Stoffwechselerkrankung, die mit erhöhten Harnsäurespiegeln im Serum einhergeht. Der Arzneistoff wird zur dauerhaften Senkung der Harnsäurespiegel eingesetzt. 2008 wurden 354 Millionen Tagesdosen von Allopurinol zu Lasten der GKV verordnet (55). Damit entfielen 95 Prozent aller Verordnungen zur Behandlung der Gicht auf Allopurinol.

Interaktionsmechanismus: Der Mechanismus dieser Interaktion ist nicht bekannt (10, 51). Möglicherweise liegt eine additive Wirkung auf immunologische Parameter vor. Es ist aber auch möglich, dass die vorliegenden Fallberichte nur mit der Einnahme von Allopurinol oder auch des ACE-Hemmers zu erklären sind, da jeder Arzneistoff für sich genommen immunologische Reaktionen hervorrufen kann. Eine pharmakokinetische Interaktion erscheint unwahrscheinlich. Eine Untersuchung mit zwölf Teilnehmern, die Allopurinol und Captopril sowohl getrennt als auch in Kombination eingenommen haben, zeigte keine pharmakokinetischen Veränderungen der Plasmakonzentrationen (152).

Auswirkung/Effekt der Interaktion: Es besteht vor allem die Gefahr immunologischer Reaktionen z. B. in Form von Fieber, Hautreaktionen, Anaphylaxie und Stevens-Johnson-Syndrom. Das Stevens-Johnson-Syndrom ist eine infektoder arzneimittelallergisch bedingte Hauterkrankung mit schweren Störungen des Allgemeinbefindens und hohem Fieber. Die Schleimhäute sind beteiligt, es bilden sich schmerzhafte Blasen im Mund-, Rachen- und Genitalbereich sowie eine erosive Konjunktivitis.

Risikofaktoren/-patienten: Niereninsuffizienz (wahrscheinlich).

Zeit bis zum Einsetzen der Interaktion: Keine eindeutige Aussage möglich. Eine Interaktion kann laut Fallberichten innerhalb von Minuten bis Stunden, aber auch von Tagen bis mehreren Wochen einsetzen.

Datenlage: Aufgrund von fünf Fallberichten wird vermutet, dass bei gleichzeitiger Behandlung mit Allopurinol und Captopril das Risiko für immunologische Reaktionen wie Leukopenie und Stevens-Johnson-Syndrom erhöht ist. Immunologische Reaktionen traten auf, kurz nachdem die Patienten während einer Captopril-Behandlung mit der Anwendung von Allopurinol begonnen hatten (10, 153, 154). Der Zeitpunkt des Auftretens der unerwünschten Arzneimittelwirkung lag dabei innerhalb von Tagen bis mehreren Wochen. Ein weiterer Fallbericht liegt zu der gemeinsamen Einnahme von Enalapril und Allopurinol vor (155). Ein Mann, der Enalapril einnahm, bekam eine akute anaphylaktische Reaktion mit schweren Koronarspasmen 20 Minuten nach der Einnahme von 100 mg Allopurinol. Ein Risikofaktor für das Auftreten der beobachteten immunologischen Reaktionen könnte eine Niereninsuffizienz gewesen sein (10, 51).

Klinische Relevanz der Interaktion und mögliche Maßnahmen: Ob es sich bei den beschriebenen Reaktionen um eine Interaktion handelt, ist nicht klar belegt. Die Reaktion tritt sehr selten auf und ist nach heutigem Kenntnisstand nicht vorhersehbar (10). Die Hersteller ACE-Hemmer-haltiger Arzneimittel geben an, dass die gleichzeitige Behandlung mit Allopurinol und ACE-Hemmern relativ kontraindiziert ist und führen dies unter »Warnhinweisen« auf. Bei gemeinsamer Anwendung von Captopril und Allopurinol wird empfohlen, das weiße Blutbild und das Differentialblutbild vor der Therapie, alle zwei Wochen während der ersten drei Therapiemonate und danach in regelmäßigen Abständen zu kontrollieren.

Bei anderen ACE-Hemmern soll die gemeinsame Einnahme laut Herstellern nur nach sehr kritischer Nutzen/Risiko-Bewertung und unter regelmäßiger Kontrolle klinischer und laborchemischer Parameter vorgenommen werden. Patienten sollten ihrem Arzt alle Anzeichen einer Infektion berichten. Auch Interaktionsdatenbanken schließen sich dieser Empfehlung an (10, 50). Jedoch können auf der Basis der vorhandenen Fallberichte keine gesicherten Empfehlungen abgeleitet werden (156). Da es sich allerdings um eine möglicherweise schwerwiegende Interaktion handelt, sollten sich Arzt und Apotheker dieser

Antihypertensiva

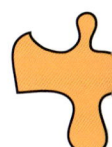

möglichen Wechselwirkung, insbesondere bei Patienten mit Niereninsuffizienz, bewusst sein.

Aufgrund der Tatsache, dass die Interaktion bisher nur zu Beginn einer gemeinsamen Gabe aufgetreten ist, ist die Frage nach einer Erst- bzw. Wiederholungsverordnung für die Beurteilung der Relevanz dieser Interaktion entscheidend. Da die unerwünschten Arzneimittelreaktionen bisher nur innerhalb einiger Wochen nach dem Start der gemeinsamen Einnahme aufgetreten sind, ist es sehr unwahrscheinlich, dass die UAW später als nach drei Monaten auftreten. Beide Arzneistoffgruppen werden, wie man an der Häufigkeit der Interaktionsmeldungen sehen kann, relativ häufig kombiniert, führen aber, wenn überhaupt, nur sehr selten zu schweren Interaktionen. Für die Intervention in der Apotheke bei einer Erstverordnung bietet sich daher die Diskussion dieser Interaktion mit Ärzten an, die diese Kombination häufiger verordnen. Hier kann eine gemeinsame Interventionsstrategie entwickelt werden. Sie kann darin bestehen, dass die Apotheke den verordnenden Arzt bei einer Erstverordnung immer mit Hilfe eines Faxes auf die mögliche Interaktion aufmerksam macht. Eine andere Möglichkeit ist, dass dieser nur informiert wird, wenn eine Erstverordnung von einem anderen Arzt vorliegt. Eine Abklärung im Vorfeld ist sinnvoll und wird das Management dieser Interaktion bei einer Erstverordnung erheblich vereinfachen.

4.2.2. ACE-Hemmer/Angiotensin-II-Rezeptor-Antagonisten und Diuretika, kaliumsparende

Interaktionsmechanismus: Bei der Interaktion zwischen kaliumsparenden Diuretika und ACE-Hemmern/Angiotensin-II-Rezeptor-Antagonisten handelt es sich um eine indirekte pharmakodynamische Interaktion, bei der die einzelnen, den Kaliumspiegel beeinflussenden Mechanismen der beiden Arzneistoffgruppen zu einem additiven Effekt führen (10).

ACE-Hemmer und Angiotensin-II-Rezeptor-Antagonisten erniedrigen die Aldosteron-Plasmaspiegel durch eine verminderte Freisetzung von Aldosteron (134). Aldosteron-Antagonisten verringern die Aldosteronwirkung am Rezeptor. Aldosteron vermittelt die Rückresorption von Natrium und die Ausscheidung von Kalium. Die verminderte Bildung und gleichzeitig verringerte Wirkung von Aldosteron kann zu einer Kaliumretention führen. Auch mit Amilorid und Triamteren kann es zu additiven, kaliumsparenden Effekten kommen. Normalerweise tritt eine Hyperkaliämie nur auf, wenn weitere Risikofaktoren vorhanden sind (10, 134).

Die Interaktion zwischen ACE-Hemmern/Angiotensin-II-Rezeptor-Antagonisten und kaliumsparenden Diuretika stellt, wie viele pharmakodynamische Interaktionen, eine Interaktion mit einem Klasseneffekt der beiden Arzneistoffgruppen dar. Daher kann diese Interaktion, wenn sie auftritt, nicht durch einen Wechsel innerhalb der Arzneistoffgruppen, sondern nur über eine Dosierungsänderung oder ein Stoppen der gemeinsamen Gabe verhindert werden.

Auswirkung/Effekt der Interaktion: Verstärkte Kaliumretention – Gefahr der Hyperkaliämie (Symptome einer Hyperkaliämie siehe Kapitel 4.5.)

Risikofaktoren/-patienten: Vorbestehende Nierenfunktionsstörungen; Niereninsuffizienz; erhöhtes Lebensalter; Diabetes mellitus; Dosierung von Spironolacton > 25 mg pro Tag; Verschlechterung der Herzinsuffizienz; Volumenmangel; Einnahme weiterer Arzneistoffe, die hyperkaliämisch wirken, z. B. NSAR, Betablocker, Ciclosporin, Tacrolimus, Heparin, Trimethoprim. Größter Risikofaktor für das Auftreten einer Hyperkaliämie ist eine eingeschränkte Nierenfunktion. Bei Diabetespatienten ist das Risiko für die Entwicklung einer Hyperkaliämie erhöht, da ein Insulinmangel die Aufnahme von Kalium in den Intrazellularraum verringert (134).

Zeit bis zum Einsetzen der Interaktion: Leicht verzögert, innerhalb von wenigen Tagen bis Wochen.

Datenlage: Wie problematisch eine unkritische Kombinationstherapie von ACE-Hemmern/Angiotensin-II-Rezeptor-Antagonisten und Spironolacton sein kann, zeigen verschiedene Untersuchungen (157–159). Danach treten Hyperkaliämien gehäuft bei herzinsuffizienten Patienten auf, die aufgrund der Ergebnisse der RALES-Studie mit ACE-Hemmern und Spironolacton behandelt wurden.

Eine retrospektive Untersuchung verglich die Zahl der Spironolacton-Verordnungen sowie die Zahl der Krankenhauseinweisungen infolge einer Hyperkaliämie vor und nach Veröffentlichung der RALES-Studie 1999 (157). Nach der Publikation der Ergebnisse der RALES-Studie stieg die Zahl der Spironolacton-Verschreibungen von 34 (1994) auf 149 pro 1.000 Patienten (2001). Gleichzeitig stiegen sowohl die Zahl der Krankenhausaufnahmen infolge einer Hyperkaliämie (von 2,4 auf 11 pro 1.000 Patienten) als auch die Mortalitätsrate aufgrund einer Hyperkaliämie (von 0,3 auf 2,9 pro 1.000 Patienten).

Eine Studie aus Deutschland berichtet von 44 Patienten mit Herzinsuffizienz, die von 1999 bis 2002 nach Einnahme von ACE-Hemmern oder Angiotensin-II-Rezeptor-Antagonisten plus Spironolacton aufgrund einer schweren Hyperkaliämie stationär in einer Universitätsklinik aufgenommen werden mussten (159). Zwei der Patienten starben und 37 Patienten mussten dialysiert werden, wovon sechs Patienten dialysepflichtig blieben. Alle Fälle wären vermeidbar gewesen. Die Analyse ergab, dass Spironolacton, dessen Dosis bei dieser Indikation 25 bis maximal 50 mg pro Tag betragen sollte, zu hoch dosiert wurde oder dass vorbestehende Nierenfunktionsstörungen sowie Kontraindikationen, zum Beispiel hohe Kreatininserumkonzentrationen, bei der Dosierung nicht berücksichtigt wurden. Ein engmaschiges Monitoring hätte zudem ein frühzeitiges Eingreifen möglich gemacht.

Klinische Relevanz der Interaktion und mögliche Maßnahmen: Die Interaktion zwischen ACE-Hemmern/Angiotensin-II-Rezeptor-Antagonisten und kaliumsparenden Diuretika ist gut belegt und kann schwerwiegende Folgen haben. Die Wahrscheinlichkeit für das Auftreten der Interaktion hängt insbesondere vom Vorhandensein weiterer Risikofaktoren ab. Auch bei einer gemeinsamen Gabe dieser Kombination mit kaliuretischen Diuretika sind Hyperkaliämien möglich.

Bei schwerer Herzinsuffizienz ist die Kombination von ACE-Hemmern und niedrig dosiertem Spironolacton heute aufgrund der Wirksamkeit und Sicherheit Teil der Standardtherapie. Auch bei einer persistierenden Hypokaliämie trotz ACE-Hemmer-Behandlung sollten Aldosteron-Antagonisten oder gegebenenfalls

Antihypertensiva

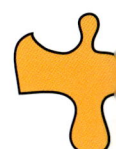

andere kaliumsparende Diuretika in Kombination mit ACE-Hemmern eingesetzt werden (151). Eplerenon ist zusätzlich zur Standardtherapie bei Patienten mit klinischen Zeichen einer Herzinsuffizienz nach kürzlich aufgetretenem Herzinfarkt zugelassen. Voraussetzung für die gemeinsame Gabe bei den oben genannten Indikationsgebieten ist allerdings ein engmaschiges Monitoring. Bei anderen als den genannten Indikationen sollte die Kombination möglichst vermieden werden, weil hier nach der aktuellen Studienlage das Risiko den Nutzen überwiegt.

Um eine Interaktion zu verhindern, sollten Spironolacton und Eplerenon möglichst niedrig dosiert werden (10, 10, 159). Zur diuretischen Wirkung oder zum Ausgleich einer Hypokaliämie bei einer schweren Herzinsuffizienz werden initial 50 bis 100 mg Spironolacton pro Tag gegeben, als Erhaltungsdosis werden nach drei bis sechs Tagen 25 (bis maximal 50 mg) pro Tag eingesetzt (151). Die Erhaltungsdosis kann je nach Bedarf auch jeden zweiten oder jeden dritten Tag verabreicht werden. Insbesondere wenn Risikofaktoren vorliegen, sollte Spironolacton nicht über 25 mg pro Tag als Erhaltungsdosis verordnet werden (159).

Wird ein ACE-Hemmer/Angiotensin-II-Rezeptor-Antagonist zu einer bestehenden Therapie mit einem kaliumsparenden Diuretikum (oder einer Kaliumsubstitution) gegeben, sollte, unter anderem wegen der Gefahr einer Hyperkaliämie, zu Beginn der Therapie die Gabe des kaliumsparenden Diuretikums ausgesetzt werden. Serumkreatinin und Serumkalium steigen bei den meisten Patienten unter einer alleinigen ACE-Hemmer-/Angiotensin-II-Rezeptor-Antagonisten-Therapie initial an, bleiben dann aber konstant oder fallen wieder ab (151).

Bei Beginn einer Therapie mit kaliumsparenden Diuretika und schon bestehender ACE-Hemmer/Angiotensin-II-Rezeptor-Antagonisten-Therapie sind Kontrollen von Kalium- und Kreatininspiegel notwendig. Die Nationale Versorgungsleitlinie »Herzinsuffizienz« empfiehlt ein Monitoring des Kaliums im ersten Jahr der Therapie nach einer, vier, acht und zwölf Wochen, danach dreimonatlich. Für die Folgejahre ist eine halbjährliche Kontrolle vorgesehen. Ausnahmen sind Risikopatienten wie beispielsweise Diabetespatienten oder Patienten mit eingeschränkter Nierenfunktion; diese müssen engmaschiger gemonitort werden (143). Bei Serumkreatininkonzentrationen > 2,5 mg/dl oder einem Serumkalium > 5 mmol sollte keine Neuverordnung der Kombination erfolgen, bei einer bestehenden Kombinationstherapie wird bei diesen Werten eine Dosisreduktion empfohlen (151). Hierbei sollte die Dosierung des Spironolactons erniedrigt werden, da nur für hohe Dosierungen der ACE-Hemmer lebensverlängernde Effekte bei Herzinsuffizienz belegt sind (160).

Die Medikationshistorie von Patienten, die ACE-Hemmer/Angiotensin-II-Rezeptor-Antagonisten und Spironolacton bekommen, sollte beim Start der Kombinationstherapie auf weitere, den Kaliumspiegel erhöhende Arzneistoffe (wie zum Beispiel NSAR, inklusive Coxibe, Ciclosporin) überprüft werden und, wenn möglich, die Einnahme solcher Arzneistoffe abgebrochen werden (161). Kommen neue Arzneistoffe zu dieser Kombination hinzu, sollte immer hinterfragt werden, ob diese das Risiko für eine Hyperkaliämie erhöhen. Die Einnahme von NSAR in der (Selbst-)Medikation ist zu meiden (143).

Ein sinnvoller Beratungshinweis für Patienten, die diese Kombination einnehmen, ist die Reduktion der Kaliumzufuhr über die Nahrung. So enthalten zum Beispiel Trockenobst, Nüsse, Kartoffelchips, Pommes frites, getrocknete Hülsenfrüchte, Tomatenmark, Weizenkeime und Weizenkleie hohe Kaliumanteile (143).

Es ist wahrscheinlich, dass das Auftreten von Hyperkaliämien in den nächsten Jahren zunimmt, da vermehrt höhere Dosierungen von Spironolacton und Kombinationen von Arzneistoffen, die den Kaliumspiegel erhöhen, verordnet werden (134). Daher wird es umso wichtiger, Patienten mit erhöhtem Risiko zu identifizieren und einem Monitoring zuzuführen, damit die Wahrscheinlichkeit für das Auftreten einer Hyperkaliämie reduziert werden kann.

4.2.3. ACE-Hemmer/Angiotensin-II-Rezeptor-Antagonisten und NSAR (siehe Kapitel 4.1.)

4.3. Betablocker

Betablocker nahmen 2008 unter den verordnungsstärksten Arzneimittelgruppen zu Lasten der GKV mit 35 Millionen Verordnungen den fünften Rang ein (55). Hauptindikationen sind arterielle Hypertonie, koronare Herzkrankheit, tachykarde Herzrhythmusstörungen und chronische Herzinsuffizienz. Betablocker hemmen die Wirkung von Adrenalin und Noradrenalin, wodurch aktivierende Effekte des Sympathikus auf die Zielorgane, vornehmlich das Herz, vermindert werden. Nichtselektive Betarezeptorenblocker wie Propranolol greifen sowohl an β_1-Rezeptoren als auch β_2-Rezeptoren an. Die häufiger eingesetzten selektiven Betablocker, zum Beispiel Metoprolol und Atenolol, wirken hingegen überwiegend auf β_1-Rezeptoren. Über β_1-Adrenozeptoren werden vor allem die Herzleistung (Herzkraft und -frequenz) und damit der Blutdruck reguliert. Daher der Name kardioselektiv. β_2-Adrenozeptoren beeinflussen dagegen die glatte Muskulatur der Bronchien, der Gebärmutter sowie der Blutgefäße, aber auch die Glykogenolyse (Aufspaltung des gespeicherten Glykogens zu Glucose) im Skelettmuskel und der Leber. Für die Abschätzung des Interaktionspotenzials und des Auftretens von unerwünschten Arzneimittelwirkungen ist die Unterteilung in kardioselektive und nicht kardioselektive Betablocker von Bedeutung. Dabei muss berücksichtigt werden, dass β_1-selektive Betarezeptorenblocker nur relativ β_1-selektiv sind. In höherer Dosis wirken auch β_1-selektive Betablocker zunehmend auf β_2-Adrenozeptoren. Die am häufigsten verordneten Betablocker sind Metoprolol, Bisoprolol und Atenolol, alle kardioselektiv, sowie der nichtkardioselektive Betablocker Carvedilol.

Für das Interaktionspotenzial eines Arzeistoffs sind Ausmaß und Weg der Metabolisierung relevant. Atenolol wird nur in geringem Ausmaß hepatisch metabolisiert; etwa 90 Prozent des systemisch verfügbaren Atenolol werden innerhalb von 48 Stunden unverändert über die Niere eliminiert. Pharmakokinetische Interaktionen spielen hier keine Rolle. Bei Bisoprolol wird etwa 50 Pro-

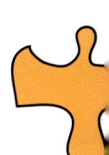

zent der resorbierten Substanzmenge vor allem über CYP3A4 metabolisiert, die Ausscheidung erfolgt zu 98 Prozent renal; zu etwa 50 Prozent als unveränderte Substanz. Auch hier sind pharmakokinetische Interaktionen eher unwahrscheinlich. Carvedilol wird in hohem Ausmaß über Cytochrom-P450, insbesondere über CYP2D6 zu verschiedenen Metaboliten abgebaut. Etwa 60 Prozent einer Dosis wird in Form von Metaboliten hepatisch eliminiert. Pharmakokinetische Interaktionen spielen dennoch auch hier anscheinend kaum eine Rolle. Metoprolol und Propranolol werden vor allem über CYP2D6 metabolisiert. Aufgrund des Polymorphismus des CYP2D6-Gens schwanken die Metabolisierungsraten interindividuell, wobei langsame Metabolisierer (ca. 5–10 Prozent der kaukasischen Bevölkerung) höhere Plasmakonzentrationen und eine langsamere Elimination zeigen als schnelle Metabolisierer.

Tabelle 19: *Betablocker und β_1-Selektivität (1)*

Betablocker	β_1-Selektivität
Acebutolol	(+)
Atenolol	+
Betaxolol	+
Bisoprolol	+
Carvedilol	–
Celiprolol	(+)
Metoprolol	+
Nebivolol	+
Pindolol	–
Propranolol	–
Timolol	–

Bei Betablockern sind zahlreiche, vor allem pharmakodynamische Interaktionen möglich. Diese aufgrund der Wirkung der Betablocker hervorgerufenen Wechselwirkungen stellen zumeist Klasseneffekte dar. Beispiele für pharmakodynamische Interaktionen sind Wechselwirkungen mit Calciumkanalantagonisten, Digitalisglykosiden sowie Antiarrhythmika aufgrund der negativ inotropen und chronotropen Wirkung. Weitere pharmakodynamische Interaktionen können bei gleichzeitiger Einnahme mit NSAR, Insulin, oralen Antidiabetika und Sympathomimetika auftreten. Klinisch relevante pharmakokinetische Interaktionen sind relativ selten. Bei Metoprolol und Propranolol sind bei gleichzeitiger Behandlung mit Arzneistoffen, die CYP2D6 inhibieren, höhere Plasmaspiegel möglich.

Die häufigsten Interaktionsmeldungen, die Betablocker betreffen, sind:

- Betablocker und α_2-Adrenozeptor-Agonisten,
- Betablocker (kardioselektive und nicht-kardioselektiv) und β-Sympatho-mimetika,
- Betablocker und Insuline/Antidiabetika,
- Betablocker und NSAR (siehe Antihypertensiva und NSAR, Kapitel 4.1.),
- Betablocker und Theophyllin,
- Betablocker und Verapamil.

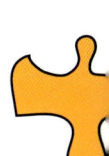

4.3.1. Betablocker und α_2-Adrenozeptor-Agonisten

α_2-Adrenozeptor-Agonisten wirken als zentral angreifende so genannte Anti-sympathotonika. Sie werden bei Hypertonie und als Augentropfen bei okularer Hypertension sowie allen Formen des Glaukoms eingesetzt. α_2-Adrenozeptor-Agonisten erregen postsynaptische α_2-Adrenozeptoren an der zentralen Stelle des Barorezeptorreflexes. Dadurch werden sympathische Impulse im Vasomotorenzentrum unterdrückt und der Sympathikustonus erniedrigt. Durch die Bindung an präsynaptische α_2-Adrenorezeptoren sowohl in der Peripherie als auch im zentralen Nervensystem (ZNS) kommt es zu einer verminderten Noradrenalinfreisetzung und einer Senkung des Symphatikustonus. Des Weiteren führen α_2-Adrenozeptor-Agonisten zu einer Hemmung der Adrenalinfreisetzung aus dem Nebennierenmark und durch Stimulation von zentralen Imidazolinrezeptoren zu einer weiteren Verstärkung der symphatikolytischen Wirkung. Wegen der starken Wirksamkeit und der gleichzeitig nicht unerheblichen Nebenwirkungen werden α_2-Adrenozeptor-Agonisten bei schwerer Hypertonie meist als Mittel der 2. Wahl und in Kombination mit anderen blutdrucksenkenden Mitteln (Diuretika, Betablocker, Angiotensin-II-Rezeptor-Antagonisten) eingesetzt. Bei der antihypertensiven Therapie spielen heute nur noch Moxonidin, Clonidin und Methyldopa eine klinisch wichtige Rolle. 2008 wurden 229 Millionen DDD α_2-Adrenozeptor-Agonisten zur Lasten der GKV verordnet (55), wobei Moxonidin 80 Prozent der DDD ausmachte.

Interaktionsmechanismus: Bei dieser Interaktion müssen zwei Interaktionsmechanismen unterschieden werden. Zum einen kann es aufgrund von additiven Effekten zu einer durchaus gewünschten, verstärkten hypotensiven und bradykarden Wirkung kommen. Dies lässt sich damit erklären, dass beide Substanzgruppen mit addierenden pharmakologischen Effekten an verschiedenen Stellen des kardiovaskulären Systems angreifen. Zum anderen kann es nach gemeinsamer Einnahme beider Substanzgruppen beim Absetzen von α_2-Adrenozeptor-Agonisten zu einem verstärkten Entzugshochdruck kommen (10, 50, 51). Der Entzugshochdruck nach dem abrupten Absetzen von α_2-Adrenozeptor-Agonisten wird auf vermehrt zirkulierende Katecholamine (Noradrenalin und Adrenalin) zurückgeführt.

Nimmt der Patient während des Absetzens von α_2-Adrenozeptor-Agonisten nicht-kardioselektive Betablocker, wird die β_2-vermittelte Vasodilatation von Adrenalin geblockt (50). Die durch Adrenalin und Noradrenalin zudem über α-adrenerge Stimulation vermittelte Vasokontriktion wird dann nicht gehemmt und kann ohne die β_2-vermittelte Vasodilatation von Adrenalin zum Tragen kommen. Als Folge kann sich der Blutdruckanstieg verstärken. Theoretisch zeigen kardioselektive Betablocker diesen Effekt nicht, da sie vor allem auf β_1-Rezeptoren wirken und damit die β_2-vermittelte Vasodilatation von Adrenalin nicht hemmen.

Auswirkung/Effekt der Interaktion: Bei gleichzeitiger Behandlung mit Betablockern und α_2-Adrenozeptor-Agonisten können sich die hypotensiven und bradykarden Effekte verstärken (51). Es kann vermehrt zu ausgeprägten Bradykardien und Herzrhythmusstörungen kommen.

Ist der Patient auf die Kombination von α_2-Adrenozeptor-Agonisten und Betablockern eingestellt und setzt dann den α_2-Adrenozeptor-Agonisten ab, kann der Entzugshochdruck deutlich verstärkt auftreten (Rebound-Effekt). Der plötzliche Blutdruckanstieg kann von Agitation, Kopfschmerzen, Erbrechen, Herzklopfen, Schwindel, Schwitzen und Tremor begleitet und lebensbedrohlich sein. Die beschriebenen Symptome können auch ohne einen plötzlichen Blutdruckanstieg auftreten (162).

Risikofaktoren/-patienten: Entzugshochdruck: hohe Dosierung der α_2-Adrenozeptor-Agonisten; abruptes Absetzen der α_2-Adrenozeptor-Agonisten.

Zeit bis zum Einsetzen der Interaktion: Verstärkte bradykarde und hypertensive Effekte: schnell nach gleichzeitiger Einnahme. Verstärkter Entzugshochdruck: etwa 24 bis 72 Stunden nach dem Absetzen (10).

Datenlage: Es existieren verschiedene Fallberichte, bei denen bei Absetzen von Clonidin ein Entzugshochdruck innerhalb von 24 bis 72 Stunden aufgetreten ist, der wahrscheinlich durch die gleichzeitige Einnahme von Betablockern verstärkt wurde. So erhöhte sich bei einer Patientin mit einem Blutdruck von 180 zu 140 mmHg unter Einnahme von Clonidin und Timolol der Blutdruck auf 300 zu 185 mmHg nach dem versehentlichen Absetzen von Clonidin. Des Weiteren zeigten sich bei ihr schwere pochende Kopfschmerzen. Es entwickelte sich Verwirrtheit, Ataxie sowie ein Grand-mal-Anfall (163).

Auch andere zentralwirksame α_2-Adrenozeptor-Agonisten können nach dem Absetzen einen Entzugshochdruck auslösen. So ist in der Fachinformation von Methyldopa aufgeführt, dass es bei plötzlichem Absetzen zu einem Rebound-Phänomen mit krisenhaftem Blutdruckanstieg kommen kann und daher die Dosis langsam stufenweise reduziert werden muss.

Die zentralen Antihypertensiva der zweiten Generation wie Moxonidin haben wenig Affinität zu α_2-Adrenozeptoren und daher ein günstigeres Nebenwirkungsprofil als die Antisympathotonika der ersten Generation. Die Rebound-Hypertonie, die bei Absetzen von Clonidin auftritt, scheint bei Moxonidin kein Problem zu sein. In einer begrenzten Anzahl von Studien wurde nach plötzlichem Absetzen von Moxonidin keine Gegenregulation des Blutdruckes (Rebound-Effekt) festgestellt. Um kein Risiko einzugehen, empfehlen die Fachinformationen trotzdem, die Behandlung mit Moxonidin im Bedarfsfall nicht abrupt zu beenden.

Aus Augentropfen werden Betablocker zu ca. 80 Prozent über die Augenbindehaut und die Nasenschleimhaut absorbiert (51). Dabei wird der hepatische First-Pass-Effekt umgangen, so dass systemisch wirksame Plasmakonzentrationen resultieren können. Daher ist theoretisch denkbar, dass auch bei okularer Applikation von Betablockern und α_2-Adrenozeptor-Agonisten eine Verstärkung des Entzughochdrucks möglich ist. Auch Augentropfen mit α_2-Adrenozeptor-Agonisten können anscheinend systemisch wirksame Plasmakonzentrationen entwickeln. So wird Brimonidin nach okularer Applikation systemisch bis zu einem gewissen Grade resorbiert, da contralaterale, okulare hypotensive Effekte und Blutdruckabfall beobachtet wurden. Genauere Untersuchungen liegen allerdings noch nicht vor. Ähnliches gilt für die okulare Applikation von Clonidin. Fallberichte zu einem verstärkten Entzugshochdruck bei Gabe von Augenzubereitungen mit α_2-Adrenozeptor-Agonisten bzw. Betablockern sind allerdings unseres Wissens nicht bekannt.

Klinische Relevanz der Interaktion und mögliche Maßnahmen: Die Kombination von α_2-Adrenozeptor-Agonisten und Betablockern gehört nicht zu den in der Bluthochdrucktherapie empfohlenen Kombinationsbehandlungen und sollte nur im Einzelfall von erfahrenen Ärzten durchgeführt werden. Bei einer Kombinationstherapie mit einem Betablocker und einem α_2-Adrenozeptor-Agonisten sollten in jedem Fall Blutdruck und Herzfunktion aufgrund möglicher verstärkter hypotensiver und bradykarder Wirkungen überwacht werden.

Die Verstärkung des Entzugshochdrucks bei Absetzen von Clonidin bei Betablockertherapie ist gut belegt (10). Diese unerwünschte Arzneimittelwirkung kann dadurch verhindert werden, dass der Betablocker einige Tage vorher abgesetzt wird. Wenn die Behandlung abgebrochen werden soll, muss daher zuerst die Dosis des Betablockers über etwa eine Woche stufenweise vermindert werden. Dann kann Clonidin ausgeschlichen werden, ebenfalls über etwa ein bis zwei Wochen.

Auch andere zentralwirksame α_2-Adrenozeptor-Agonisten können nach dem Absetzen einen Entzugshochdruck auslösen. Dies ist bei Methyldopa beschrieben, während es bei Moxonidin bisher keine Hinweise dafür gibt. Trotzdem sollen beide Substanzen ausschleichend über ein bis zwei Wochen abgesetzt werden. Daten zu der Interaktion mit Betablockern liegen bei diesen Substanzen nicht vor. Jedoch sollte auch hier eine Verstärkung des Entzugshochdrucks durch Betablocker angenommen werden, solange nicht Studien das Gegenteil zeigen (50).

In jedem Fall sollten die Patienten über die Problematik bei abruptem Absetzen informiert sein und es sollte ihnen nahegelegt werden, die Arzneistoffe nicht selbstständig abzusetzen. Auch Augenzubereitungen mit Betablockern bzw. α_2-Adrenozeptor-Agonisten sollen mit Vorsicht angewandt und abgesetzt werden.

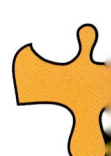

4.3.2. Betablocker und β-Sympathomimetika

β-Sympathomimetika sind unverzichtbare Arzneimittel in der Therapie von Asthma und chronisch-obstruktiver Lungenkrankheit (COPD) (55). Bei beiden Erkrankungen ist es das Ziel, die Bronchialobstruktion zu reduzieren. 2008 wurden 466 Millionen DDD β-Sympathomimetika zu Lasten der GKV verordnet (55). Kurzwirkende Substanzen werden dabei vor allem bei der inhalativen Akutbehandlung der Atemnot eingesetzt. Langwirkende β-Sympathomimetika werden hauptsächlich als Kombinationspräparat mit inhalativen Glucocorticoiden verordnet. Sympathomimetika werden darüber hinaus als Antihypotonika, als schleimhautabschwellende Mittel, als Tokolytika, bei Bradykardien sowie Überleitungsstörungen, bei Glaukom oder zur Durchblutungsförderung eingesetzt. Hier sind bei gleichzeitiger Einnahme mit Betablockern u. a. unerwünschter Blutdruckanstieg und Bradykardie denkbar. Aufgrund der Häufigkeit der Interaktionsmeldung beim Einsatz von β-Sympathomimetika zur Behandlung der Bronchialobstruktion wird hier nur auf diese Problematik eingegangen.

Bei der Beurteilung der Interaktion zwischen β-Rezeptorenblockern und β-Sympathomimetika ist nicht nur die Interaktion, sondern vor allem die Kontraindikation bei obstruktiven Bronchialerkrankungen zu beachten. Angesichts der positiven Effekte der Betablocker auf die Morbidität und Mortalität bei kardiovaskulären Erkrankungen einerseits und andererseits der bronchokonstriktiven Wirkung bei obstruktiven Atemwegserkrankungen ist der Einsatz dieser Arzneistoffgruppe für Patienten mit Asthma oder COPD zu diskutieren.

Im Jahr 2006 erhielten nach einer Analyse des Deutschen Arzneiprüfungsinstituts (DAPI) vier bis fünf Prozent der mit dem nichtselektiven β-Rezeptorenblocker Propranolol behandelten Patienten, das heißt mindestens 12.000, innerhalb eines 30-Tageszeitraumes zusätzlich Salbutamol zur Inhalation verordnet.

Interaktionsmechanismus: Bei dieser Interaktion spielen zwei Aspekte eine Rolle. Zum einen ist eine verringerte Wirkung der β-Sympathomimetika durch Betablocker möglich. Zum anderen können Betablocker unabhängig von der Einnahme eines β-Sympathomimetikums einen Asthmaanfall auslösen (Kontraindikation bei obstruktiven Bronchialerkrankungen).

Bei der verminderten Wirkung der β-Sympathomimetika durch Betablocker handelt es sich um eine pharmakodynamische Interaktion. Nichtselektive β-Rezeptorenblocker antagonisieren die bronchodilatatorische Wirkung von β-Sympathomimetika unter anderem im Bronchialsystem, wodurch ein Asthmaanfall ausgelöst werden kann (164). Bei β_1-selektiven Betablockern ist dies, allerdings dosisabhängig, nur gering ausgeprägt, so dass β-Sympathomimetika weiterhin bronchodilatatorisch wirken (10).

Auch das Auslösen einer Bronchialobstruktion kann als pharmakodynamische Interaktion eingestuft werden. Dafür werden verschiedene Mechanismen diskutiert, wie zum Beispiel eine verstärkte Freisetzung von Acetylcholin (164). Auch hierbei muss zwischen nichtselektiven β-Rezeptorenblockern und β_1-selektiven Betablockern unterschieden werden (164). Über β_1-Adrenozeptoren werden vor allem die Herzleistung und damit der Blutdruck, über β_2-Adrenozeptoren dagegen zum Beispiel die glatten Muskeln der Bronchien sowie der Blutgefäße beeinflusst. Die Blockade der β_2-Adrenozeptoren ist an sich kein bronchospastischer Stimulus. Bei Gesunden tritt keine Bronchialverengung nach Betablockereinnahme auf. Eine Blockade der β_2-Adrenozeptoren kann allerdings die normale Bronchodilatation, die durch das sympathische Nervensystem kontrolliert wird, über diesen Weg verhindern. Dies kann bei Asthma zu einer Bronchialobstruktion und damit zu einem Anfall führen. Auch β_1-selektive Betablocker können, allerdings nur in seltenen Fällen, einen akuten Bronchospasmus bei Asthmatikern auslösen.

Auswirkung/Effekt der Interaktion: Die bronchodilatatorische Wirkung der β-Sympathomimetika kann vor allem durch nichtselektive β-Rezeptorenblocker abgeschwächt oder aufgehoben werden. Sowohl die Abschwächung der Wirkung der β-Sympathomimetika als auch die durch Betablocker ausgelöste Bronchialobstruktion können einen Asthmaanfall auslösen.

Risikofaktoren/-patienten: Asthma-Schweregrad, Dosierung der Betablocker, nicht-kardioselektiver Betablocker.

Zeit bis zum Einsetzen der Interaktion: Dazu ist keine präzise Aussage möglich. Bei Änderung von zu Asthma führenden Umständen, z. B. einer Veränderung des Asthma-Schweregrades, ist das Auftreten der Interaktion auch nach längerer komplikationsfreier Einnahme beider Arzneistoffe möglich.

Datenlage: β_1-selektive Betablocker führen seltener und in geringerem Ausmaß als nichtselektive Betablocker zur Bronchokonstriktion bei obstruktiven Lungenerkrankungen (10). Neben der Unterscheidung zwischen kardioselektiven und nicht kardioselektiven Betablockern muss bei der Beurteilung der klinischen Relevanz zwischen Asthma- und COPD-Patienten differenziert werden. Das Risiko einer Verschlechterung der Lungenfunktion ist bei Asthmapatienten deutlich höher als bei COPD-Patienten (10, 165). So zeigte eine Studie beim Einsatz von nichtselektiven und β_1-selektiven Betablockern bei Asthmapatienten ein erhöhtes Risiko für Notaufnahmen und Krankenhauseinweisungen, wohingegen bei COPD-Patienten das Risiko nicht erhöht war (166). Auch zwei Metaanalysen untersuchten den Einsatz von Betablockern bei Asthma und COPD (167, 168). Die Autoren kommen zu dem Schluss, dass der Einsatz von β_1-selektiven Betablockern bei COPD Patienten möglich ist. Auch bei Asthmapatienten mit den Schweregraden geringgradig und mittelgradig könne ein Einsatz β_1-selektiver Betablocker erwogen werden.

Die bei Asthmapatienten zur Bronchokonstriktion führende Dosis des Betablockers kann in Abhängigkeit von weiteren Einflussfaktoren, wie Infekten oder Allergieexposition, niedrig sein. Daher können auch Betablocker, die in Form von Augentropfen angewendet werden, einen Bronchospasmus auslösen (169, 170). Durch eine Resorptionsrate von etwa 80 Prozent und eine gleichzeitige Umgehung des First-Pass-Effektes können systemisch wirksame Plasmakonzentrationen erreicht werden (51). Anhand einer Einzeldosis kann das Ausmaß der Bronchokonstriktion nicht vorhergesagt werden, da eine Betablocker-induzierte Obstruktion durch weitere asthmaauslösende Faktoren verstärkt werden kann (164).

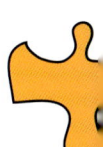

Anti-hypertensiva

Nichtkardioselektive Betablocker können die Wirkung von β-Sympathomimetika antagonisieren. So verringerte zum Beispiel Propranolol in Untersuchungen die Wirkung von Salbutamol und Terbutalin (10). Bei gleichzeitiger Gabe von β₁-selektiven Betablockern und β-Sympathomimetika tritt dagegen normalerweise kein antagonistischer Effekt auf (10). Dies wurde zum Beispiel für die Kombination von Atenolol und Salbutamol, Celiprolol und Salbutamol sowie Terbutalin und Metoprolol und Isoprenalin gezeigt. Im Gegensatz dazu wurde in einer Studie das durch Terbutalin erhöhte Volumen bei forcierter Ausatmung (FEV) durch Atenolol und Metoprolol wieder um 300 ml verringert (171). Dies könnte bei schwerem Asthma Relevanz besitzen. Auch für Celiprolol und Nebivolol wurde eine Verringerung von FEV im Vergleich zu Placebo gezeigt. Eine Dosiserhöhung von inhalativ angewendetem Salbutamol verringerte die Verminderung von FEV, hob sie aber nicht auf (172). Die Verringerung der FEV wurde von den Autoren allerdings als nicht relevant eingestuft.

Klinische Relevanz der Interaktion und mögliche Maßnahmen: Nicht kardioselektive Betablocker sollten insbesondere bei Patienten mit Asthma und, wenn möglich, auch bei COPD vermieden werden. Dies gilt auch für Betablockerhaltige Augentropfen. Eine gleichzeitige Verordnung von β-Sympathomimetika kann die Gefahr für einen Bronchospasmus nicht vollständig aufheben (164). Eine Ausnahme stellt Carvedilol dar, das bei COPD ausnahmsweise angewandt werden kann, wenn der zu erwartende Nutzen die möglichen Risiken einer Anwendung überwiegt (51). Wird Carvedilol bei COPD-Patienten eingesetzt, so sollten die Patienten während der Einstellung auf Carvedilol engmaschig überwacht werden. Treten Bronchospasmen auf, sollte entweder die Carvedilol-Dosis verringert oder ein kardioselektiver Betablocker eingesetzt werden.

Ein Asthma bronchiale ist keine absolute Kontraindikation für eine Therapie mit β₁-selektiven Betablockern (168, 173). Wenn kardioselektive Betablocker bei der vorgesehenen Indikation Morbidität und Mortalität reduzieren sowie keine vergleichbaren Alternativen zur Verfügung stehen, kann ein Einsatz erwogen werden. Bei einer Hypertonie stehen allerdings in der Regel nicht interagierende Alternativen zur Verfügung und die Nutzen-Risiko-Abschätzung für den Einsatz von Betablockern wird normalerweise gegen den Einsatz sprechen. Bei Herzinsuffizienz und nach akutem Myokardinfarkt kann dagegen der (langfristige) Nutzen höher als das pulmonale Risiko sein (166). β₁-selektive Betablocker sollten dann in möglichst niedriger Dosierung eingesetzt werden. Bei schwergradigem Asthma sollten, wenn möglich, auch keine kardioselektiven Betablocker eingesetzt werden (173).

Sollten doch kardioselektive Betablocker bei Asthmatikern zum Einsatz kommen, ist Voraussetzung, dass das Asthma bei Therapiebeginn optimal behandelt ist. Der Asthmakranke muss zudem über ein rasch wirkendes β-Sympathomimetikum verfügen, um sich im Falle eines Bronchospasmus behandeln zu können. Möglicherweise werden höhere Dosen des β-Sympathomimetikums benötigt. Beim Auftreten von Bronchospasmen unter der Therapie sollte der Arzt informiert werden.

β_1-selektive Betablocker können bei COPD-Patienten bei gleichzeitigem Monitoring eingesetzt werden (166, 167). Aber auch hier sollte der individuelle Nutzen gegen das Risiko abgewogen werden. Das Risiko des Bronchospasmus ist allerdings bei Patienten mit einer COPD sehr gering. Zudem sind unter den COPD-Patienten etliche, die angesichts einer koronaren Herzkrankheit oder einer Herzinsuffizienz von einer Gabe von kardioselektiven Betablockern profitieren könnten.

Bei der Erstverordnung sollte die Indikation des Betablockers abgeklärt werden. Bei Neuverordnung von nicht kardioselektiven Betablockern bei Asthma- und COPD-Patienten ist immer Rücksprache zu halten (Ausnahme: Cavedilol). Dies gilt auch bei kardioselektiven Betablockern, wenn sie bei Asthmapatienten eingesetzt werden sollen und eine andere Indikation als Herzinsuffizienz oder nach akutem Myokardinfarkt vorliegt. Auch bei der Wiederholungsverordnung ist im Falle einer Verschlechterung von Asthma und COPD, die im Zusammenhang mit dem Betablocker stehen kann, eine Rücksprache sinnvoll.

Für die meisten Indikationen, insbesondere der arteriellen Hypertonie und der Glaukomtherapie, stehen Alternativen zur Verfügung. Bei der Glaukomtherapie sind dies Arzneistoffe aus anderen Arzneistoffgruppen wie Carboanhydrase-Hemmer, zum Beispiel Dorzolamid und α_2-Sympathomimetika, zum Beispiel Brimonidin. Sollten diese Arzneistoffgruppen keinen ausreichenden Effekt erzielen oder Kontraindikationen bestehen, kann der β_1-selektive Betablocker Betaxolol erwogen werden.

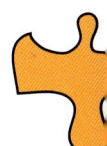

Anti-hypertensiva

Fallbeispiel

Herr Günther, ein Hausapothekenkunde, der seit Jahren an Asthma leidet, kommt mit einem Rezept über Timolol-Augentropfen in die Apotheke. Beim Einscannen des Präparates zeigt die Apothekensoftware eine Interaktion mit dem β-Sympathomimetikum, das Herr Günther seit Jahren einnimmt. Auf Nachfrage bestätigt Herr Günther, dass er die Augentropfen zum ersten Mal verordnet bekommen hat. Er sei zur Kontrolle beim Augenarzt gewesen und da wurde ein erhöhter Augeninnendruck festgestellt. Er solle die Augentropfen jetzt zweimal täglich nehmen und dann in ca. drei Wochen noch einmal zur Kontrolle in die Praxis kommen. Hierauf wird Herr Günther gefragt, ob er mit dem Augenarzt über sein Asthma und die Medikamente, die er deswegen einnehmen muss, gesprochen habe. Dies verneint Herr Günther, er habe gar nicht daran gedacht, dies zu erwähnen. Herrn Günther wird daraufhin erklärt, dass die Augentropfen einen Wirkstoff enthalten, der die Wirkung seines β-Sympathomimetikum-haltigen Asthmasprays vermindern kann. Herr Günther möchte gerne, dass dies mit dem Augenarzt besprochen wird. Daraufhin wird Rücksprache mit dem Augenarzt gehalten. Im Gespräch mit dem Augenarzt werden die verschiedenen Alternativen diskutiert. Man einigt sich, auf andere Augentropfen mit dem Wirkstoff Dorzolamid auszuweichen. In der Apotheke wird Herrn Günther erläutert, dass er in Absprache mit dem verordnenden Augenarzt nun ein anderes Präparat bekomme, das nicht mit seinem β-Sympathomimetikum interagiert. Ihm werden die Handhabung sowie die Dosierung (3-mal tägl. 1 Tropfen in das oder die betroffenen Augen) erklärt und darauf hingewiesen, dass es am Anfang eventuell zu Schwindel oder auch Sehstörungen kommen kann, die die Fahrtüchtigkeit beeinträchtigen können.

4.3.3. Betablocker und NSAR (siehe Kapitel 4.1.)

4.3.4. Betablocker und Insuline/Antidiabetika (siehe Kapitel 3.1.)

4.3.5. Betablocker und Theophyllin und Derivate

Betablocker sind bei obstruktiven Bronchialerkrankungen kontraindiziert, dies ist bei der Beurteilung der Interaktion zwischen Betablockern und Theophyllin zu berücksichtigen. Angesichts der positiven Effekte der Betablocker auf die Morbidität und Mortalität bei kardiovaskulären Erkrankungen einerseits und andererseits der bronchokonstruktiven Wirkung bei obstruktiven Atemwegserkrankungen ist der Einsatz dieser Arzneistoffgruppe jedoch für Patienten mit Asthma oder COPD zu diskutieren.

Interaktionsmechanismus: Propranolol kann die Clearence von Theophyllin durch Hemmung von Demethylierung und Hydroxylierung vermindern (174). Betablocker können pharmakodynamisch unabhängig von der Interaktion bei obstruktiven Bronchialerkrankungen zu einer Bronchialobstruktion führen. Hierfür ist die Blockade der β_2-Adrenozeptoren verantwortlich (siehe Kapitel 4.3.2.).

Auswirkung/Effekt der Interaktion: Die durch Betablocker verursachte Bronchialobstruktion kann einen Asthmaanfall auslösen.

Risikofaktoren/-patienten: Asthma-Schweregrad; Dosierung der Betablocker; nicht-kardioselektive Betablocker.

Zeit bis zum Einsetzen der Interaktion: Keine präzise Aussage möglich. Bei Änderung von zu Asthma führenden Umständen, z. B. einer Veränderung des Asthma-Schweregrades, ist das Auftreten der Interaktion auch nach längerer komplikationsfreier gemeinsamer Einnahme möglich.

Datenlage: In zwei Studien mit kleinen Probandenzahlen reduzierte Propranolol die Clearence von Theophyllin um etwa 40 Prozent. Eine weitere Studie konnte dagegen keine Veränderung der Pharmakokinetik von Theophyllin durch Propranolol zeigen (10). Die kardioselektiven Betablocker Metoprolol, Atenolol und Bisoprolol beeinflussten die Pharmakokinetik von Theophyllin dagegen nicht. β_1-selektive Betablocker führen seltener und in geringerem Ausmaß als nichtselektive Betablocker zur Bronchokonstriktion bei obstruktiven Lungenerkrankungen (10). Diese Problematik wird detailliert in Kapitel 4.3.2. diskutiert.

Klinische Relevanz der Interaktion und mögliche Maßnahmen: Das Risiko eines Asthmaanfalls ist bei der Gabe von Betablockern einschließlich Propranolol wesentlich relevanter als die mögliche Erhöhung der Plasmakonzentrationen von Theophyllin.

Wann und wie bei Asthma und COPD Betablocker eingesetzt werden können, ist im Kapitel 4.3.2. Betablocker und β-Sympathomimetika ausführlich diskutiert.

4.3.6. Betablocker und Calciumantagonisten vom Verapamil-Typ und Diltiazem

Interaktionsmechanismus: Bei dieser Interaktion ist zwischen einem pharmakokinetischen und einem pharmakodynamischen Interaktionsmechanismus zu unterscheiden.

Pharmakodynamik: Für die Beurteilung der pharmakodynamischen Komponente dieser Interaktion und möglicher Maßnahmen ist relevant, dass sich Calciumantagonisten vom Verapamil-Typ sowie Diltiazem und Dihydropyridine in ihren pharmakologischen Eigenschaften unterscheiden. Alle Calciumantagonisten bewirken durch Vasodilatation eine Senkung des peripheren Widerstandes und durch Abnahme der Aktivität der Calcium-abhängigen Myosin-ATPase einen verringerten Sauerstoffbedarf des Herzens bei erniedrigter Kontraktilität (1). Nur Calciumantagonisten vom Verapamil-Typ sowie Diltiazem zeigen am Sinusknoten eine negativ chronotrope (Verlangsamung der Herzfrequenz) und am AV-Knoten zudem eine negativ dromotrope Wirkung (Verlangsamung der Erregungsleitung).

Da auch Betablocker aufgrund der Blockade von β_1-Rezeptoren am Herzen eine negativ inotrope, chronotrope und dromotrope Wirkung aufweisen, können sich bei einer Kombinationstherapie insbesondere mit Calciumantagonisten vom Verapamil-Typ sowie Diltiazem die kardiodepressiven Wirkungen beider Stoffgruppen verstärken.

Pharmakokinetik: Sowohl Diltiazem (175) als auch Verapamil (10) können den hepatischen Metabolismus von Betablockern wie Metoprolol und Propranolol, die eine ausgeprägte hepatische Metabolisierung zeigen, hemmen und dadurch die Wirkung dieser Betablocker verstärken (50). Der genaue Mechanismus ist allerdings nicht geklärt. Bei Talinolol wird vermutet, dass Verapamil die orale Bioverfügbarkeit über Modulation des intestinalen P-Glykoproteins vermindert (176).

Auswirkung/Effekt der Interaktion: Bei Kombination von Calciumantagonisten vom Verapamil-Typ sowie Diltiazem und Betablockern kann die Hemmung der Kontraktionskraft des Herzens und der atrioventrikulären Überleitung verstärkt werden. Es kann somit zu Überleitungsverzögerungen mit AV-Block, Bradykardie, Herzinsuffizienz und schwerer Hypotonie kommen. Diese Problematik kann durch eine Erhöhung der Plasmaspiegel von Metoprolol und Propranolol noch verstärkt werden.

Risikofaktoren/-patienten: Vorbestehende Funktionsstörungen des linken Ventrikels; Überleitungsstörungen; intravenöse Gabe.

Zeit bis zum Einsetzen der Interaktion: Schnell, meist innerhalb von Tagen (50).

Datenlage: Zu dem pharmakodynamischen Interaktionsmechanismus (Verstärkung der kardiodepressiven Wirkung) existieren zahlreiche Studien und Fallberichte, bei denen die Hemmung der Kontraktionskraft und der atrio-

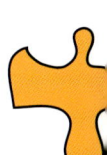

ventrikulären Überleitung durch Kombination von Calciumantagonisten vom Verapamil-Typ sowie Diltiazem und Betablockern verstärkt wurden (10). Es liegen dabei Daten zu Propranolol, Atenolol, Metoprolol und Pindolol vor, wobei der Effekt bei Propranolol am ausgeprägtesten war (177, 178). Es ist allerdings sehr wahrscheinlich, dass die Interaktion bei allen Betablockern auftreten kann. Unerwünschte Arzneimittelwirkungen einer Kombination äußern sich häufig in Überleitungsproblemen am Herzen (9 Prozent der Patienten), Atemnot bzw. Herzinsuffizienz (8 Prozent der Patienten), Hypotonie oder Schwindel (5 Prozent der Patienten) und Lethargie (2 Prozent der Patienten) (50). Des Weiteren sind AV-Block und ein Ausfall der Reizbildung im Sinusknoten aufgetreten. Die kardiovaskulären unerwünschten Arzneimittelwirkungen führten bei fünf bis acht Prozent der Patienten zu einem Therapieabbruch. Die Wechselwirkung wurde gelegentlich auch bei Anwendung von betablockerhaltigen Augentropfen beobachtet (179).

Die Studienlage zu der pharmakokinetischen Interaktion zwischen Calciumantagonisten vom Verapamil-Typ und Metoprolol sowie Propranolol ist sehr heterogen. So erhöhte in einer Studie mit zehn Patienten die gleichzeitige Einnahme von Metoprolol die AUC von Verapamil um 33 Prozent; die Plasmaspitzenspiegel von Verapamil waren um 41 Prozent erhöht (180). Durch Propranolol wurde die AUC von Verapamil in einer anderen Untersuchung um 46 bis 58 Prozent nach sechstägiger gemeinsamer Einnahme erhöht (181). In anderen Studien zeigte sich dieser Effekt dagegen nicht (20). Das Ausmaß der beobachteten pharmakokinetischen Interaktionen war im Vergleich zu der pharmakodynamischen Wechselwirkung nicht klinisch relevant (50).

Hydrophile Betablocker, die überwiegend nicht oxidativ metabolisiert werden, zeigten keine pharmakokinetischen, wohl aber pharmakodynamische Interaktionen mit Verapamil, Gallopamil und Diltiazem (51).

Klinische Relevanz der Interaktion und mögliche Maßnahmen: Die Interaktion ist gut belegt und klinisch relevant. Auch wenn bei einzelnen Patienten die Kombination komplikationslos vertragen wird, kann die gemeinsame Gabe keinesfalls als sicher eingestuft werden. Die Problematik besteht darin, Patienten mit besonders hohem Risiko zu identifizieren. Besonders problematisch ist eine gleichzeitige intravenöse Gabe. Daher stellt diese eine Kontraindikation, außer in der Intensivmedizin, dar.

Um das Risiko der pharmakokinetischen Interaktion zu minimieren, wurde vorgeschlagen, Betablocker einzusetzen, die nicht stark metabolisiert werden und bei denen daher die Bioverfügbarkeit der Betablocker bei gleichzeitiger Einnahme mit Calciumkanalinhibitoren vom Verapamil-Typ und Diltiazem nicht zusätzlich erhöht wird (10, 20). Dies scheint allerdings keine ausreichende Intervention zu sein, da die pharmakodynamische Komponente der Interaktion im Vordergrund steht und sich die Erhöhung der AUC der Betablocker als klinisch nicht relevant herausgestellt hat.

Die Leitlinie zur Behandlung der arteriellen Hypertonie der Deutschen Hochdruckliga e. V. und der Deutschen Hypertoniegesellschaft führt nur die Kombination von Betablockern und Dihydropyridin-Derivaten als sinnvolle Kombination auf (182). Sowohl die Nationale Versorgungsleitlinie KHK als auch die

Therapieempfehlungen der Arzneimittelkommission der Deutschen Ärzteschaft (AkdÄ) zur arteriellen Hypertonie empfehlen, dass bei Betablocker-Gabe Nicht-Dihydropyridine (z. B. Verapamil, Diltiazem) wegen der Gefahr lebensbedrohlicher bradykarder Rhythmusstörungen zu vermeiden sind (183). Damit sollten Calciumantagonisten vom Verapamil-Typ und Diltiazem nicht gleichzeitig mit Betablockern verabreicht werden. Die Wechselwirkung ist auch bei Betablocker-Augenzubereitungen zu beachten. Daher sollte die Kombination mit entsprechenden Ophtalmika wenn möglich ebenfalls gemieden werden. Bei Einnahme von Verapamil kommen als Alternativen bei Offenwinkelglaukom Carboanhydrase-Hemmer (z. B. Dorzolamid) oder α_2-Rezeptoragonisten (Brimonidin, Clonidin) in Frage.

Eine Kombination von Dihydropyridinen und Betablockern kann dagegen erwogen werden, wenn zum Beispiel bei Angina pectoris mit Betablockern alleine keine ausreichende Symptomreduktion erzielt werden kann (184). Ist eine Kombinationsbehandlung angezeigt, müssen die Patienten auch bei dieser Kombination sorgfältig auf verstärkte kardiodepressive Effekte überwacht werden.

Sollte tatsächlich im Einzelfall eine Kombination von Betablockern und Calciumantagonisten vom Verapamil-Typ bzw. Diltiazem erwogen werden, so lautet die Empfehlung, dass die initiale Kombination nur im Krankenhaus langsam auftitriert und unter engmaschiger Überwachung erfolgen soll (184). Dies gilt insbesondere für die ersten Tage, an denen es am wahrscheinlichsten ist, dass unerwünschte Arzneimittelwirkungen aufgrund der Kombination auftreten.

4.4. Calciumantagonisten vom Verapamil-Typ und Diltiazem

Calciumantagonisten stellen sowohl aus chemischer als auch aus pharmakologischer Sicht keine einheitliche Gruppe dar und unterscheiden sich auch hinsichtlich potenzieller Interaktionen. Klassische Indikationen für Calciumantagonisten sind koronare Herzkrankheit, arterielle Hypertonie und für Calciumkanalblocker vom Verapamil-Typ (Verapamil und Gallopamil) und Diltiazem supraventrikuläre Tachyarrhythmien. 2008 wurden 155 Millionen DDD von Verapamil, Gallopamil und Diltiazem und 1.613 Millionen DDD der Dihydropyridine zu Lasten der GKV verordnet (55). Unter den häufigsten Interaktionsmeldungen finden sich allerdings nur Interaktionen mit Calciumantagonisten vom Verapamil-Typ und Diltiazem.

Diese bewirken durch Vasodilatation eine Senkung des peripheren Widerstandes und durch eine Abnahme der intrazellulären Konzentration an freien Calciumionen eine erniedrigte Kontraktilität am Herzen (negativ inotrop) sowie eine Senkung der Herzfrequenz (negativ chronotrop) (1). Sie bewirken am AV-Knoten zudem eine Verlangsamung der Erregungsleitung (negativ dromotrop).

Bei Calciumantagonisten vom Verapamil-Typ und Diltiazem sind sowohl pharmakokinetische als auch pharmakodynamische Interaktionen möglich. Alle Calciumantagonisten sind Substrate von CYP3A4 (1, 185). So unterliegt zum Beispiel Verapamil einem ausgeprägten First-Pass-Metabolismus durch das Isoenzym CYP3A4. Zusätzlich wird Verapamil über das Isoenzym CYP1A2 verstoffwechselt. Verapamil und Diltiazem (kaum Gallopamil) sind zudem Inhibitoren von CYP3A4. Daher können andere Arzneistoffe, die CYP3A4 inhibieren, wie HIV-Protease-Inhibitoren, Plasmaspiegel der Calciumantagonisten erhöhen (185). Allerdings können auch Verapamil und Diltiazem die Metabolisierung anderer Arzneistoffe hemmen, die über CYP3A4 metabolisiert werden. Dies sind beispielsweise Simvastatin, Sertindol oder Carbamazepin. Verapamil ist zudem ein Inhibitior des ABC-Transporterproteins P-Glykoprotein, was zu einer Interaktion mit Digoxin und infolgedessen zu erhöhten Digoxin-Plasma-Spiegeln führen kann (1). Auch für Diltiazem und Gallopamil wird eine Hemmung von P-Glykoprotein angenommen. Auf pharmakodynamischer Ebene sind Interaktionen vor allem mit kardiodepressiv wirkenden Arzneistoffen möglich.

Die häufigsten Interaktionsmeldungen, die Calciumantagonisten vom Verapamil-Typ und Diltiazem betreffen, sind:

- Calciumantagonisten vom Verapamil-Typ und Diltiazem und Betablocker (in der ABDA-Datenbank als Verapamil und Analoge und Betablocker aufgeführt),
- Calciumantagonisten vom Verapamil-Typ und Diltiazem und Digoxin und Derivate (in der ABDA-Datenbank als Verapamil und Analoge und Digoxin und Derivate aufgeführt),
- Calciumantagonisten vom Verapamil-Typ und Diltiazem und Statine (in der ABDA-Datenbank als Verapamil und Analoge und Cholesterolsynthesehemmer aufgeführt).

4.4.1. Calciumantagonisten vom Verapamil-Typ und Diltiazem und Betablocker (siehe Kapitel 4.3.6.)

4.4.2. Calciumantagonisten vom Verapamil-Typ und Diltiazem und Digoxin und Derivate

Herzglykoside werden bei chronischer Herzinsuffizienz und zur Reduktion der Kammerfrequenz bei Vorhofflimmern eingesetzt. Sie bewirken am Herzen eine Steigerung der Kontraktionskraft (positiv inotrop), eine Verringerung der Schlagfrequenz (negativ chronotrop), eine Verlangsamung bzw. Erschwerung der Erregungsleitung (negativ dromotrop) und begünstigen durch eine Senkung der Reizschwelle die Erregungsbildung (positiv bathmotrop). Für Digitoxin ist gezeigt worden, dass es die Zahl der Krankenhauseinweisungen bei Herzinsuffizienzpatienten senkt, wohingegen die Letalität nicht signifikant gesenkt wurde. Daher können sie in den NYHA (New York Heart Association)-Stadien III und IV verordnet werden. Bei Herzinsuffizienz mit Vorhofflimmern werden sie schon ab NYHA I empfohlen. 2008 wurden 183 Millionen DDD Herzglykoside zu Lasten der GKV verordnet (70 Prozent Digitoxin, 22 Prozent β-Acetyldigoxin, 1,5 Prozent

Digoxin) (55). Dies entspricht etwa 500.000 Patienten in der Dauertherapie. Insgesamt geht man von 1,5 bis 2 Millionen Patienten mit Herzinsuffizienz und etwa der gleichen Anzahl an Patienten mit Vorhofflimmern aus.

Herzglykoside haben eine geringe therapeutische Breite und können lebensbedrohliche Nebenwirkungen, vor allem Herzrhythmusstörungen, haben. Obwohl das Verordnungsvolumen von 1992 bis 2008 um über 75 Prozent zurückgegangen ist, standen bei einem Modellprojekt an vier deutschen Pharmakovigilanzzentren Herzglykoside an vierter Stelle der Arzneimittel, die am häufigsten aufgrund einer unerwünschten Arzneimittelwirkungen zu einer Krankenhauseinweisung geführt haben (186). Digitoxin machte dabei über 90 Prozent der verordneten Herzglykoside aus. Eine Überdosierung zeigt sich typischerweise in Herzrhythmusstörungen (70 Prozent); diese sind meist ventrikulär. Außerdem kann es zu Sehstörungen, typischerweise Gelb-grün-Sehen, aber auch gastrointestinalen Nebenwirkungen (Übelkeit, Erbrechen) kommen.

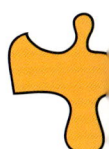

Die Ausscheidung erfolgt bei Digoxin zum größten Teil unverändert über die Nieren mit einer Halbwertszeit von 1,5 Tagen, bei Digitoxin zum Teil nach Metabolisierung über die Nieren und die Galle, wobei die Wiederaufnahme im Darm (enterohepatischer Kreislauf) zu einer Halbwertszeit von sieben Tagen führt. Bei Digoxin-Präparaten muss die Dosis bei Niereninsuffizienz und damit insbesondere im Alter reduziert werden, was bei Digitoxin nicht der Fall ist.

Digoxin sowie β-Acetyldigoxin und Metildigoxin, die zu Digoxin metabolisiert werden, besitzen ein hohes pharmakokinetisches Interaktionspotenzial, da Digoxin Substrat von P-Glykoprotein ist. Aus diesem Grund kommt es bei Digoxin und Derivaten häufiger zu pharmakokinetischen Interaktionen, während bei Digitoxin, das anscheinend nicht Substrat von P-Glykoprotein ist, diese nicht von Bedeutung sind. P-Glykoprotein vermittelt den Transport von Digoxin u. a. in die Galle, in das Darmlumen sowie in die renalen Tubuli. Inhibitoren von P-Glykoprotein wie Chinidin, Verapamil, Ciclosporin und Azolantibiotika können daher einen klinisch relevanten Anstieg der Plasmakonzentrationen von Digoxin hervorrufen.

Dagegen können pharmakodynamische Interaktionen sowohl bei Digoxin und Derivaten als auch bei Digitoxin auftreten. Effekte sind dabei eine additive kardiodepressive Wirkung oder eine verstärkte Wirkung der Herzglykoside bei einer Hypokaliämie. Eine verminderte Kaliumkonzentration in der Myokardzelle verstärkt die hemmende Wirkung der Herzglykoside auf die Membran-ATPase (51). Arzneimittel, die eine Hypokaliämie auslösen können, sind z. B. kaliuretische Diuretika und Laxantien. Zudem kann es unter Diuretikagabe zu vermehrtem Ausscheiden von Magnesium und Retinierung von Calcium kommen, was die Toxizität der Herzglykoside ebenfalls verstärken kann.

In der ABDA-Datenbank hat die Interaktion zwischen Digoxin und Derivaten mit Calciumantagonisten vom Verapamil-Typ und Diltiazem die Klassifikation »Überwachung bzw. Anpassung notwendig«. Die Wechselwirkung von Digitoxin mit Calciumantagonisten vom Verapamil-Typ und Diltiazem wird als weniger schwerwiegend eingestuft (»Vorsichtshalber überwachen«). Hier werden beide Interaktionen in einem Kapitel besprochen, um das Interaktionspotenzial der gesamten Arzneistoffgruppe einordnen zu können.

Anti-
hypertensiva

Interaktionsmechanismus: Bei dieser Interaktion ist zwischen einem pharmakokinetischen und einem pharmakodynamischen Interaktionsmechanismus zu differenzieren.

Pharmakodynamik: Sowohl Calciumantagonisten vom Verapamil-Typ und Diltiazem als auch Herzglykoside wirken negativ dromotrop und negativ chronotrop. Daher können additive Effekte auf die Herzfrequenz und die atrioventrikuläre Überleitung auftreten. Dieser Mechanismus stellt einen Klasseneffekt dar, der alle Calciumantagonisten vom Verapamil-Typ und Diltiazem sowie alle Herzglykoside betrifft.

Pharmakokinetik: Bei der Interaktion handelt es sich dagegen nicht um einen Klasseneffekt. Es muss sowohl zwischen den verschiedenen Herzglykosiden als auch zwischen den verschiedenen Calciumantagonisten differenziert werden.

Digoxin (Acetyldigoxin und Metildigoxin): Die Interaktion zwischen Digoxin und Verapamil wird auf eine Hemmung der renalen und biliären Elimination sowie auf eine Verminderung des Verteilungsvolumens von Digoxin zurückgeführt (10, 51). Der zugrundeliegende Mechanismus ist vermutlich eine Inhibition des ABC-Transporterproteins P-Glykoprotein durch Verapamil. P-Glykoprotein ist unter anderem in den Enterozyten der Darmmucosa (Transportfunktion: zurück in das Darmlumen), in der Leber (biliäre Exkretion) und in den Tubulusepithelzellen der Niere (Sekretion in den Tubulus) für die Resorptionsquote bzw. die Elimination von Digoxin verantwortlich. β-Acetyldigoxin wird in der Darmwand und/oder der Leber zu Digoxin entacetyliert. Metildigoxin wird partiell zu Digoxin demethyliert. Auch bei diesen Digoxin-Derivaten muss daher mit der Wechselwirkung gerechnet werden.

Der Interaktionsmechanismus zwischen Diltiazem und Digoxin ist unbekannt. In-vitro-Untersuchungen lassen vermuten, dass Diltiazem P-Glykoprotein nicht in relevantem Ausmaß hemmt (51). Dies wird allerdings kontrovers diskutiert (187).

Vermutlich inhibiert Gallopamil P-Glykoprotein. Das Ausmaß der Plasmaspiegelerhöhung von Digoxin ist allerdings wesentlich geringer ausgeprägt als bei Verapamil.

Digitoxin: Die Elimination von Digitoxin ist im Gegensatz zu Digoxin unabhängig von der renalen Funktion. Als Grund für erhöhte Plasmaspiegel bei gleichzeitiger Einnahme von Verapamil und Diltiazem wird eine beeinträchtigte extrarenale Clearence vermutet (10).

Auswirkung/Effekt der Interaktion: Aufgrund erhöhter Plasmaspiegel der Herzglykoside können Überdosierungssymptome auftreten (10, 50, 51). Diese sind gastrointestinale (Übelkeit, Erbrechen) und neurotoxische Störungen (Schwindel, Müdigkeit, Farbensehen (gelb), Gesichtsfeldausfälle) sowie Herzrhythmusstörungen. Außerdem ist ein additiver kardiodepressiver Effekt mit Bradykardie, Herzinsuffizienz und Blutdruckabfall möglich.

Risikofaktoren/-patienten: Hohe Dosierung der Calciumantagonisten; hohe Plasmaspiegel der Herzglykoside.

Zeit bis zum Einsetzen der Interaktion: Verzögert, innerhalb einiger Tage.

Datenlage: Digoxin und Verapamil: Bei der Behandlung mit Verapamil werden Digoxin-Plasmakonzentrationen bei den meisten Patienten erhöht. Die Digoxin-

Plasmaspiegel steigen während der ersten Woche unter der gleichzeitigen Behandlung mit Verapamil kontinuierlich an. So waren nach zwei Wochen gleichzeitiger Einnahme von 240 mg Verapamil pro Tag die Digoxin-Plasmaspiegel bei 49 Patienten mit Vorhofflimmern um 72 Prozent erhöht. Die Erhöhung trat bei den meisten Patienten auf und zeigte sich zum größten Teil schon innerhalb der ersten sieben Tage. Bei Gabe von 160 mg Verapamil waren die Digoxin-Plasmaspiegel um etwa 40 Prozent erhöht (10, 188).

Digoxin und Diltiazem: In einer Reihe von Studien wurden keine erhöhten Digoxin-Plasmaspiegel nach Gabe von Diltiazem beobachtet, in anderen Studien wurden dagegen um 20 bis 80 Prozent erhöhte Digoxin-Plasmaspiegel gemessen (10). So zeigte eine Untersuchung bei acht Patienten mit Herzinsuffizienz eine 50 prozentige Erhöhung der AUC von Digoxin nach Gabe von 180 mg Diltiazem und 250 μg Digoxin pro Tag (189).

Digoxin und Gallopamil: Bei gleichzeitiger Gabe von 50 mg Gallopamil und 375 μg Digoxin pro Tag über 2 Wochen waren die Digoxin-Plasmakonzentrationen bei zwölf Probanden nur um 16 Prozent erhöht (190).

Digitoxin und Verapamil: Acht von zehn Patienten hatten bei Einnahme von 240 mg Verapamil pro Tag im Mittel um 35 Prozent erhöhte Digitoxin-Plasmaspiegel (von 14 bis 97 Prozent) (10).

Digitoxin und Diltiazem: Fünf von zehn Patienten zeigten nach Einnahme von 180 mg Diltiazem pro Tag eine im Mittel 21-prozentige Erhöhung der Digitoxin-Plasmaspiegel (von 6 bis 31 Prozent) (10).

Klinische Relevanz der Interaktion und mögliche Maßnahmen: Bei einer Kombination von Calciumantagonisten vom Verapamil-Typ sowie Diltiazem und Herzglykosiden ist ein additiver kardiodepressiver Effekt möglich. Des Weiteren zeigen sich erhöhte Plasmakonzentrationen der Herzglykoside in unterschiedlichem Ausmaß. Die Interaktion zwischen Verapamil und Digoxin ist gut belegt, klinisch relevant und tritt bei den meisten Patienten auf. Die Digoxin-Plasmakonzentrationen werden von 160 mg Verapamil pro Tag um etwa 40 Prozent und von 240 mg pro Tag um etwa 70 Prozent erhöht. Die Interaktion zwischen Digoxin und Diltiazem wurde in einigen Studien untersucht. Dabei wurden nur zum Teil erhöhte Digoxin-Plasmaspiegel gefunden. Die Ursache ist nicht bekannt. Gallopamil erhöht die Plasmaspiegel von Digoxin in geringem Ausmaß.

Die Datenlage zur Interaktion zwischen Digitoxin und Verapamil ist lückenhaft, die Wechselwirkung scheint aber belegt. Es wurde eine Erhöhung der Digitoxin-Plasmaspiegel um 35 Prozent beobachtet. Die Daten zur Interaktion zwischen Digitoxin und Diltiazem sind sehr begrenzt; dabei haben sich allerdings nur geringe Erhöhungen der Plasmakonzentration von Digitoxin gezeigt. Die abzuleitenden Maßnahmen sind insbesondere vom Indikationsgebiet des Herzglykosids abhängig.

Eine Kombination von negativ inotropen Calciumantagonisten und Herzglykosiden wird bei Herzinsuffizienz nicht empfohlen.

Nach der Nationalen Versorgungsleitlinie Herzinsuffizienz sollen bei multimorbiden Patienten mit chronisch systolischer Herzinsuffizienz grundsätzlich auch ohne Einnahme von Herzglykosiden negativ inotrope Calciumantagonisten (Diltiazem, Calciumantagonisten vom Verapamil-Typ) vermieden werden (143),

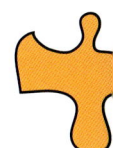

da sie mit einer erhöhten Sterblichkeit assoziiert sind. Bestehende Therapien mit diesen Calciumantagonisten sollten diese bei Diagnosestellung einer Herzinsuffizienz beendet werden. In Ausnahmefällen können Patienten mit einer begleitenden arteriellen Hypertonie oder einer symptomatischen koronaren Herzkrankheit langsam anflutende Dihydropyridine (Amlodipin und Felodipin) zur Blutdruckeinstellung bzw. zur Therapie der Angina-pectoris-Beschwerden erhalten. Auch bei den Dihydropyridinen ist allerdings in Abhängigkeit vom Arzneistoff eine pharmakokinetische Interaktion mit Herzglykosiden möglich. Amlodipin interagiert allerdings nicht und Felodipin verursacht kleine, aber normalerweise nicht klinisch relevante Digoxin-Plasmaspiegelkonzentrationen (10).

Werden Herzglykoside zur Reduktion der Kammerfrequenz bei Vorhofflimmern eingesetzt und erscheint eine Kombination mit Calciumantagonisten vom Verapamil-Typ oder Diltiazem notwendig, werden folgende Maßnahmen empfohlen:

Bei gleichzeitiger Behandlung mit Digoxin und Verapamil treten bei nahezu allen Patienten nach zwei bis sieben Tagen mehr oder weniger stark erhöhte Digoxin-Plasmakonzentrationen auf. Dies ist auch für Acetyldigoxin und Metildigoxin wahrscheinlich. Daher sollte bei Digoxin und Derivaten als Alternative Digitoxin, das zudem bei einer Niereninsuffizienz nicht in der Dosis angepasst werden muss, erwogen werden. Bei kombinierter Gabe ist die Digoxindosis um ca. 30 bis 50 Prozent zu verringern und die Plasmaspiegel von Digoxin sind vor und am fünften bis siebten Tag nach Zugabe dieser Pharmaka zu kontrollieren (10). Eine erneute Kontrolle der Plasmaspiegel sollte nach zwei bis drei Wochen vorgenommen werden. Auch bei β-Acetyldigoxin und Metildigoxin sollten eine Dosisreduktion und ein Monitoring durchgeführt werden.

Patienten, die gleichzeitig Digoxin und Diltiazem einnehmen, sollten engmaschig auf Zeichen einer Digitalisintoxikation gemonitort werden (10). Bei einem Verdacht auf eine Digitalisintoxikation ist eine Bestimmung der Digoxin-Plasmaspiegel sinnvoll. Diese Vorsichtsmaßnahmen sind auch bei gleichzeitiger Einnahme von Digitoxin und Verapamil oder Diltiazem anzuraten, auch wenn hier die Wahrscheinlichkeit für eine klinisch relevante Interaktion geringer ist. Gallopamil ist die Substanz mit dem geringsten Interaktionspotenzial. Darüber hinaus sollte der Patient auf mögliche additive kardiodepressive Effekte bei allen oben besprochenen Kombinationen aus Herzglykosid und Calciumantagonist vom Verapamil-Typ oder Diltiazem überwacht werden.

4.4.3. Calciumantagonisten vom Verapamil-Typ und Diltiazem und Statine

Interaktionsmechanismus: Bei der Interaktion zwischen Statinen und Calciumantagonisten vom Verapamil-Typ sowie Diltiazem handelt es sich wahrscheinlich um eine pharmakokinetische Wechselwirkung. Diltiazem und Verapamil inhibieren CYP3A4, das für die Metabolisierung von Lovastatin, Simvastatin und auch in geringerem Ausmaß für Atorvastatin verantwortlich ist. Daher ist es wahrscheinlich, dass die beobachteten erhöhten Statin-Plasmaspiegel über diesen Mechanismus zu erklären sind (10, 20, 51). Die Interaktion ist aufgrund des unterschiedlichen Metabolisierungsmusters nicht für alle Statine zu erwarten (siehe Tabelle 34). Simvastatin, Lovastatin und Atorvastatin werden hauptsächlich über CYP3A4 metabolisiert (79). Allerdings unterliegen Lovastatin und Simvastatin einem stärkeren First-Pass-Metabolismus (90 Prozent oder mehr) über CYP3A4 in der Darmwand und der Leber als Atorvastatin (191). Studien zur Metabolisierung von Statinen zeigen daher, dass bei Simvastatin sowie Lovastatin und gleichzeitiger Einnahme von CYP3A4-Inhibitoren eher erhöhte Plasmakonzentrationen auftreten als bei Atorvastatin (192). Für Fluvastatin und Pravastatin ist diese Interaktion wahrscheinlich nicht relevant. Der Metabolismus von Fluvastatin wird durch das Isoenzym CYP2C9 katalysiert und Pravastatin wird nicht durch Enzyme der Cytochrome-P450-Familie metabolisiert (79). Diese beiden Substanzen stellen somit relativ sichere Alternativen für die gleichzeitige Behandlung von Verapamil und einem Cholesterol-Synthese-Hemmer dar. Für das seit Januar 2009 auf dem Markt befindliche Rosuvastatin ist eine Interaktion ebenfalls unwahrscheinlich, da der Arzneistoff nur einem begrenzten Metabolismus unterliegt.

Auswirkung/Effekt der Interaktion: Aufgrund erhöhter Plasmakonzentrationen der Statine, die über CYP3A4 verstoffwechselt werden, ist das Risiko für Myopathien und Rhabdomyolysen erhöht. Symptome für Myopathien sind Muskelschmerzen und Muskelschwäche. Bei einer Rhabdomyolyse treten eine Dunkelfärbung des Urins durch Myoglobinurie sowie eine massiv erhöhte Creatinkinase-Aktivität (10- bis 100fach und mehr) und eventuell Nierenversagen auf.

Risikofaktoren/-patienten: Höheres Lebensalter; hypothyreote Patienten; eingeschränkte Nierenfunktion; vorbestehende hereditäre Muskelkrankheiten; (möglicherweise) weibliches Geschlecht.

Zeit bis zum Einsetzen der Interaktion: Die Symptome treten verzögert, möglicherweise erst nach mehrwöchiger gleichzeitiger Behandlung auf.

Datenlage: Die Datenlage zu dieser Interaktion ist limitiert, es existieren relativ wenige Untersuchungen. In einer Studie mit zwölf Probanden wurden 240 mg Verapamil pro Tag verabreicht. An Tag zwei wurden zusätzlich 40 mg Simvastatin eingenommen (10). Es wurde eine 4,6-fache Erhöhung der AUC von Simvastatin sowie eine 2,6-fache Erhöhung der maximalen Serumspiegel beobachtet. Zusätzlich wurde die Halbwertszeit etwa verdoppelt (193). In einer weiteren Studie, ebenfalls mit zwölf Probanden, konnte bei gleichzeitiger Einnahme von 480 mg Verapamil und 40 mg Simvastatin pro Tag eine fünffache Erhöhung der Serumspiegel sowie eine vierfache Erhöhung der AUC nachgewiesen werden (194).

Auch Diltiazem scheint den Metabolismus der Statine, die über CYP3A4 verstoffwechselt werden, ähnlich wie Verapamil zu beeinflussen (195). Eine Studie zur gleichzeitigen Gabe von Diltiazem (240 mg täglich über 2 Wochen) und Simvastatin (20 mg einmalig) mit zehn Probanden zeigte eine fünffache Erhöhung der AUC sowie eine vierfache Erhöhung der maximalen Serumspiegel von Simvastatin (196). Dass Diltiazem auch mit Lovastatin interagiert, konnte in einer weiteren Studie gezeigt werden; hier kam es zu einer etwa vierfachen

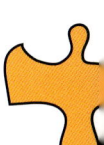

Erhöhung der AUC und der maximalen Serumspiegel. Die Pharmakokinetik von Pravastatin war hingegen nicht betroffen (197). Zu der Interaktion zwischen Atorvastatin und Diltiazem liegen zwei Fallberichte vor. Bei einem 60-jährigen Mann, der täglich 20 mg Atorvastatin einnahm, entwickelte sich 3 Wochen nach dem Start einer Diltiazemeinnahme eine Rhabdomyolyse (198).

Zudem liegen einige Fallberichte zu aufgetretenen Rhabdomyolysen bei Simvastatin, Lovastatin und Atorvastatin bei gleichzeitiger Einnahme von Verapamil oder Diltiazem vor (10).

Zu Gallopamil, einem Analogon von Verapamil, können zurzeit aufgrund mangelnder Daten keine genauen Aussagen bezüglich dieser Interaktion getroffen werden. Sehr wahrscheinlich kommt es aber nicht zu einer relevanten Interaktion, da Gallopamil CYP3A4 nicht signifikant inhibiert.

Klinische Relevanz der Interaktion und mögliche Maßnahmen: Bei gleichzeitiger Gabe von Simvastatin und Lovastatin sowie Diltiazem oder Verapamil wurden relevante Plasmaspiegelerhöhungen beobachtet. Zudem liegen Fallberichte zu Rhabdomyolysen bei Simvastatin, Lovastatin und Atorvastatin aufgrund dieser Interaktion vor. Verapamil und Diltiazem gehören allerdings zu den schwachen CYP3A4-Inhibitoren (199). Auswertungen großer klinischer Langzeitstudien wie z. B. der 4S (Scandinavian Simvastatin Survival Study)-Studie und der Heart Protection Studie, bei denen eine Tagesdosis von 40 mg Simvastatin verabreicht wurde, zeigten kein erhöhtes Risiko für Myopathien bei gleichzeitiger Einnahme mit CYP3A4 inhibierenden Calciumantagonisten.

Eine gleichzeitige Gabe von Verapamil oder Diltiazem mit Simvastatin, Lovastatin oder auch Atorvastatin muss daher nicht grundsätzlich vermieden werden, sollte allerdings nur mit Vorsicht erfolgen. Vor dem Hintergrund, dass nicht interagierende Alternativen, vor allem bei der Wahl des Statins, zur Verfügung stehen, empfiehlt es sich – wenn möglich – auf eine gleichzeitige Gabe dieser Substanzen zu verzichten und so ein mögliches Interaktionsrisiko zu vermeiden. Bei den Cholesterol-Synthese-Hemmern Fluvastatin, Pravastatin und Rosuvastatin wird die beschriebene Interaktion nicht erwartet. Auf der Seite der Calciumantagonisten besteht eventuell die Möglichkeit, auf ein Dihydropyridin-Derivat auszuweichen.

Werden Verapamil oder Diltiazem mit Simvastatin oder Lovastatin kombiniert, sollte bei Simvastatin eine Tageshöchstdosis von 20 mg und bei Lovastatin eine von 40 mg nicht überschritten werden (51).

Patienten, die Statine einnehmen, sollten über das Risiko einer Myopathie informiert werden und bei Beschwerden wie Muskelschmerzen oder Muskelschwäche sowie dunklem Urin umgehend ihrem Arzt aufsuchen. Bei bestehenden Beschwerden sollte die Creatinkinase-Aktivität überwacht werden: Bei einem Anstieg um mehr als das Zehnfache des oberen Normwertes (> 700 U/l) oder aber intolerablen Muskelbeschwerden muss das Statin abgesetzt werden. Bei einem geringeren Anstieg oder schwächeren Beschwerden sollte die Statindosis reduziert und der Patient bzw. die Creatinkinase-Aktivität engmaschig kontrolliert werden (51).

4.5. Diuretika

Kaliumsparende Diuretika

Zu den kaliumsparenden Diuretika gehören Aldosteronantagonisten wie Spironolacton und Triamteren sowie Amilorid. Spironolacton ist ein kompetitiver Antagonist des Mineralcorticoids Aldosteron. Durch eine Verminderung der Resorption von Natrium im Tubulussystem eines Nephrons der Nieren wird die Ausscheidung von Natrium und Chlorid verstärkt, während die Ausscheidung von Kalium gesenkt wird. Hauptindikationen für Spironolacton sind die Behandlung des primären oder sekundären Hyperaldosteronismus sowie die Therapie von Ödemen bei chronischer Herzinsuffizienz. Die Ergebnisse der RALES-Studie (Randomized Aldactone Evaluation Study Investigation) von 1999 zeigen, dass niedrig dosiertes Spironolacton (12,5–50 mg) zusätzlich zu einer Basistherapie aus ACE-Hemmern plus Schleifendiuretikum im Vergleich zu Placebo zu einer Verbesserung der Symptomatik und zu einer signifikanten Senkung der Mortalität bei Patienten mit Herzinsuffizienz um 30 Prozent führt (200). Auch bei der RALES-Subgruppe mit bestehender Betablockertherapie hatte Spironolacton den gleichen Effekt. Eine Hyperkaliämie-Entwicklung ist hierbei selten, aber möglich. Während der Therapie mit Spironolacton muss der Serumkaliumspiegel kontrolliert werden, weil auch bei gleichzeitiger Therapie mit Thiaziden oder Schleifendiuretika eine Hyperkaliämie auftreten kann.

Durch die Ergebnisse der Studie lassen sich die in den letzten Jahren kontinuierlich ansteigenden Verordnungszahlen von Spironolacton-Monopräparaten erklären. 2008 wurden 79 Millionen definierte Tagesdosen (DDD) zu Lasten der GKV verordnet; im Vergleich hierzu lagen die Zahlen 1998 bei 32 Millionen (55). Ein weiterer Aldosteronantagonist, der seit 2004 erhältlich ist, ist Eplerenon. Diese Substanz hat allerdings in Europa nur eine eingeschränkte Zulassung für die Anwendung bei stabilen Patienten mit linksventrikulärer Dysfunktion (LVEF ≤ 40 Prozent) und klinischen Zeichen einer Herzinsuffizienz nach kürzlich aufgetretenem Herzinfarkt zusätzlich zu einer Standardtherapie, die Betablocker einschließt.

Weitere kaliumretinierende Diuretika sind Triamteren und Amilorid. Sie wirken über eine direkte Hemmung der Natriumpumpe im distalen Abschnitt des Tubulussystems eines Nephrons der Nieren. Dies führt zu einer Steigerung der Ausscheidung von Natrium, Chlorid und auch Hydrogencarbonat sowie einer Hemmung der Kaliumsekretion. Anwendungsgebiete von Triamteren sind arterielle Hypertonie, kardiale, hepatogene oder nephrogene Ödeme und chronische Herzinsuffizienz. Amilorid ist wie Triamteren nur als Kombinationspräparat (in der Regel kombiniert mit Hydrochlorothiazid) auf dem Markt. Es wird bei arterieller Hypertonie sowie kardialen und hepatischen Ödemen eingesetzt.

Bei den kaliumretinierenden Diuretika stehen Interaktionen aufgrund der kaliumsparenden Wirkung im Vordergrund. Mit anderen, auch den Kaliumspiegel erhöhenden Arzneistoffen, sind additive Effekte zu erwarten. Dies sind zum Beispiel ACE-Hemmer, Angiotensin-II-Rezeptor-Antagonisten, Ciclosporin, Kalium und NSAR. Des Weiteren kann die blutdrucksenkende Wirkung kaliumsparender Diuretika durch NSAR abgeschwächt werden.

Die häufigsten Interaktionsmeldungen, die kaliumsparende Diuretika betreffen, sind:

- Diuretika, kaliumsparende und ACE-Hemmer/Angiotensin-II-Rezeptor-Antagonisten,
- Diuretika, kaliumsparende und Kaliumsalze,
- Diuretika und NSAR (siehe Antihypertensiva und NSAR, Kapitel 4.1.).

Kaliuretische Diuretika

Bei den kaliuretischen Diuretika unterscheidet man zwischen Schleifen- und Thiaziddiuretika. Die Schleifendiuretika machten 2008 bei den Monopräparaten fast 60 Prozent der verordneten Tagesdosen aller Diuretika aus, die Tendenz ist weiter steigend. 2008 wurden 1.124 Millionen DDD Schleifendiuretika zu Lasten der GKV verordnet (55). Der Anteil von Furosemidpräparaten ist hierbei erstmals geringer als der von Torasemidpräparaten.

Das Verordnungsvolumen von Thiaziden als Monopräparate ist seit einigen Jahren stabil, während Kombinationspräparate mehr und mehr zurückgehen. 2008 lag das Verordnungsvolumen der Monopräparate bei 448 Millionen DDD zu Lasten der GKV (55). Die vier am häufigsten verordneten Thiazide sind Hydrochlorothiazid, Xipamid, Indapamid und Chlortalidon.

Schleifendiuretika wirken über eine reversible Hemmung des $Na^+/K^+/Cl^-$ Carriers im dicken Abschnitt des aufsteigenden Schenkels der Henle-Schleife (1). Der Wirkort der Thiazide ist der frühdistale Tubulus, hier blockieren sie den Na^+/Cl^-Kotransporter in der luminalen Zellmembran (201). Die häufigste unerwünschte Wirkung von Schleifendiuretika und Thiaziden ist eine dosisabhängige Hypokaliämie aufgrund eines verstärkten renalen Kaliumverlustes.

Die Hauptindikationen kaliuretischer Diuretika, die zu einer Verminderung des Extrazellulärvolumens durch eine vermehrte Ausscheidung von Salz und Wasser führen, sind arterielle Hypertonie, Herzinsuffizienz sowie Ödeme kardialer, hepatischer und renaler Genese (55). In einer Meta-Analyse aus dem Jahr 2003 von 42 klinischen Studien stellten niedrig dosierte Diuretika sogar die wirksamste Behandlung zur Senkung der kardiovaskulären Morbidität und Mortalität der Hypertonie dar (202).

> Sowohl Schleifen- als auch Thiaziddiuretika zeigen vor allem pharmakody-
> namische Wechselwirkungen. Bei Herzglykosiden kann die unerwünschte
> arrhythmogene Nebenwirkung durch eine Diuretika-indizierte Hypokaliämie
> verstärkt sein. Bei gleichzeitiger Einnahme mit Glucocorticoiden ist das
> Risiko für Hypokaliämien erhöht. In Kombination mit Aminoglykosiden
> und Platinverbindungen können Häufigkeit und Schwere von Oto- und
> Nephrotoxizität (Tubulusschädigung) zunehmen. Des Weiteren kann die
> blutdrucksenkende Wirkung kaliuretischer Diuretika durch NSAR abge-
> schwächt werden.
>
> Die häufigsten Interaktionsmeldungen, die kaliumsparende Diuretika
> betreffen, sind:
>
> - Diuretika, kaliuretische und NSAR,
> - Diuretika, kaliuretische und Glucocorticoide.

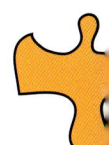

4.5.1. Hyper- und Hypokaliämie

Interaktionen, die den Kaliumspiegel beeinflussen, können sowohl zu einer Hyperkaliämie als auch zu einer Hypokaliämie führen.

Der Gesamtkaliumgehalt im Körper beträgt ca. 3.000 mmol/l, von denen sich ca. 98 Prozent intrazellulär befinden. Ein normaler Serum-Kaliumwert von Erwachsenen liegt zwischen 3,6 und 5,0 mmol/l. Der Körper scheidet täglich zwischen 50 und 100 mmol aus, wobei die Niere das wichtigste Organ der Kalium-Homöostase ist (203). Die Deutsche Gesellschaft für Ernährung empfiehlt Erwachsenen und Jugendlichen eine tägliche Aufnahme von 51,2 mmol Kalium (entspricht 2.000 mg). Die zelluläre Aufnahme von Kalium wird durch Katecholamine, Insulin und Alkalose gesteigert (203). Umgekehrt tritt Kalium bei Azidose und hoher Serumosmolarität aus den Zellen aus. Aldosteron fördert die renale Rückresorption von Natrium (und damit von Wasser) im Austausch gegen Kalium- und Wasserstoffionen.

Der Gradient zwischen intrazellulärem und extrazellulärem Kalium ist wichtig zur Aufrechterhaltung des Membranpotenzials. Schon kleine Änderungen der Konzentration des extrazellulären Kaliums können Auswirkungen auf das kardiovaskuläre und neuromuskuläre System haben (203).

Hypokaliämie

Von einer Hypokaliämie spricht man, wenn der Kaliumspiegel des Serums unter 3,5 mmol/l liegt. Wie bei anderen Elektrolyt-Störungen ist nicht nur das Ausmaß der Abweichung, sondern auch die Geschwindigkeit, mit der die Serum-Kalium-Spiegel erniedrigt werden, von Bedeutung. Langsame Veränderungen verlaufen symptomärmer; teilweise können bei langsamen Veränderungen sehr niedrige Serum-Kalium-Werte gut toleriert werden (203).

Eine Hypokaliämie hat Auswirkungen auf das neuromuskuläre, kardiovaskuläre, gastrointestinale oder auch renale System. Symptome sind zum Beispiel

Muskelschwäche (zunächst besonders in den Beinen), Muskelkrämpfe, Parästhesien, Hypotonie, Herzrhythmusstörungen, Übelkeit und Obstipation (mit
Magen-Darmatonie) sowie Nephropathien (203, 204). Die Ursachen, die zu
einem Kaliummangel führen können, sind vielfältig. Grundsätzlich lassen sich die
drei Entstehungsmechanismen verminderte Kaliumzufuhr, Umverteilungsstö-
rungen (intra-extrazellulär) und erhöhte Kaliumausscheidung unterscheiden. Bei
dem Verlust von Kalium wird darüber hinaus zwischen renalem und enteralem
Kaliumverlust differenziert. In Tabelle 20 sind die möglichen Ursachen, die zu
einer Hypokaliämie führen können, zusammengefasst.

Tabelle 20: *Mögliche Ursachen einer Hypokaliämie (10, 203, 205)*

Renale Kaliumverluste	Diuretika (Schleifen-, Thiaziddiuretika)
	Glucocorticoide
	Lakritzabusus
Enterale Kaliumverluste	Erbrechen (Anorexia nervosa)
	Diarrhö (Darminfekt)
	Laxanzienabusus
	Enterale Fisteln
	Sondenableitungen (Galle, Dünndarm, Pankreas)
Verminderte Kaliumzufuhr	Mangelernährung
	Parenterale Ernährung
	Absorptionsstörung
	Alkoholismus
Shift von Kalium vom Extrazellulär- in den Intrazellulärraum	Alkalose
	Insulin

Bei der Therapie der Hypokaliämie steht die Behandlung der Ursache im Vordergrund. Daneben wird in der Regel aufgrund der möglichen schwerwiegenden
und manchmal sogar lebensbedrohlichen Symptomatik eine Kaliumsubstitution
durchgeführt, entweder oral oder intravenös (203). Für die orale Kaliumsubstitution ist Kaliumchlorid das Mittel der Wahl.

Hyperkaliämie

Von einer Hyperkaliämie spricht man, wenn die Serum-Kaliumwerte über
5,0 mmol/l liegen. Neben der absoluten Höhe der Serum-Kalium-Konzentration
ist auch bei der Hyperkaliämie die Geschwindigkeit, mit der die Veränderung
stattfindet, von großer Bedeutung. Eine Hyperkaliämie kann sich schnell, innerhalb einiger Tage, entwickeln. Bei chronischer, also langsamerer Erhöhung,
werden Serum-Kalium-Konzentrationen toleriert, die bei akuter Veränderung
letal sein können. Eine akute Hyperkaliämie ist somit gefährlicher als eine chro-

nische (203). In der Regel sind Kaliumwerte über 6,5 mmol/l bedrohlich, Werte über 8 mmol/l oft tödlich (51).

Da die Kaliumausscheidung zu etwa 90 Prozent über die Nieren erfolgt, bedeutet jede renale Funktionsstörung ein erhöhtes Risiko für eine Hyperkaliämie (206). Bei akutem Nierenversagen findet man fast immer eine Hyperkaliämie.

Symptome einer Hyperkaliämie sind Herz-Kreislauf- (Arrhythmien, Blutdruckabfall, Herzstillstand) und neuromuskuläre Beschwerden (Muskelschwäche, besonders an den unteren Extremitäten, distal beginnende Parästhesien). Die Auswirkungen einer Hyperkaliämie werden durch eine gleichzeitig vorliegende Azidose, Hypocalcämie oder Hyponaträmie verstärkt (203). Insbesondere zu Beginn einer Hyperkaliämie kann diese allerdings bei vielen Patienten symptomarm verlaufen. Oft wird ein deutlich erhöhter, aber symptomloser Serum-Kaliumwert zufällig im Rahmen einer Labordiagnostik entdeckt (206).

Prädisponierende klinische Umstände und Erkrankungen, die zu einer Hyperkaliämie führen können, sind in Tabelle 21 aufgeführt.

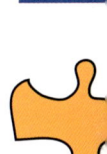

Tabelle 21: *Faktoren, die die Entstehung einer Hyperkaliämie verursachen oder begünstigen (206)*

Störung der renalen Elimination	Akute und chronische Niereninsuffizienz Nebennierenrinden-Insuffizienz
Pharmakologische Ursachen	Kaliumsparende Diuretika (Amilorid, Triamteren) Aldosteron-Antagonisten (Spironolacton, Eplerenon) ACE-Hemmer
Enterale oder parenterale Erhöhung der Kalium-Zufuhr	Kaliumreiche Infusionen Kaliumhaltige Mineralstoffpräparate Kaliumhaltige Arzneimittel (z. B. Antibiotika) Kaliumreiche Nahrungsmittel (siehe Tabelle 22)
Shift von Kalium vom Intrazellulär- in den Extrazellulärraum	Zellzerfall (z. B. durch Tumorgewebsuntergang, Rhabdomyolyse, Hämolyse) Azidose Insulinmangel, Hyperglykämie

In Abbildung 22 ist dargestellt, welche Arzneistoffe den Kaliumspiegel über Beeinflussung des Renin-Angiotensin-Aldosteron-Systems erhöhen können.

Die Therapie der Hyperkaliämie richtet sich nach Ausmaß und Geschwindigkeit ihres Auftretens. Bei chronischer Hyperkaliämie ist die primäre Maßnahme die Einleitung einer kaliumarmen Diät (Tabelle 22) sowie das Weglassen des evtl. auslösenden Pharmakons. Bei einer Hyperglykämie als Ursache einer Hyperkaliämie wird im ersten Schritt versucht, die Normoglykämie wieder herzustellen. Außerdem kann der Kaliumspiegel durch eine forcierte Diurese (z. B. mit Furosemid und Flüssigkeitsersatz) oder eine Hemmung der enteralen Kalium-Resorption durch Gabe eines Kationenaustauschers (z. B. Natrium-Polystyrensulfonat) oral oder auch rektal gesenkt werden.

Bei Auftreten einer akuten Hyperkaliämie können zur Behandlung je nach Schweregrad Dialyseverfahren, Natriumhydrogencarbonat- und/oder Glucose-Altinsulin-Infusionen, Furosemid oder Kationenaustauscher eingesetzt werden (51).

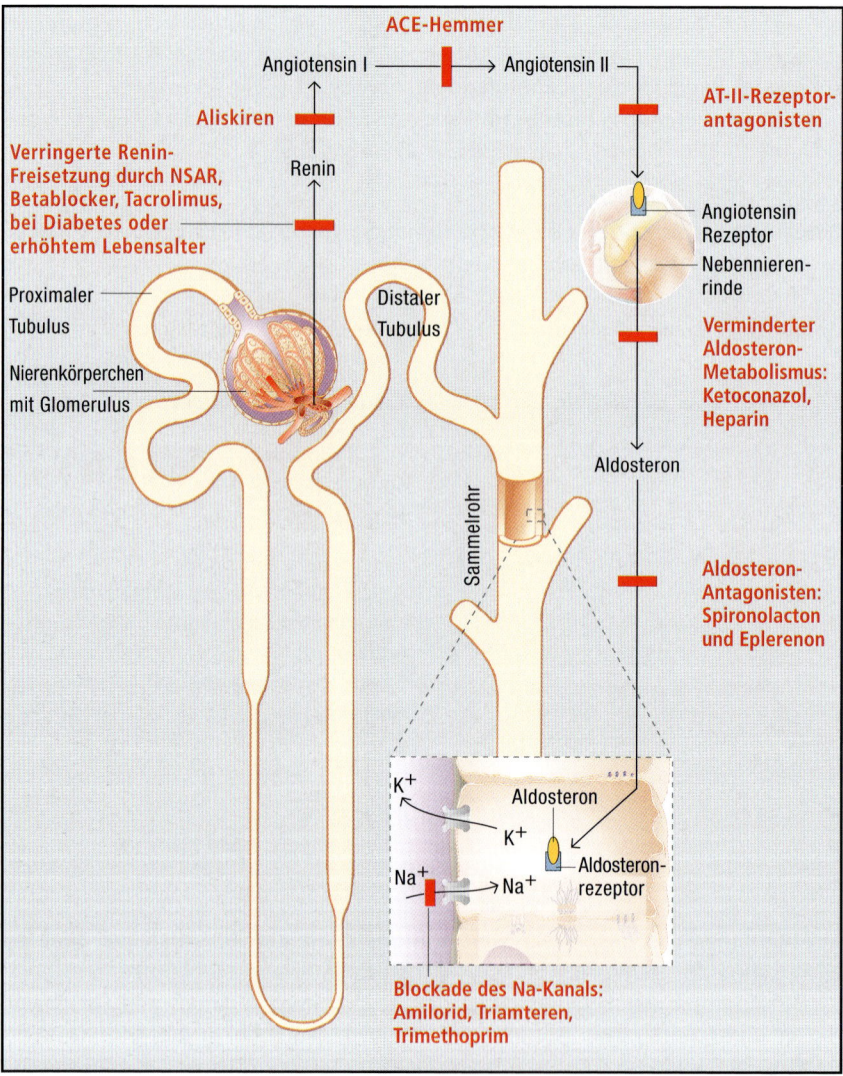

Abbildung 22: *Das Renin-Angiotensin-Aldosteron-System und die Regulation der Kaliumausscheidung über die Niere (modifiziert nach 134)*

Tabelle 22: *Übersicht über den Kaliumgehalt verschiedener Nahrungsmittel (mod. nach (207))*

Nahrungsmittel	Kaliumgehalt (mg/100 g)
Sojamehl	1.870
Aprikosen, getrocknet	1.370
Bohnen, weiß	1.310
Banane, getrocknet	1.140
Kartoffel-Chips	1.000
Weizenkeime	837
Sonnenblumenkerne	725
Spinat	633
Kartoffeln, geröstet (Bratkartoffeln)	590
Walnüsse	544
Avocado	503
Steinpilze	486
Vollmilchschokolade	471
Forelle	465
Kartoffeln, frisch	443
Knäckebrot	436
Schweinefleisch	418
Banane	393
Rindfleisch	370
Hering	360
Geflügelfleisch	359

4.5.2. Diuretika, kaliumsparende und ACE-Hemmer/Angiotensin-II-Rezeptor-Antagonisten (siehe Kapitel 4.2.2.)

4.5.3. Diuretika, kaliumsparende und Kaliumsalze

Kaliumsalze werden bei Kaliummangelzuständen gegeben (Kaliumserumkonzentration < 3,5 mmol/l) oder auch vorbeugend angewendet bei gleichzeitiger Einnahme von Diuretika, die zu einer vermehrten Kaliurese führen.

Interaktionsmechanismus: Bei der Interaktion zwischen kaliumsparenden Diuretika und Kalium handelt es sich um eine pharmakodynamische Interaktion. Aldosteron-Antagonisten senken die Ausscheidung von Kalium durch eine

Verminderung der Resorption von Natrium im Tubulussystem der Niere und können daher den Serum-Kalium-Spiegel erhöhen. Triamteren und Amilorid reduzieren die Kaliumsekretion durch eine Hemmung der Natriumpumpe des tubulären Systems. Die Erhöhung des Serum-Kalium-Spiegels durch Aldosteron-Antagonisten erfolgt dosisabhängig (208, 209).

Auswirkung/Effekt der Interaktion: Bei einer gemeinsamen Einnahme von kaliumretinierenden Diuretika und Kaliumsalzen ist das Risiko für eine Hyperkaliämie erhöht. Symptome einer Hyperkaliämie können z. B. Arrhythmien, Blutdruckabfall, Muskelschwäche (besonders in den unteren Extremitäten) sowie distal beginnende Parästhesien sein.

Risikofaktoren/-patienten: Niereninsuffizienz; höheres Lebensalter (Minderung der Nierenfunktion); hohe Dosierungen von Spironolacton (> 25 mg/d) und Eplerenon (> 50 mg/d); Kaliumserumkonzentrationen vor Beginn der Therapie von > 4,5 mmol/l; Diabetes mellitus; fortgeschrittene Herzinsuffizienz; Einnahme von Arzneimitteln, die auch Einfluss auf die Kalium-Homöostase haben, z. B. ACE-Hemmer, Angiotensin-II-Rezeptor-Antagonisten, NSAR.

Zeit bis zum Einsetzen der Interaktion: Hierzu ist keine präzise Aussage möglich. Die Symptome können sich recht schnell, innerhalb einiger Tage entwickeln.

Datenlage: Bei gemeinsamer Einnahme von Spironolacton oder Triamteren mit Kaliumsalzen kann eine schwere, möglicherweise lebensbedrohliche Hyperkaliämie auftreten (10). Amilorid und Eplerenon weisen höchstwahrscheinlich ein vergleichbares Interaktionspotenzial auf. Bei Einnahme von Spironolacton und Kalium beträgt die Inzidenz einer Hyperkaliämie je nach Untersuchung zwischen 15 bis 50 Prozent (10). Allerdings kann nicht nur die gleichzeitige Behandlung mit kaliumsparenden Diuretika und Kaliumsalzen, sondern auch schon die Therapie mit Spironolacton allein zu einer Hyperkaliämie führen. Bei alleiniger Gabe von Spironolacton liegt die Inzidenz einer Hyperkaliämie bei etwa fünf Prozent (10). Häufig geht sie einher mit einer Minderung der glomerulären Filtrationsrate, die bei der Einnahme von Spironolacton beobachtet wurde und nach Absetzen reversibel war (160). Bei gleichzeitiger Einnahme von Spironolacton und Kalium liegen Fallberichte zu schwerwiegenden und tödlichen Hyperkaliämien vor (20). In einem Fall wurde der Defekt eines Herzschrittmachers durch eine Hyperkaliämie bei gemeinsamer Einnahme von Triamteren mit Hydrochlorothiazid und Kalium ausgelöst (50).

Klinische Relevanz der Interaktion und mögliche Maßnahmen: Die gleichzeitige Behandlung mit Kaliumsalzen und kaliumsparenden Diuretika sollte vermieden werden, es sei denn, eine ausgeprägte Hypokaliämie liegt vor. Dies ist auch dann relevant, wenn zusätzlich kaliuretische Diuretika wie Schleifen- oder Thiaziddiuretika eingenommen werden. Sollte aufgrund einer ausgeprägten Hypokaliämie eine gleichzeitige Gabe indiziert sein, dann sollte ein engmaschiges Monitoring erfolgen. Eine Selbstmedikation mit Kaliumsalzen darf bei Patienten, die kaliumsparende Arzneimittel einnehmen, grundsätzlich nicht erfolgen.

Während der Therapie mit Aldosteron-Antagonisten muss grundsätzlich, auch ohne Interaktion, der Kaliumserumspiegel kontrolliert werden. Vor allem bei Therapiebeginn sollte ein engmaschiges Monitoring sowohl des Serum-Kalium-Wertes als auch der Kreatinin-Clearance durchgeführt werden. Dies ist auch bei gleichzeitiger Behandlung mit Thiaziden oder Schleifendiuretika notwendig, da auch hier eine Hyperkaliämie auftreten kann (55). Es empfiehlt sich, beide Werte vor Beginn der Therapie und dann im Abstand von 1, 4, 8 und 12 Wochen nach Beginn der Therapie zu bestimmen (143). Bei längerer Einnahme können längere Intervalle zwischen den Messungen liegen. Bei gleichzeitiger Gabe von Kalium ist ein solches Monitoring noch wichtiger.

Bei dieser Interaktionsmeldung sollte daher immer abgeklärt werden, ob eine Erst- oder Wiederholungsverordnung vorliegt, wer die Arzneimittel verschrieben hat und ob ein Monitoring der Kaliumserumspiegel durchgeführt wird. Patienten sollten bei der Einnahme eines Aldosteron-Antagonisten darauf hingewiesen werden, sich nicht kaliumreich zu ernähren (Cave: Salzersatzprodukte).

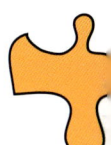

4.5.4. Diuretika, kaliuretische und Glucocorticoide

Interaktionsmechanismus: Bei der Interaktion zwischen kaliuretischen Diuretika und Glucocorticoiden handelt es sich wahrscheinlich um eine pharmakodynamische Interaktion, deren Mechanismus nicht vollständig geklärt ist (51). Glucocorticoide mit mineralocorticoider Wirkung führen zu einer erhöhten Natrium- und Chloridretention über die Niere sowie zu einer vermehrten renalen Exkretion von Kalium (124). Zudem kann bei Glucocorticoiden durch eine Stimulation des Renin-Angiotensin-Systems und einer Inhibition der Wirkung antidiuretischer Hormone eine erhöhte Kaliumausscheidung resultieren. Somit kann es auch bei Glucocorticoiden ohne mineralocorticoide Wirkung zu einem vermehrten Kaliumverlust kommen (124). Da sowohl Glucocorticoide, insbesondere die körpereigenen mit mineralcorticoider Wirkung (zum Beispiel Cortison, Hydrocortison) als auch Schleifen- und Thiaziddiuretika schon für sich genommen zu einer Hypokaliämie führen können, ist ein additiver Effekt beider Interaktionspartner wahrscheinlich (10).

Auswirkung/Effekt der Interaktion: Ein verstärkter Kaliumverlust erhöht die Gefahr einer Hypokaliämie. Symptome einer Hypokaliämie können Schwächegefühl, Schläfrigkeit, Brechreiz oder Obstipation sein.

Risikofaktoren/-patienten: Mangelernährung; parenterale Ernährung; Erbrechen, Durchfall; Laxanzienabusus.

Zeit bis zum Einsetzen der Interaktion: Im Gegensatz zu einer Hyperkaliämie, die sich häufig sehr schnell entwickelt, gehört die Hypokaliämie zu den Interaktionen, die eher verzögert auftreten.

Datenlage: Es existieren nur wenige Studien, die das Ausmaß des additiven Kaliumverlustes bei gleichzeitiger Gabe von Glucocorticoiden und kaliuretischen Diuretika (Schleifen- und Thiaziddiuretika) untersucht haben. In einer Studie erhöhte die gleichzeitige Einnahme beider Substanzen das Risiko einer Hypokaliämie (210). Bei alleiniger Gabe von kaliuretischen Diuretika lag die Inzidenz einer Hypokaliämie bei 20 Prozent. Wurde zusätzlich mit Glucocorticoiden behandelt, stieg die Inzidenz auf 30 Prozent.

Die SHEP (Systolic Hypertension in the Elderly Program)-Studie zeigte, dass Bluthochdruck-Patienten, die mit einem niedrig dosierten Thiazid-Diuretikum behandelt wurden und eine Hypokaliämie über den Beobachtungszeitraum von fünf Jahren entwickelten, ein ähnliches Risiko für kardiovaskuläre oder koronare Zwischenfälle sowie Schlaganfälle hatten wie Patienten unter Placebo (211). Bei Patienten, die mit einem niedrig dosierten Thiazid-Diuretikum behandet wurden und keine Hypokaliämie entwickelten, sank dagegen das Risiko für kardiovaskuläre Zwischenfälle um 51 Prozent, für koronare um 55 Prozent und für Schlaganfälle sogar um 72 Prozent. Die Studie hat damit gezeigt, dass die antihypertensive Therapie mit Thiazid-Diuretika ihre präventive Wirkung auf Herz-Kreislauf-Erkrankungen verliert, wenn Patienten ein Jahr nach Beginn der Behandlung hypokaliämisch sind.

Klinische Relevanz der Interaktion und mögliche Maßnahmen: Die längerfristige Gabe von Glucocorticoiden bei gleichzeitiger Einnahme von Thiaziden kann eine Hypokaliämie auslösen bzw. verstärken. Die antihypertensive Therapie mit Thiazid-Diuretika verliert ihre präventive Wirkung bei einer Hypokaliämie. Bei Patienten, die ein kaliuretisches Diuretikum einnehmen und niedrige Serumkaliumspiegel aufweisen, sollte daher der Kaliumspiegel – wenn klinisch möglich – durch Kaliumsubstitution erst normalisiert werden, bevor mit einer Glucocorticoidtherapie begonnen wird. Um das Risiko einer Hypokaliämie gering zu halten, sollte ein Glucocorticoid mit möglichst geringer mineralcorticoider Wirkung gewählt werden. Dies sind zum Beispiel Betamethason, Dexamethason, Fluocortolon oder auch Triamcinolon (10, 51). Zudem sollte bei längerer gemeinsamer Einnahme ein Monitoring durchgeführt werden (10).

Auch die Darreichungsform des einzunehmenden Glucocorticoids spielt für das Auftreten der Interaktion eine Rolle. Vor allem bei hoch dosierter, systemischer Langzeitanwendung von Glucocorticoiden ist diese Interaktion zu erwarten. Bei inhalativer, nasaler und intraartikulärer Anwendung ist sie nicht ganz auszuschließen, während sie bei Anwendung auf der Haut und am Auge unwahrscheinlich ist (51).

In der Apotheke ist daher für die Beurteilung der Relevanz dieser Interaktion zu hinterfragen, welches Glucocorticoid, in welcher Darreichungsform, über welchen Zeitraum eingesetzt wird. Ergibt sich hieraus ein Risiko für eine Hypokaliämie, sollte geklärt werden, ob ein anderes Glucocorticoid eingesetzt werden kann und ob ein Monitoring der Kaliumwerte erfolgt oder geplant ist.

4.5.5. Diuretika und NSAR (siehe Kapitel 4.1.)

5. Antikoagulanzien

Cumarine (Vitamin-K-Antagonisten) werden seit mehr als 50 Jahren erfolgreich in der Therapie und Prävention von venösen und arteriellen Thromboembolien eingesetzt. In Deutschland nehmen ca. 500.000 Menschen aufgrund unterschiedlicher Erkrankungen Antikoagulanzien ein. Bei der Prophylaxe kardiogener Hirnembolien bei atrialen Thromben und bei arteriosklerotisch bedingten Koronarstenosen sind die Vitamin-K-Antagonisten die wichtigsten ambulant angewendeten Antikoagulanzien (55). Weitere Indikationen der Vitamin-K-Antagonisten sind schwere Linksherzinsuffizienz, künstlicher Herzklappenersatz, schwere Herzrhythmusstörungen und thromboembolische Ereignisse, wie Schlaganfall, Herzinfarkt, Lungenembolien, Thrombosen (z. B. der tiefen Beinvenen) sowie Thrombophilien.

In Deutschland wird hauptsächlich Phenprocoumon und in geringem Ausmaß Warfarin verordnet. Die Verordnungszahlen dieser Arzneimittel haben im Jahr 2008 gegenüber dem Vorjahr leicht zugenommen und lagen bei 428 Millionen DDD zu Lasten der GKV (55).

Cumarine wirken indirekt gerinnungshemmend. Ihre Wirkung beruht auf der Unterbrechung des Vitamin-K-Zyklus durch Hemmung der Vitamin-K-Epoxid-Reduktase (212). Dies führt zu einer Verhinderung der γ-Carboxylierung von Glutaminsäure in Vorstufen von Gerinnungsfaktoren. Hieraus resultiert eine verringerte bzw. eine fehlende Neubildung von Gerinnungsfaktoren in der Leber. Dieser Mechanismus macht verständlich, warum die Wirkung dieser Substanzen erst nach einer Latenzzeit eintritt. Erst, wenn die Konzentration der im Blut bereits vorhandenen Gerinnungsfaktoren unter einen kritischen Wert absinkt, wird die verringerte oder fehlende Neubildung in der Leber manifest.

Warfarin hat eine hohe Bioverfügbarkeit, wird schnell aus dem Gastrointestinaltrakt absorbiert und erreicht maximale Blutspiegel ca. 90 Minuten nach der oralen Gabe. Die Halbwertszeit von Warfarin beträgt 36 bis 42 Stunden; im Organismus zirkuliert es vorwiegend gebunden an Albumin. Die Substanz wird in der Leber über CYP2C9 metabolisiert (213).

Phenprocoumon wird nach oraler Gabe nahezu vollständig aus dem Gastrointestinaltrakt aufgenommen. Maximale Blutspiegel werden nach etwa 2 Stunden erreicht (214). Die Plasmaproteinbindung dieser Substanz ist hoch und liegt bei > 99 Prozent; auch Phenprocoumon ist vorwiegend an Albumin gebunden (215). Die Halbwertszeit ist länger als bei Warfarin; sie liegt bei 150 bis 160 Stunden (216). Die Metabolisierung findet nur zum Teil über CYP2C9 statt, vermehrt wird Phenprocoumon über CYP3A4 abgebaut. Ein Teil der Substanz wird unverändert mit dem Urin ausgeschieden (1).

In Publikationen zu Phenprocoumon und Warfarin fanden sich keine Hinweise auf Unterschiede in Wirksamkeit oder bei den Risiken der Anwendung. Klinische Studien, die direkt einzelne Cumarine miteinander vergleichen, gibt es allerdings nicht (217).

Vitamin-K-Antagonisten gehören zu den Arzneistoffen mit einer geringen therapeutischen Breite. Sowohl eine Wirkungsverminderung als auch eine Wirkungsverstärkung können relevante Folgen haben. Das Ausmaß der Wirkung wird durch genetische sowie andere endogene und exogene Faktoren beeinflusst (213). Ebenso haben zahlreiche Interaktionen mit Arzneimitteln unterschiedlich starke Einflüsse auf die Pharmakokinetik und Pharmakodynamik der Cumarine (218). Aus diesen Gründen kann es zu starken inter- und intraindividuellen Schwankungen der Gerinnungshemmung durch orale Antikoagulanzien kommen. Das bedeutet für die Patienten, dass orale Antikoagulanzien individuell dosiert werden müssen und ein engmaschiges Monitoring der Gerinnungshemmung unerlässlich ist.

Bei den oralen Antikoagulanzien gibt es eine Vielzahl klinisch relevanter Interaktionen. Dabei kann es sich sowohl um pharmakodynamische als auch pharmakokinetische Interaktionen oder aber um eine Kombination beider Mechanismen handeln. Da orale Antikoagulanzien nur eine geringe therapeutische Breite haben, können bereits geringe Veränderungen in der Bioverfügbarkeit signifikante Auswirkungen haben.

Phenprocoumon und Warfarin hemmen die Synthese von Gerinnungsfaktoren und führen so zu einer verminderten Blutgerinnung. Bei kombinierter Gabe mit ebenfalls die Blutgerinnung hemmenden Arzneistoffen kann es zu einer Potenzierung der Wirkung kommen. Dies ist beispielsweise bei gleichzeitiger Einnahme mit NSAR, Salicylaten, Heparinen oder Cephalosporinen der Fall.

Alle Cumarine werden – wenn auch unterschiedlich stark – über das Cytochrom P-450-System metabolisiert. Amiodaron, verschiedene Azol-Antimykotika, Erythromycin, Clarithromycin, Cimetidin oder auch Phenylbutazon inhibieren CYP2C9 und/oder CYP3A4. Diese beiden Isoenzyme sind im Wesentlichen für die Metabolisierung der Cumarine verantwortlich. Bei gemeinsamer Gabe kann über diesen Mechanismus die blutgerinnungshemmende Wirkung erhöht werden. Im Gegenzug können Induktoren von CYP2C9 und CYP3A4 zu einem beschleunigten Abbau der oralen Antikoagulanzien und als Folge zu einer Abnahme der gerinnungshemmenden Wirkung führen. Induktoren sind z. B. Rifampicin, Carbamazepin, Phenytoin oder auch Johanniskraut. Auch bei gleichzeitiger Einnahme von Cumarinen mit anabolen Steroiden, Sexualhormonen, Fibraten und auch Tamoxifen kommt es zu einem gesteigerten antikoagulatorischen Effekt. Die Mechanismen dieser Interaktionen sind allerdings noch unklar.

Die häufigsten Interaktionsmeldungen, die orale Antikoagulanzien betreffen, sind:

- Antikoagulanzien, orale und Heparine,
- Antikoagulanzien, orale und NSAR,
- Antikoagulanzien, orale und Salicylate (hoch dosiert, niedrig dosiert, äußerlich),
- Antikoagulanzien, orale und Schilddrüsenhormone.

5.1. Antikoagulanzien, orale und Heparine

Bei den Heparinen unterscheidet man zwischen den unfraktionierten (UFH) und den niedermolekularen oder fraktionierten Heparinen (NMH). Zu den niedermolekularen Heparinen gehören zum Beispiel Certoparin, Enoxaparin, Nadroparin. Des Weiteren existieren Heparinoide, Präparate mit heparinartiger Wirkung, die – parenteral appliziert – insbesondere zur Behandlung von Patienten mit Heparin-induzierter Thrombozytopenie eingesetzt werden (1).

Heparine verhindern die Blutgerinnung durch Angriff an verschiedenen Stellen des Blutgerinnungssystems (1). Der wesentliche Wirkmechanismus ist die Aktivierung von Antithrombin. Daneben erfolgt eine Hemmung der Gerinnungsfaktoren Xa und IXa. Niedermolekulare Heparine entfalten ihre gerinnungshemmende Wirkung insbesondere über den Faktor Xa (1).

Die Indikationsgebiete der Heparine sind abhängig von der jeweiligen Substanz und der Dosierung. Heparine sind zur Prophylaxe und Behandlung thromboembolischer Erkrankungen zugelassen, hierzu gehören z. B. Thromboseprophylaxe in der Allgemeinchirurgie, Prophylaxe und Behandlung tiefer Venenthrombosen, akutes Koronarsyndrom sowie Thromboseprophylaxe und Gerinnungshemmung bei extrakorporalem Kreislauf während der Hämodialyse. Die akute Antikoagulation mit Heparin und die nachfolgende Gabe oraler Vitamin-K-Antagonisten ist die Standardtherapie für akute Venenthrombosen und Lungenembolien (55). Niedermolekulare Heparine werden überwiegend zur Prophylaxe thromboembolischer Komplikationen bei immobilisierten Patienten, aber auch zunehmend für die Therapie tiefer Venenthrombosen bei ambulanten Patienten eingesetzt. Bei der ambulanten Heparinbehandlung werden fast ausschließlich niedermolekulare Heparine verwendet (55). In Form von Externa werden Heparine und Heparinoide als Venentherapeutika eingesetzt. Diese Darreichungsformen sind für die hier besprochene Interaktion allerdings nicht von Bedeutung. Im Folgenden werden Heparine und Heparinoide zusammenfassend Heparine genannt.

Interaktionsmechanismus: Der zugrunde liegende Mechanismus dieser wahrscheinlich pharmakodynamischen Interaktion bei gleichzeitiger Einnahme von Heparinen und oralen Antikoagulanzien ist ungeklärt. Man geht von einem additiven Effekt aus, da beide Substanzen in die plasmatische Blutgerinnung eingreifen.

Auswirkung/Effekt der Interaktion: Aufgrund der additiven Effekte ist eine verstärkte blutgerinnungshemmende Wirkung möglich. Als Folge kann es zu einer erhöhten Blutungsneigung und den damit verbundenen Risiken von Blutungskomplikationen kommen.

Risikofaktoren/-patienten: Hinweise zu Risikofaktoren bzw. Risikopatienten liegen nicht vor.

Zeit bis zum Einsetzen der Interaktion: Keine genauen Aussagen möglich.

Datenlage: Zu der Interaktion zwischen oralen Antikoagulanzien und Heparinen finden sich in der Literatur nur einige wenige Untersuchungen. Grundsätzlich muss mit additiven Effekten bei gleichzeitiger Einnahme von Cumarinen und oralen Antikoagulanzien gerechnet werden. Einige Hersteller niedermolekularer

Heparine führen die gleichzeitige Behandlung mit oralen Antikoagulanzien als Kontraindikation an (51). Eine gleichzeitige Behandlung kann jedoch erforderlich sein. In den USA gibt es eine Zulassung für die gleichzeitige Anwendung von Warfarin und Fondaparinux bei der Behandlung der akuten tiefen Beinvenenthrombose und der akuten Lungenembolie.

Neben additiven Effekten auf die Blutgerinnung können Heparine anscheinend die Laborwerte bei der Messung der Blutgerinnungsfaktoren beeinflussen und fälschlicherweise zu verlängerten Prothrombinzeiten führen (219).

In einer Untersuchung an Gesunden konnte gezeigt werden, dass eine einmalige intravenöse Bolusinjektion von Danaparoid (3.250 Anti-Faktor-Xa-Einheiten) bei gleichzeitiger Einnahme mit Acenocoumarol (in Deutschland nicht auf dem Markt) zu einer Verfälschung bei der Messung der Blutgerinnungsparameter (INR-Wert, Quickwert) führen kann (220). Es kam zu einer verlängerten Prothrombinzeit, obwohl die Blutungszeit und auch die Pharmakokinetik von Acenocoumarol nicht verändert waren. Dieser Effekt trat zwischen einer und bis zu fünf Stunden nach der Gabe des Heparins auf. Diese Effekte sind wahrscheinlich auch bei anderen oralen Antikoagulanzien zu erwarten.

Klinische Relevanz der Interaktion und mögliche Maßnahmen: Normalerweise sollten orale Antikoagulanzien und Heparine nicht zusammen verabreicht werden. Eine gleichzeitige Anwendung kann allerdings erforderlich sein, zum Beispiel in der Umstellungsphase von Heparin auf ein Cumarinderivat und umgekehrt.

So ist es z. B. häufig notwendig, Patienten zunächst mit Heparin aufgrund des sofortigen Wirkungseintritts zu antikoagulieren. Falls eine länger dauernde Antikoagulation erwünscht ist, wird der Patient dann auf ein Cumarinderivat umgestellt. Diese Umstellung geschieht normalerweise so, dass der Patient sowohl Heparin als auch Phenprocoumon für vier bis sechs Tage überlappend erhält. Grund für die Überschneidung ist unter anderem, dass der effektive antithrombotische Effekt von Phenprocoumon erst nach vier Tagen einsetzt, wenn die Faktoren II, IX und X reduziert sind (221). Die Überlappung gewährleistet jederzeit den Schutz vor einer Thrombose. Ein Beispiel für die akute Antikoagulation mit Heparin und die nachfolgende Gabe oraler Vitamin-K-Antagonisten ist die Standardtherapie bei akuten Venenthrombosen und Lungenembolien (55).

Bei Patienten, die auf ein orales Antikoagulans eingestellt sind und z. B. wegen eines chirurgischen Eingriffs stationär aufgenommen werden müssen, wird eine Umstellung auf Heparin vorgenommen (221). Je nach Art der Operation (allgemeines Blutungsrisiko) und Wundheilung (Nachblutungsrisiko) wird die Einnahme des oralen Antikoagulans etwa zwei bis fünf Tage vor dem Eingriff gestoppt und die Heparingabe kurz vor der Operation eingeleitet. Postoperativ wird Heparin für einige Tage weitergegeben, bis die Wundverhältnisse ein Nachblutungsrisiko nicht mehr erwarten lassen. Der Patient beginnt je nach Heilungsverlauf etwa ab dem fünften bis sechsten Tag nach der Operation erneut mit der Einnahme des oralen Antikoagulans. Beide Substanzen werden parallel eingenommen, bis der patientenindividuelle INR-Zielwert erreicht ist. Nach Erreichen dieses Wertes wird Heparin abgesetzt (221).

Hierbei ist zu beachten, dass Heparine die Bestimmung des INR-Wertes beeinflussen können (219). Daher muss ein ausreichender Abstand zwischen der Heparingabe und der Messung der Blutgerinnungsparameter eingehalten werden: bei der i.v.-Applikation mindestens fünf Stunden und bei subkutaner Gabe 24 Stunden (10).

Während der gleichzeitigen Anwendung müssen die Patienten sorgfältig im Hinblick auf das Blutungsrisiko überwacht werden. Hierzu gehört die Beobachtung möglicher externer Blutungen sowie Symptomen, die auf interne Blutungen hinweisen können, ebenso wie eine engmaschige Kontrolle des INR-Wertes (50, 51). In der Apotheke sollte hinterfragt werden, ob die gleichzeitige Gabe durch eine engmaschige Kontrolle der Blutgerinnungsparameter begleitet wird.

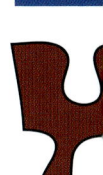

5.2. Antikoagulanzien, orale und NSAR

Interaktionsmechanismus: Der zugrunde liegende Mechanismus dieser Interaktion ist nicht vollständig geklärt. Es werden dabei verschiedene, sich möglicherweise addierende Mechanismen diskutiert. Zu unterscheiden sind dabei das erhöhte Risiko für gastrointestinale Blutungen durch schleimhautschädigende Effekte und die direkte Beeinflussung der Blutgerinnung durch Hemmung der Thrombozytenaggregation.

Pharmakodynamische Interaktion: Alle NSAR, einschließlich Coxibe, haben eine mehr oder weniger hemmende Wirkung auf die schleimhautprotektiven Effekte im Magen-Darm-Trakt. Darüber hinaus hemmen NSAR reversibel die Thrombozytenaggregation. Dieses kann zu Veränderungen in der Blutgerinnung führen. Allerdings wird die Prothrombinzeit oder die INR (International Normalized Ratio) in der Regel nicht beeinflusst (51). Cumarine beeinflussen die Blutgerinnung über Hemmung der Vitamin-K-Epoxid-Reduktase.

Pharmakokinetische Interaktion (Phenylbutazon): Warfarin wird in der Leber über CYP2C9 metabolisiert. Über eine Hemmung dieses Isoenzyms kann es zu einem verminderten Metabolismus von Warfarin kommen. Phenylbutazon ist Inhibitor von CYP2C9. Die Substanz inhibiert insbesondere die Metabolisierung von S-Warfarin, dem potenteren der beiden Enantiomere (222-224). Weitere NSAR sind lediglich Substrate, aber keine Inhibitoren von CYP2C9. Zu den CYP2C9-Substraten gehören zum Beispiel Diclofenac, Ibuprofen, Naproxen, Celecoxib und Indometacin. Ob die gleichzeitige Einnahme von Warfarin und einem NSAR, das Substrat und nicht Inhibitor von CYP2C9 ist, zu einer Reduzierung des Warfarin-Metabolismus führt, wird diskutiert, muss allerdings noch in kontrollierten Studien nachgewiesen werden (10). Auf Phenprocoumon lassen sich die Daten zu Warfarin nicht direkt übertragen, da diese Substanz nur zu einem geringen Anteil durch CYP2C9 und vermehrt durch CYP3A4 verstoffwechselt wird. Auch eine Verdrängung der Cumarine aus der Plasmaproteinbindung wird, insbesondere bei gleichzeitiger Einnahme mit Phenylbutazon, diskutiert (10). Die Plasmaproteinbindung der Cumarine ist hoch. Phenprocoumon ist über 99 Prozent an Plasmaproteine gebunden, bei Warfarin liegt der gebundene Anteil bei etwa 90 Prozent (215). Trotz dieser hohen Plasmaproteinbindung wird eine Verdrängung der Cumarine, wenn überhaupt, nur sehr selten zu einer klinisch relevanten Interaktion führen (10).

Auswirkung/Effekt der Interaktion: Aufgrund der verschiedenen beschriebenen Mechanismen ist bei gleichzeitiger Gabe von oralen Antikoagulanzien mit NSAR das Risiko von gastrointestinalen Blutungen erhöht. Theoretisch ist auch eine verstärkte Wirkung der Antikoagulanzien möglich. Problematisch ist, dass Ulzera aufgrund der analgetischen und antiphlogistischen Wirkung der NSAR vom Patienten häufig nicht (rechtzeitig) bemerkt werden.

Risikofaktoren/-patienten: Höheres Lebensalter; Ulkusanamnese; lange Dauer der NSAR-Einnahme; hohe Dosierung; Multimorbidität.

Zeit bis zum Einsetzen der Interaktion: Gastrointestinale Blutungen durch die Magenschleimhaut-schädigende Wirkung der NSAR treten verzögert auf; sie können nach einwöchiger Behandlung, aber auch nach mehreren Wochen oder Monaten der Therapie auftreten (50, 51).

Datenlage: Werden NSAR und orale Antikoagulanzien in Kombination eingenommen, ist das Risiko für gastrointestinale Blutungen erhöht. In einer retrospektiven Studie wurde die Häufigkeit von Krankenhauseinweisungen aufgrund von blutenden, gastrointestinalen Ulzera untersucht. Dabei wurde festgestellt, dass bei gleichzeitiger Behandlung das Risiko für blutende gastrointestinale Ulzera vierfach höher war als bei Patienten, die nur eine der beiden Substanzen eingenommen hatten. Im Vergleich zu Patienten, die keine der beiden Substanzen eingenommen hatten, war das Risiko sogar 13-fach erhöht (10, 225). In einer Fall-Kontroll-Studie wurden ältere Patienten untersucht, die mit oberen gastrointestinalen Blutungen und Warfarin als Dauermedikation ins Krankenhaus eingewiesen wurden. Das Risiko für gastrointestinale Blutungen war sowohl bei der gleichzeitigen Einnahme von selektiven COX-2-Hemmern (Rofecoxib, Celecoxib) als auch bei nicht selektiven NSARs erhöht. Zwischen beiden Substanzgruppen konnte kein signifikanter Unterschied festgestellt werden (226).

Zu der Wechselwirkung zwischen Antikoagulanzien und NSAR sowie den Einfluss auf die Blutgerinnung finden sich widersprüchliche Aussagen in der Literatur. Der INR wird durch Ibuprofen und Diclofenac in der Regel nicht beeinflusst, so dass eine Anpassung der Cumarindosierung nicht notwendig ist (10). Doch gibt es einzelne, seltene Fallberichte, bei denen von einer Erhöhung des INR berichtet wurde. Auch pharmakologische Untersuchungen zu Naproxen, Ketoprofen und Piroxicam zeigten keine klinisch relevante Beeinflussung der INR, allerdings ist die Datenlage hier limitiert (10). Bei Einnahme von Coxiben kann sich eine leichte Erhöhung des INR über mehrere Wochen entwickeln.

Besonderes Augenmerk muss bei dieser Interaktion auf Phenylbutazon gerichtet werden. Die gleichzeitige Einnahme von Cumarinen und Phenylbutazon führt bei nahezu allen Patienten zu einer Verstärkung der gerinnungshemmenden Wirkung (51). Blutungskomplikationen konnten in Fallberichten (51) und die Erhöhung des INR in Studien beobachtet werden (227).

Klinische Relevanz der Interaktion und mögliche Maßnahmen: Die Interaktion zwischen Antikoagulanzien und NSAR stellt eine klinisch relevante Interaktion dar, bei der es aufgrund mehrerer, sich in ihrer Wirkung addierender Mechanismen zu einem erhöhten Risiko von Blutungskomplikationen kommen kann (10). Aufgrund der Schleimhaut-schädigenden Wirkung der NSAR sind insbesondere gastrointestinale Blutungen zu erwarten. In der Regel wird der INR aber nicht beeinflusst. Eine Ausnahme stellt Phenylbutazon dar, das die Metabolisierung über CYP2C9 inhibiert. Bei der Kombination von oralen Antikoagulanzien und Phenylbutazon wurde mehrfach von gravierenden Veränderungen des INR berichtet (10). Aus diesem Grund sollte die Kombination von Cumarinen und Phenylbutazon vermieden werden.

Bei oraler Gabe ist die gastrointestinale Toxizität der NSAR unabhängig von der Darreichungsform. Auch die Gabe von magensaftresistenten Kapseln oder Suppositorien schützt nicht vor gastrointestinalen Nebenwirkungen. Lokal angewendet, zum Beispiel als Creme, ist aufgrund der geringen systemischen Wirkung keine Interaktion zwischen den beiden Substanzen zu erwarten.

Vor der gleichzeitigen Behandlung mit oralen Antikoagulanzien und NSAR sollte das Risiko-Nutzen-Verhältnis patientenindividuell sorgfältig erwogen werden. Ist eine längere gemeinsame Einnahme notwendig, sollten Patienten besonders sorgfältig in Bezug auf mögliche Blutungskomplikationen, insbesondere gastrointestinale Blutungen, beobachtet werden. Dabei ist zu berücksichtigen, dass NSAR Symptome gastrointestinaler Ulzera maskieren können. Es wird unter anderem deshalb eine Primärprophylaxe NSAR-induzierter Ulzera mit PPI empfohlen. Bekommt ein Patient beide Substanzen verordnet, sollte im ersten Schritt geklärt werden, ob diese von verschiedenen Ärzten verordnet wurden und die Einnahme eines oralen Antikoagulans berücksichtigt ist. Zudem sollte, auch bei der Verordnung von einem Arzneistoff, im Gespräch mit dem Patienten geklärt werden, ob eine Rücksprache mit dem Arzt sinnvoll ist. Relevant können dabei mögliche Risikofaktoren des Patienten, die Anwendungsdauer des NSAR, bisherige Erfahrungen mit dieser Kombination, mögliche weitere verordnete Substanzen sowie die Frage, ob eine Ulkusprophylaxe durchgeführt wird oder werden soll, sein.

Paracetamol gilt bei Cumarin-Patienten als das Analgetikum der 1. Wahl, da bei diesem Arzneistoff die Wahrscheinlichkeit einer Interaktion am geringsten ist. Allerdings kann auch hier ein Risiko für Blutungskomplikationen, gerade bei hohen Dosierungen oder längerer Anwendung, nicht vollständig ausgeschlossen werden (228). Aus diesem Grunde sollten Patienten, die ein Cumarinderivat einnehmen, nicht mehr als 500 bis 1.500 mg Paracetamol pro Tag bekommen. Bei Dosierungen von 2 bis 4 g pro Tag konnten nach ein bis zwei Wochen Erhöhungen der INR beobachtet werden (229, 230). Auch die Dauer der Anwendung sollte nach Möglichkeit begrenzt sein.

Als Analgetikum der 2. Wahl kommt Ibuprofen und eventuell auch Diclofenac und Naproxen in Frage. Untersuchungen deuten darauf hin, dass Dosierungen von 600 bis 2.400 mg Ibuprofen pro Tag über einen Zeitraum von sieben bis vierzehn Tagen als relativ sicher einzustufen sind (231). Auch hier kann das Risiko für Blutungen allerdings nicht völlig ausgeschlossen werden. Aufgrund der ulzerogenen Wirkung sollten NSAR so kurz wie möglich eingesetzt werden. Sollten als Alternative opioide Analgetika in Erwägung gezogen werden, ist zu berücksichtigen, dass auch die opioiden Analgetika Tramadol und Tilidin plus Naloxon mit oralen Antikoagulanzien interagieren.

Werden Misoprostol oder Protonenpumpeninhibitoren unter einer Dauertherapie mit NSAR zur Ulkusprophylaxe gastroduodenaler Erosionen eingesetzt (51), ist zu beachten, dass auch Protonenpumpeninhibitoren in geringem Ausmaß die blutgerinnungshemmende Wirkung oraler Antikoagulanzien verstärken können.

Eine Anpassung der Cumarindosierung bei gleichzeitiger Behandlung mit oralen Antikoagulanzien und NSAR ist in der Regel nicht notwendig. Insbesondere bei älteren Patienten mit Risikofaktoren erscheint allerdings eine Kontrolle der Blutgerinnungswerte zu Beginn der Therapie sinnvoll, um eventuell die Dosierung anpassen zu können.

Möchte ein Patient, der orale Antikoagulanzien einnimmt, ein NSAR wie Diclofenac, Naproxen oder Ibuprofen im Rahmen der Selbstmedikation, ist im Gespräch zu klären, wie häufig und über welchen Zeitraum er das Schmerzmittel einnimmt beziehungsweise einnehmen wird und welche NSAR er gegebenenfalls bereits verordnet bekommen hat. Mittel der ersten Wahl für Patienten, die orale Antikoagulanzien einnehmen, ist Paracetamol. Patienten, die mit Paracetamol keine ausreichende Schmerzlinderung erreichen, können auch Ibuprofen einnehmen. Dies sollte allerdings nur erwogen werden, wenn der Patient das NSAR nur kurzfristig beziehungsweise bei Bedarf einnimmt und wenn bisher keine Magenbeschwerden aufgetreten oder gastrointestinale Ulzera aus der Anamnese bekannt sind. Der Patient sollte immer auf das mögliche Risiko der Interaktion zwischen oralen Antikoagulanzien und NSAR hingewiesen werden. Nimmt der Patient das Schmerzmittel über einen Zeitraum von mehr als drei bis vier Tagen ein, sollte er aufgrund der Gefahren von gastrointestinalen Blutungen an den Arzt verwiesen werden (232).

5.3. Antikoagulanzien, orale und Salicylate (hoch dosiert, niedrig dosiert, äußerlich)

Die Interaktion zwischen Salicylaten und Cumarinen ist aufgrund der irreversiblen Hemmung der Cyclooxygenasen durch Acetylsalicylsäure (ASS) getrennt von der Interaktion mit NSAR zu diskutieren. Bei der Beurteilung der Relevanz der Interaktion muss dabei zwischen niedrig und hoch dosierten Salicylaten unterschieden werden. Hierzu liegen in der ABDA-Datenbank unterschiedliche Interaktionsmonographien vor. Da auch bei äußerlich angewendeten Salicylaten eine Interaktion nicht ausgeschlossen werden kann, wird auch dieses hier diskutiert.

Interaktionsmechanismus: Bei dieser Interaktion handelt es sich um eine pharmakodynamische Reaktion. ASS schädigt die Magenschleimhaut und das bereits bei niedrigen Dosierungen wie zum Beispiel 75 mg täglich, so dass das gastrointestinale Blutungsrisiko erhöht ist (233). Des Weiteren hemmt ASS die Thrombozytenaggregation und verlängert die Blutungszeit. ASS inaktiviert die

Cyclooxygenasen durch irreversible Acetylierung eines Serinrestes, wobei ASS bevorzugt die Cyclooxygenase-1 (COX-1) hemmt. Hierdurch wird das für die Thrombozytenaggregation wichtige Thromboxan weniger gebildet. ASS und orale Antikoagulanzien wirken daher synergistisch auf die Blutgerinnung.

Höhere Dosen an Salicylat (4 g pro Tag oder mehr) haben zudem einen hypoprothrombinämischen Effekt, das heißt, es kommt zu einer Verminderung der Synthese von Prothrombin in der Leber (10). Ursache hierfür scheint eine Interferenz mit Vitamin K zu sein, da Vitamin K diesen Effekt rückgängig macht (234).

Äußerlich, zum Beispiel in Salben, angewendetes Salicylat wird systemisch absorbiert, so dass es bei einer mehrtägigen Anwendung zu einer blutgerinnungshemmenden Wirkung kommen kann.

Auswirkung/Effekt der Interaktion: Aufgrund der verschiedenen beschriebenen Mechanismen liegt bei gleichzeitiger Gabe mit Salicylaten ein erhöhtes Risiko für gastrointestinale Blutungen vor. Zudem ist eine verstärkte Wirkung der Antikoagulanzien, insbesondere bei hoher Dosierung möglich. Es kann zu Blutungskomplikationen, vor allem gastrointestinalen Blutungen, aber auch Hämatomen, Nasenbluten, Hämaturie kommen. Bei analgetischen Dosen von ASS ist zudem problematisch, dass Ulzera vom Patienten häufig nicht (rechtzeitig) bemerkt werden.

Risikofaktoren/-patienten: Höheres Lebensalter; Ulkusanamnese; lange Dauer der ASS-Einnahme; hohe Dosierung.

Zeit bis zum Einsetzen der Interaktion: Gastrointestinale Blutungen durch die Magenschleimhaut-schädigende Wirkung von ASS treten verzögert auf; sie können nach einwöchiger Behandlung, aber auch nach mehreren Wochen oder Monaten der Therapie auftreten. Angaben zum zeitlichen Verlauf der verstärkten Wirkung auf die Blutgerinnungshemmung sind nicht möglich.

Datenlage: *ASS hoch dosiert (Schmerzbehandlung):* Die Interaktion zwischen oralen Antikoagulanzien und ASS in analgetischen oder antiinflammatorischen Dosen ist für Warfarin und die in Deutschland nicht auf dem Markt erhältlichen Cumarine Dicoumarol, Acenocoumarol beschrieben, für Phenprocoumon liegen hingegen keine Daten vor. Aufgrund des Interaktionsmechanismus kann aber eine vergleichbare Interaktion mit Phenprocoumon angenommen werden.

Bezüglich der Beeinflussung von Blutgerinnungsparametern bei gleichzeitiger Einnahme von oralen Antikoagulanzien und ASS in hohen Dosen finden sich widersprüchliche Daten in der Literatur. In einer Untersuchung bei Patienten, die stabil auf Acenocoumarol eingestellt waren und ASS in analgetischen Dosen über einen Zeitraum von einer Woche einnahmen (2,4 g pro Tag), konnte gezeigt werden, dass der Blutverlust über die Faeces von durchschnittlich 1,1 ml auf 4,7 ml anstieg (235). Während der gleichzeitigen Einnahme von ASS musste bei 11 von 17 Patienten die Dosis von Acenocoumarol um 29 Prozent reduziert werden (im Mittel von 3,1 mg auf 2,2 mg). Ein Patient benötigte eine leicht um 0,5 mg erhöhte Dosis, bei den übrigen fünf wurde die Dosis um weniger als 0,5 mg reduziert.

In einer Studie nahmen elf Probanden, die stabil auf Dicoumarol oder Warfarin eingestellt waren, täglich 1,95 g ASS ein (236). Bei sieben von elf konnte

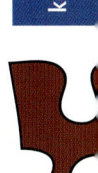

keine signifikante Änderung der Prothrombinzeit festgestellt werden, während bei vier Probanden eine Beeinflussung beobachtet wurde. Weitere vier Probanden erhielten eine höhere Dosis an ASS (3,9 g täglich). Bei diesen wurde eine deutliche Reduzierung des INR-Wertes beobachtet, ebenso traten Zeichen für Blutungen auf.

ASS niedrig dosiert (Thrombozytenaggregationshemmung): Die Risiken der Interaktion bei Patienten, die niedrig dosierte Acetylsalicylsäure zusammen mit oralen Antikoagulanzien einnehmen, sind deutlich besser untersucht als bei analgetischen Dosierungen. Auch hier besteht ein erhöhtes Risiko für Blutungskomplikationen vor allem durch Schädigung der Magenschleimhaut. Ein Einfluss auf Blutgerinnungsparameter ist hier eher von untergeordneter Rolle. Das absolute Risiko für Blutungskomplikationen ist allerdings gering (10).

Es liegen einige Untersuchungen zur gemeinsamen Gabe von niedrig dosiertem ASS und oralen Antikoagulanzien vor, die teilweise widersprüchliche Ergebnisse zum gastrointestinalen Blutungsrisiko liefern. In einer Studie mit Probanden, die täglich 75 mg ASS einnahmen, wurde der normale Blutverlust über die Magenschleimhaut verdoppelt (237). Durch gleichzeitig eingenommenes Warfarin (Ziel-INR 1,4 bis 1,6) wurde dieser Blutverlust nicht weiter erhöht. In einer Studie bei Patienten mit Vorhofflimmern konnte bei einem Verlauf über drei Jahre kein Unterschied bezüglich der Blutungskomplikationen zwischen folgenden drei Studiengruppen festgestellt werden: Gruppe 1 bekam nur 1,25 mg Warfarin pro Tag, Gruppe 2 erhielt 1,25 mg Warfarin kombiniert mit 300 mg ASS pro Tag und Gruppe 3 nahm 300 mg ASS täglich (238). Blutungskomplikationen traten in den drei Gruppen nur selten und nicht unterschiedlich häufig auf.

Fasst man allerdings die Ergebnisse aus Metaanalysen zusammen, so erhöhen schon geringe Dosen an ASS (75 bis 325 mg täglich), wenn sie zusammen mit oralen Antikoagulanzien (z. B. Warfarin) gegeben werden, das Risiko für Blutungskomplikationen um das 1,5- bis 2,5-Fache (10). Trotzdem war in den meisten Studien das absolute Risiko relativ gering (10).

Der Nutzen (Verhinderung von Thrombosen) und die Risiken (Blutungskomplikationen) der Kombinationsbehandlung im Vergleich zur Monotherapie mit ASS oder oralen Antikoagulanzien kann bei vielen Indikationsgebieten noch nicht abschließend bewertet werden (10, 51). Bei Patienten mit künstlichen Herzklappen, die ein hohes Risiko für Thromboembolien aufweisen, überwiegt der Vorteil der gemeinsamen Gabe die Risiken (239).

Salicylate (äußerliche Anwendung): Die Datenlage bezüglich der Interaktion zwischen topisch angewandten Salicylaten und oralen Antikoagulanzien ist begrenzt. Es finden sich mehrere Fallberichte in der Literatur. Beschrieben ist die Wechselwirkung bisher für Methylsalicylat und Trolaminsalicylat (in Deutschland nicht auf dem Markt) sowie nicht genauer definierten Salicylaten. Es ist jedoch wahrscheinlich, dass die Interaktion auch mit den übrigen topisch angewandten Salicylaten auftreten kann (51). Eine Kasuistik berichtet von einer 61-jährigen Patientin, die nach einer Herzklappen-Operation stabil auf Warfarin mit einem INR zwischen 2,0 und 3,0 eingestellt war (240). Weitere Arzneimittel, die diese Patientin einnahm, waren Digoxin, Furosemid und Kalium. Die Patientin litt zudem an einer Osteoarthritis. Aufgrund wiederkehrender Schmerzen in den

Knien wurde ihr eine Methylsalicylat-haltige Salbe verordnet, die sie regelmäßig über zwei Wochen anwendete. Bei dem nächsten Kontrolltermin wurden bei der Patientin vermehrt Blutergüsse diagnostiziert; ihr INR-Wert lag bei 6,09. Die Messung der Salicylat-Blutspiegel ergab einen Wert von 2,5 mmol/l. Ein weiterer Bericht handelt von einer 22 Jahre alten Patientin, deren INR-Wert auf 12,2 erhöht war, nachdem sie für acht Tage ein Schmerzgel, das Methylsalicylat in einer niedrigen Dosierung enthielt, auf ihre Knie appliziert hatte (241). Eine Publikation berichtet von elf Patienten, bei denen erhöhte INR-Werte gemessen wurden, nachdem sie Methylsalicylat-haltige Salben übermäßig häufig und damit in höheren Dosen als verordnet angewandt hatten. Bei drei der elf Patienten wurden Blutungskomplikationen diagnostiziert, zwei hatten Blutergüsse, ein Patient gastrointestinale Blutungen (242).

Klinische Relevanz der Interaktion und mögliche Maßnahmen: ASS hoch dosiert (Schmerzbehandlung): Bei Patienten, die orale Antikoagulanzien einnehmen, sollte eine gleichzeitige Anwendung von Acetylsalicylsäure in analgetischen oder auch antiinflammatorischen Dosen aufgrund des erhöhten Blutungsrisikos vermieden werden, auch wenn dies nicht ausdrücklich als Kontraindikation angegeben ist (10, 51). Dies gilt in jedem Fall für die Selbstmedikation. Als Analgetikum der 1. Wahl zur gelegentlichen Anwendung eignet sich Paracetamol in Dosierungen von 500–1.500 mg/Tag. Allerdings kann auch hier ein Risiko, gerade bei hohen Dosierungen und/oder längerer Anwendung, nicht vollständig ausgeschlossen werden (228). Bei Dosierungen von 2–4 g Paracetamol pro Tag konnten z. B. nach ein bis zwei Wochen Erhöhungen der INR beobachtet werden (229, 230). Als Analgetikum der 2. Wahl kommt Ibuprofen und eventuell auch Diclofenac und Naproxen in Frage (siehe hierzu ausführlich Kapitel 5.2). Auch hier kann das Risiko der Interaktion nicht völlig ausgeschlossen werden. Untersuchungen mit Ibuprofen deuten jedoch darauf hin, dass Dosierungen von 600 bis 2.400 mg Ibuprofen pro Tag über einen Zeitraum von sieben bis vierzehn Tagen als relativ sicher einzustufen sind (231, 243).

ASS niedrig dosiert (Thrombozytenaggregationshemmung): Bei der gleichzeitigen Einnahme von oralen Antikoagulanzien und niedrig dosierter Acetylsalicylsäure liegt ein erhöhtes Risiko insbesondere für gastrointestinale Blutungskomplikationen vor. Trotzdem kann der Nutzen der gemeinsamen Gabe das Risiko überwiegen, etwa bei Patienten mit künstlicher Herzklappe und hohem Thromboserisiko. Wird eine kombinierte Gabe vorgenommen, sollte sie nur unter sorgfältiger Kontrolle der Blutgerinnungsparameter und möglicher Blutungskomplikationen, insbesondere gastrointestinaler Blutungen und nicht bei Patienten über 75 Jahren durchgeführt werden (51). Misoprostol oder Protonenpumpeninhibitoren sollten bei längerfristiger gemeinsamer Gaben zur Prophylaxe gastroduodenaler Erosionen erwogen werden. Zu beachten ist hierbei jedoch, dass auch Protonenpumpeninhibitoren in geringem Ausmaß die blutgerinnungshemmende Wirkung von oralen Antikoagulanzien verstärken können. Zusätzlich sollten auch die Patienten auf mögliche Blutungskomplikationen achten. Eine Selbstmedikation mit niedrig dosiertem ASS sollte nie durchgeführt werden.

Salicylate (äußerlich): Auch bei topischer Applikation können klinisch relevante Salicylat-Blutspiegel erreicht werden. Das Ausmaß der Absorption hängt
wahrscheinlich außer von der Substanz auch noch von weiteren Faktoren, wie
beispielsweise der Art der Salbengrundlage, der Größe der Auftragsfläche, dem
Hautzustand sowie Art und Häufigkeit des Auftragens ab (51). Um jeglichem
Risiko von Blutungskomplikationen sowie erhöhten INR-Werten vorzubeugen,
sollten Patienten, die orale Antikoagulanzien einnehmen, möglichst auf Salicylat-
haltige Schmerz- oder Rheumasalben verzichten und auf nicht Salicylat-haltige
Präparate ausweichen.

5.4. Antikoagulanzien, orale und Schilddrüsenhormone

Interaktionsmechanismus: Bei der Wechselwirkung zwischen oralen Antikoagulanzien und Schilddrüsenhormonen handelt es sich wahrscheinlich um eine
pharmakodynamische Interaktion, die zu einem erhöhten Blutungsrisiko führen
kann. Der Mechanismus dieser Interaktion ist nicht vollständig geklärt. Man
geht davon aus, dass eine Erhöhung der Schilddrüsenhormonkonzentration zu
einer Steigerung des Metabolismus der Blutgerinnungsfaktoren (II, VII, IX, X)
und daraus folgend zu einer erniedrigten Konzentration dieser Faktoren führt
(50, 51, 244).

Auswirkung/Effekt der Interaktion: Bei Patienten, die orale Antikoagulanzien einnehmen, kann die blutgerinnungshemmende Wirkung bei Beginn einer Behandlung mit Schilddrüsenhormonen, bei einer Dosisänderung bzw.
beim Absetzen der Schilddrüsenhormone im Verlauf von einigen Tagen beeinflusst werden. Aufgrund des beschriebenen Mechanismus liegt zu Beginn der
Hormoneinnahme oder bei Dosiserhöhung ein erhöhtes Risiko für Blutungskomplikationen vor. Es kann zu gastrointestinalen Blutungen, Hämatomen,
Nasenbluten, Hämaturie oder anderen Blutungen kommen. Eine verringerte
Wirkung der oralen Antikoagulanzien kann bei einer Dosiserniedrigung bzw.
beim Absetzen auftreten.

Risikofaktoren/-patienten: Hinweise zu Risikofaktoren bzw. Risikopatienten
liegen nicht vor.

Zeit bis zum Einsetzen der Interaktion: Der Effekt der Wechselwirkung,
nämlich die verstärkte Hemmung der Blutgerinnung oder aber die verringerte
Wirkung der oralen Antikoagulanzien, tritt aufgrund der Halbwertszeit der Gerinnungsfaktoren verzögert, innerhalb von einigen Tagen bis Wochen auf (50,
51).

Datenlage: In Studien konnte gezeigt werden, dass Patienten mit einem
Hypothyreoidismus nach dreimonatiger Behandlung mit Liothyronin und einem
euthyreoten Status auf eine Einzeldosis Warfarin stärker ansprachen als vor der
Behandlung mit dem Schilddrüsenhormon, wobei die Plasmaspiegel von Warfarin unverändert blieben (245). Des Weiteren existieren mehrere Fallberichte,
in denen eine Reduzierung der Warfarin-Dosierung z. B. bei Beginn einer Schilddrüsenhormontherapie nötig wurde (246).

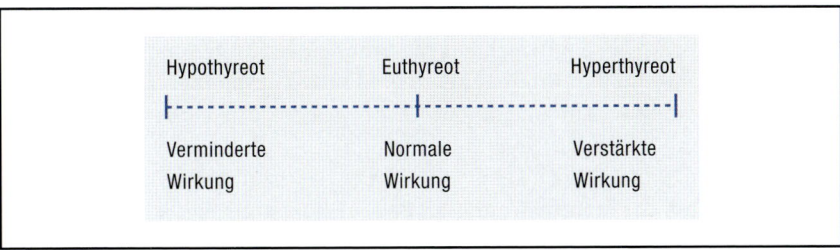

Abbildung 23: *Zusammenhang zwischen Schilddrüsenstatus und blutgerinnungs-*
hemmender Wirkung von Antikoagulanzien

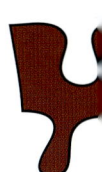

Klinische Relevanz der Interaktion und mögliche Maßnahmen: In Abbildung 22 ist der Zusammenhang zwischen Schilddrüsenstatus des Patienten und der blutgerinnungshemmenden Wirkung der Antikoagulanzien aufgeführt.

Abbildung 23 zeigt, dass jede Veränderung des Schilddrüsenstatus zu einer Veränderung der blutgerinnungshemmenden Wirkung der Antikoagulanzien führen kann. In welchen Fällen ist die beschriebene Interaktion also als klinisch relevant einzustufen?

Verschiedene Situationen ergeben ein unterschiedlich stark ausgeprägtes Risiko. Ein besonders hohes Risiko liegt bei Patienten vor, die bereits über einen längeren Zeitraum ein Antikoagulans einnehmen, stabil eingestellt sind und mit einer Levothyroxin-Einnahme beginnen, z. B. aufgrund eines Hypothyreoidismus. Aufgrund der Unterfunktion der Schilddrüse wird dieser Patient eher hohe Dosen des oralen Antikoagulans einnehmen. Nach Beginn der Gabe von Levothyroxin wird sich der Schilddrüsenstatus in Richtung euthyreot verändern, als Folge wird sich auch die Wirkung des Antikoagulans normalisieren. Die benötigte Dosis an Antikoagulans wird sinken. Diese Normalisierung des blutgerinnungshemmenden Effektes kann sich über mehrere Wochen hinziehen. In diesem Zeitraum muss die Blutgerinnung engmaschig überwacht werden, da ansonsten die Gefahr einer deutlichen Erhöhung der Blutgerinnung und damit eine erhöhte Blutungsneigung besteht, die im schlimmsten Fall lebensbedrohlich sein kann (244).

Gleiches gilt für Patienten, die über einen längeren Zeitraum Schilddrüsenhormon und Antikoagulans parallel eingenommen haben, hierauf stabil eingestellt sind und bei denen sich die Dosis des Schilddrüsenhormons ändert. Bei Erhöhung der Levothyroxin-Dosis wird auch die Hemmung der Blutgerinnung verstärkt und damit steigt die Gefahr von Blutungen. Wird die Dosis erniedrigt, wird es als Folge zu einer verminderten Blutgerinnungshemmung kommen. Der Effekt wird in diesen Fällen wahrscheinlich nicht ganz so stark sein wie im ersten geschilderten Beispiel. Allerdings muss auch hier bedacht werden, dass die Wirkung der Interaktion immer verzögert auftritt. Es kann wiederum mehrere Wochen dauern, bis sich ein neues stabiles Gleichgewicht eingestellt hat (244).

Für den Fall der Beendigung der Schilddrüsenhormontherapie bei gleichzeitiger Fortsetzung der antikoagulativen Therapie ist zu erwarten, dass der blutgerinnungshemmende Effekt abnimmt. Eine Prognose ist in diesem Fall allerdings schwierig. Hier wird ein engmaschiges Monitoring der Blutgerinnungsparameter über einen längeren Zeitraum (ein bis zwei Monate) empfohlen (244).

Wenn die Patienten auf eine stabile Levothyroxin-Dosis eingestellt sind und mit der Therapie eines Antikoagulans beginnen, wird die Interaktion in den meisten Fällen ungefährlich sein. Hier reicht das Monitoring der Blutgerinnungsparameter, das standardmäßig zu Beginn einer antikoagulativen Therapie durchgeführt wird, vollkommen aus (244).

Auch der Wechsel von einem Schilddrüsenpräparat auf ein anderes sollte theoretisch ohne Komplikationen möglich sein, da die Präparate equipotent sein sollten. Besteht allerdings ein Verdacht jeglicher Art, dass Komplikationen auftreten könnten, sollten die Blutgerinnungsparameter engmaschig überwacht werden (244).

Zusammenfassend lässt sich festhalten, dass jede Veränderung des Schilddrüsenhormonstatus zu einer Veränderung der blutgerinnungshemmenden Wirkung führen kann. Besondere Vorsicht ist bei Patienten geboten, die bereits Antikoagulanzien einnehmen und mit einer Schilddrüsenhormonersatztherapie beginnen oder bei denen eine Dosisänderung vorgenommen wird. Hier sollte ein engmaschiges Monitoring der Blutgerinnungsparameter in den ersten Wochen nach Beginn oder Dosisänderung der Therapie durchgeführt werden und bei Bedarf die Antikoagulans-Dosis angepasst werden.

Patienten, die gleichzeitig mit einem Antikoagulans und einem Schilddrüsenhormon behandelt werden, sollten darauf hingewiesen werden, dass jede Änderung in ihrer Schilddrüsenhormonersatztherapie (hierzu gehören Dosisänderungen oder auch das Absetzen der Therapie) zu einer Veränderung der Wirkung des Antikoagulans führen. Auch Noncompliance kann ein Problem sein.

Fallbeispiel

Herr Schild, ein 65-jähriger Hausapothekenkunde, reicht in der Apotheke ein Rezept über 125 µg L-Thyroxin ein. Beim Einscannen des Präparats zeigt die Software eine Interaktion, die in bestimmten Fällen eine Anpassung oder Überwachung erforderlich macht. Dabei handelt es sich um die Interaktion zwischen dem verordneten Levothyroxin und dem schon vor 6 Wochen abgegebenen Phenprocoumon, das der Patient seit mehreren Jahren einnimmt. In der Interaktionsmonographie der ABDA-Datenbank finden sich Informationen zum Effekt (verstärkte Hemmung der Blutgerinnung), zum Interaktionstyp (pharmakodynamisch, wahrscheinlich/nicht vollständig geklärt), zum Mechanismus und zu den Maßnahmen. Unter den Maßnahmen nennt die Software die Fälle, bei denen eine engmaschige Überwachung und dann gegebenenfalls eine Anpassung der Dosierung von Phenprocoumon erforderlich sind. Dies sind eine Neuverordnung oder eine Dosisveränderung von Levothyroxin.

Da Herr Schild zu den Stammkunden gehört, kann in der Medikationshistorie nachgeschaut werden, ob Herr Schild Levothyroxin zum ersten Mal oder in einer neuen Dosierung bekommt. Die Medikationshistorie zeigt, dass er vor zwei Monaten 150 µg Levothyroxin verordnet bekommen hat. Der Apotheker vergewissert sich, dass dieses Mal eine niedrigere Dosierung L-Thyroxin verordnet wurde. Dies bejaht Herr Schild und berichtet, dass die letzte Überprüfung der Schilddrüsenwerte ergeben hat, dass die alte Dosierung wohl zu hoch für ihn sei. Der Apotheker fragt weiter nach: »Sollen Sie in den nächsten Tagen noch einmal zum Arzt? Sie nehmen ja auch Marcumar ein. Manchmal muss man eine andere Dosierung vom Marcumar einnehmen, wenn die Dosierung des Schilddrüsenhormons geändert wird.« Herr Schild: »Ach, es war eben so hektisch in der Arztpraxis. Darüber haben wir gar nicht mehr gesprochen.« Daraufhin bietet der Apotheker Herrn Schild an, für ihn beim Arzt nachzufragen, wann er das nächste Mal zur Bestimmung des INR-Wertes in die Arztpraxis kommen soll. Die Rücksprache mit der Arztpraxis ergibt, dass Herr Schild in vier Tagen das nächste Mal zur Messung vorbeikommen soll.

6. Glucocorticoide

Die therapeutische Bedeutung der Glucocorticoide liegt in ihrer antientzündlichen, antiallergischen und immunsupressiven Wirkung. Die wichtigsten Indikationen sind rheumatische und allergische Erkrankungen sowie Asthma bronchiale und Kollagenosen. Wegen der Risiken bei der Langzeitbehandlung sollten orale Glucocorticoide zur Entzündungshemmung nur kurzfristig und nur bei Versagen anderer Therapiemöglichkeiten eingesetzt werden (55).

Bei den Glucocorticoiden haben sich die nichtfluorierten (Prednison, Prednisolon) vor allem wegen ihrer preislichen Vorteile in der Therapie durchgesetzt. Als Standardsteroid wird Prednisolon verwendet, da es nur noch geringe mineralocorticoide Aktivität besitzt und am längsten in die Therapie eingeführt ist. Dabei hat die Verordnung von Prednisolon seit 1997 stetig zugenommen, wohingegen die Verordnungen der deutlich teureren Methylprednisolonpräparate stagnieren. Im Jahr 2008 wurden 292 Millionen definierte Tagesdosen nichtfluorierter Glucocorticoide und 51 Millionen definierte Tagesdosen fluorierter Glucocorticoide (Dexamethason, Betamethason, Flucortolon, Triamcinolonacetonid) zu Lasten der GKV verordnet (55).

Klinische relevante Interaktionen treten mit verschiedenen Arzneistoffen auf. Dabei kann es sich sowohl um pharmakokinetische als auch pharmakodynamische Reaktionen handeln. Die Glucocorticoide werden über das

Gluco-
corticoide

Cytochrom-P450-Enzymsystem in der Leber, überwiegend über CYP3A4 metabolisiert. Induktoren von CYP3A4, wie beispielsweise Barbiturate, Rifampicin, Carbamazepin oder auch Phenytoin, können zu einem vermehrten Abbau der Glucocorticoide und damit zu einer Verminderung der Wirkung führen. Umgekehrt kann es bei gleichzeitiger Einnahme von Inhibitoren des Isoenzyms CYP3A4, wie z. B. Ketoconazol, zu erhöhten Plasmaspiegeln und einer Verstärkung der Glucocorticoid-Wirkung kommen. Neben Veränderungen der Metabolisierung können sich mit Arzneistoffen, die ähnliche Wirkmechanismen wie die Glucocorticoide aufweisen, additive Effekte entwickeln. Die gleichzeitige Einnahme von Glucocorticoiden und NSAR kann so zum Beispiel zu einem erhöhten Risiko für Magen-Ulzera führen und auch zu gastrointestinalen Blutungen. Glucocorticoide mit mineralocorticoider Wirkung führen zu einer vermehrten renalen Exkretion von Kalium (124). Zudem kann durch eine Stimulation des Renin-Angiotensin-Systems und einer Inhibition der Wirkung antidiuretischer Hormone eine erhöhte Kaliumausscheidung resultieren. Zusammen mit Arzneistoffen, die eine Hypokaliämie auslösen, wie kaliuretische Diuretika, kann es daher zu additiven Effekten kommen.

Die häufigsten Interaktionsmeldungen, die Glucocorticoide betreffen, sind:

- Glucocorticoide und Antidiabetika,
- Glucocorticoide und Diuretika, kaliuretische,
- Glucocorticoide und NSAR.

6.1. Glucocorticoide und Antidiabetika (siehe Kapitel 3.2.)

6.2. Glucocorticoide und Diuretika, kaliuretische (siehe Kapitel 4.5.4.)

6.3. Glucocorticoide und NSAR

Interaktionsmechanismus: Bei der Interaktion zwischen NSAR und Glucocorticoiden kann es zu einer verstärkten ulzerogenen Wirkung sowie einer erhöhten Gefahr gastrointestinaler Blutungen kommen (51). Der zugrunde liegende Mechanismus ist nicht vollständig geklärt. Man geht von einem additiven Effekt aus, da NSAR und wahrscheinlich auch Glucocorticoide bereits in der Monotherapie zu einer Schleimhautschädigung führen können (10, 51). Bei den NSAR ist diese unerwünschte Wirkung deutlich stärker ausgeprägt als bei den Glucocorticoiden (51).

Auswirkung/Effekt der Interaktion: Bei gleichzeitiger Gabe mit NSAR kommt es zu einer Verstärkung der ulzerogenen Wirkung. Das Risiko für gastrointestinale Blutungen ist dadurch erhöht. Problematisch ist, dass Ulzera aufgrund der analgetischen und antiphlogistischen Wirkung der NSAR vom Patienten häufig nicht (rechtzeitig) bemerkt werden.

Risikofaktoren/-patienten: Höheres Lebensalter (über 60 Jahre); vorbestehende gastrointestinale Störungen; lang andauernde Behandlung.

Zeit bis zum Einsetzen der Interaktion: Ulzera und Blutungen treten meist verzögert auf; sie können nach einwöchiger Behandlung, aber auch nach mehreren Wochen oder Monaten der Therapie auftreten (50, 51).

Datenlage: Für das Risiko gastrointestinaler Blutungen bei alleiniger Gabe von Glucocorticoiden finden sich in der Literatur widersprüchliche Daten, die sowohl gegen ein Risiko (247, 248) als auch für ein Risiko (249, 250) sprechen.

Die gleichzeitige Einnahme von Glucocorticoiden und NSAR erhöht die Gefahr für gastrointestinale Blutungen und für das Entstehen von Ulzera. In einer retrospektiven Studie mit mehr als 20.000 Patienten, die Glucocorticoide verordnet bekamen, konnte keine höhere Inzidenz bezüglich des Auftretens gastrointestinaler Blutungen im Vergleich zu einer Kontrollgruppe, die keine Glucocorticoide einnahmen, festgestellt werden. Allerdings war das Risiko für Blutungen erhöht, wenn die Patienten gleichzeitig Acetylsalicylsäure oder andere NSAR einnahmen (247). In einer weiteren Fall-Kontroll-Studie wurden 1.415 Patienten, die 65 Jahre oder älter waren und aufgrund peptischer Ulzera oder gastrointestinaler Blutungen mit unbekannter Ursache ins Krankenhaus eingeliefert wurden, mit 7.063 Kontrollpatienten verglichen. Hierbei wurde festgestellt, dass Patienten, die gleichzeitig Glucocorticoide und NSAR einnehmen, ein 15-fach höheres Risiko für peptische Ulzera haben, als Patienten, die keine der Substanzen einnehmen (251).

Klinische Relevanz der Interaktion und mögliche Maßnahmen: Relevant ist, dass die kombinierte Einnahme von Glucocorticoid und NSAR das Risiko gastrointestinaler Blutungen deutlich erhöht. Dies konnte in vielen Studien nachgewiesen werden (249–252). Auch wenn die einzelnen NSAR unterschiedlich stark ulzerogen wirken, lassen die Studienergebnisse keine Rückschlüsse darauf zu, ob dies auch für die Interaktion zwischen NSAR und Glucocorticoiden zutrifft. Ist demnach eine Kombination beider Arzneistoffgruppen erforderlich, sollten diese immer mit Vorsicht und in möglichst niedrigen Dosen angewendet werden (51). Auch niedrig dosierte ASS, die zur Thrombozytenaggregationshemmung eingenommen wird, erhöht das Risiko. Bei der Kombination sollte insbesondere auf Zeichen von peptischen Ulzera sowie auf okkultes Blut im Stuhl geachtet werden (50). Vor allem bei Patienten mit höherem Lebensalter oder erhöhtem Ulkusrisiko sollte eine Ulkusprophylaxe mit Protonenpumpeninhibitoren oder Misoprostol in Erwägung gezogen werden (10, 51, 253).

Wichtig für die Apothekenpraxis ist, dass Paracetamol oder opioide Analgetika wie Tramadol diese Interaktion nicht zeigen. Ebenso ist die Darreichungsform, sowohl bei den Glucocorticoiden als auch bei den NSAR, entscheidend für das Interaktionspotenzial. Lokal angewendet, zum Beispiel als Nasenspray oder Creme ist aufgrund der geringen systemischen Wirkung keine Interaktion zwischen den beiden Substanzen zu erwarten. Auch bei Dosieraerosolen oder Pulverinhalatoren ist die Wahrscheinlichkeit für das Auftreten der Interaktion sehr gering. Bei oraler Gabe ist die gastrointestinale Toxizität der NSAR unabhängig

Gluco-
corticoide

von der oralen Darreichungsform. Die Gabe von magensaftresistenten Kapseln oder Suppositorien schützt nicht vor gastrointestinalen Nebenwirkungen. Für das Auftreten der Interaktion sind des Weiteren Dosierung und Anwendungsdauer entscheidend.

Bei einer Verordnung von NSAR und Glucocorticoiden sollte daher zuerst die geplante Dauer der gemeinsamen Gabe erfragt werden. Muss ein Patient beide Substanzen über einen längeren Zeitraum gleichzeitig einnehmen, sollte im ersten Schritt geklärt werden, ob diese eventuell von verschiedenen Ärzten verordnet wurden. Ist das der Fall, ist in den meisten Fällen eine Rücksprache mit einem der beiden Ärzte notwendig. Sind beide Arzneistoffe von einem Arzt verordnet, sollte im Gespräch mit dem Patienten geklärt werden, ob eine Rücksprache mit dem Arzt sinnvoll ist. Anzusprechen sind dabei mögliche Risikofaktoren des Patienten, die Dosierung und die geplante Einnahmedauer der beiden Substanzen, bisherige Erfahrungen mit dieser Kombination, mögliche weitere verordnete Arzneimittel sowie die Frage, ob eine Ulkusprophylaxe durchgeführt wird. Bei einer Rücksprache mit dem Arzt können die Möglichkeit einer Ulkusprophylaxe zum Beispiel mit Protonenpumpeninhibitoren, die Möglichkeit von Alternativen zu NSAR je nach Erkrankung und Risikoprofil des Patienten sowie die mögliche regelmäßige Untersuchung auf okkultes Blut im Stuhl diskutiert werden. Auch der Patient sollte auf das erhöhte Risiko gastrointestinaler Beschwerden bei gleichzeitiger Einnahme hingewiesen werden. Dabei ist auch zu berücksichtigen, dass NSAR die Symptome gastrointestinaler Ulzera maskieren können.

Möchte ein Patient, der regelmäßig Glucocorticoide verordnet bekommt, ein NSAR wie Diclofenac, Naproxen oder Ibuprofen im Rahmen der Selbstmedikation, ist im Gespräch zu klären, wie häufig und über welchen Zeitraum er das Schmerzmittel einnimmt beziehungsweise einnehmen wird und welche NSAR er gegebenenfalls bereits verordnet bekommen hat. Mittel der ersten Wahl für Patienten, die regelmäßig Glucocorticoide einnehmen, ist Paracetamol. Patienten, die mit Paracetamol keine ausreichende Schmerzlinderung erreichen, können auch NSAR einnehmen. Dies sollte allerdings nur erwogen werden, wenn der Patient das NSAR kurzfristig beziehungsweise bei Bedarf einnimmt und wenn bisher keine Magenbeschwerden aufgetreten oder gastrointestinale Ulzera aus der Anamnese bekannt sind. Der Patient sollte immer auf das mögliche Risiko der Interaktion zwischen Glucocorticoid und NSAR hingewiesen werden. Nimmt der Patient das Schmerzmittel über einen Zeitraum von mehr als drei bis vier Tagen ein, sollte er an den Arzt verwiesen werden (232).

7.   Kationen, polyvalente

Zu den polyvalenten Kationen gehören unter anderem Calcium, Eisen, Aluminium, Magnesium oder auch Zink. Diese Kationen sind Bestandteil von Antacida sowie Mineralstoffpräparaten und werden häufig im Rahmen der Selbstmedikation erworben. So finden sich Calciumsalze in etlichen Multivitamin- und

Monopräparaten. Entsprechende Präparate können aber auch ärztlich verordnet werden, zum Beispiel zur Osteoporoseprophylaxe. Eisenpräparate sind bei Eisenmangelzuständen indiziert, beispielsweise während oder gegen Ende der Schwangerschaft. Bei Magnesiummangelzuständen sind Magnesiumpräparate zur Substitution indiziert. In der Selbstmedikation werden sie häufig gegen nächtliche Wadenkrämpfe eingenommen. Magnesiumionen sind – neben Aluminium und Calcium – auch in Antacida enthalten. Präparate mit Zinkionen sind indiziert bei Zinkmangelzuständen; Zink findet sich zudem in vielen Multivitaminpräparaten.

Auch Hilfsstoffe in Fertigarzneimitteln können größere Mengen an polyvalenten Kationen enthalten. Als Beispiel sei hier die Fachinformation von Accupro® (Quinapril), Stand Februar 2007, genannt, bei der die Wechselwirkung mit Tetracyclinen aufgrund des Magnesiumgehalts (bis zu 250 mg) sogar aufgeführt ist (10).

> Klinische relevante Interaktionen der polyvalenten Kationen sind mit verschiedenen Interaktionspartnern möglich. Bei dem zugrunde liegenden Mechanismus handelt es sich um eine pharmakokinetische Interaktion. Polyvalente Kationen bilden unter anderem Komplexe mit Bisphosphonaten, Gyrasehemmern, Schilddrüsenhormonen und Tetracyclinen. Die Komplexbildung kann je nach polyvalentem Kation unterschiedlich stark ausgeprägt sein. Identisch ist, dass diese Komplexbildung zu einer verminderten Wirkung der interagierenden Substanzen führen kann. Während bei der Interaktion zwischen polyvalenten Kationen und Bisphosphonaten, Gyrasehemmern oder auch Tetracyclinen die verminderte Resorption nur durch eine verminderte Wirkung erkannt wird, kann bei Levothyroxin eine verringerte Bioverfügbarkeit z. B. mit Calcium in Nahrungsmitteln durch ein Monitoring der Schilddrüsenwerte erkannt und dementsprechend ausgeglichen werden.
>
> Die häufigsten Interaktionsmeldungen, die polyvalente Kationen betreffen, sind:
>
> - Kationen, polyvalente und Bisphosphonate,
> - Kationen, polyvalente und Gyrasehemmer,
> - Kationen, polyvalente und Schilddrüsenhormone,
> - Kationen, polyvalente und Tetracycline.

7.1. Kationen, polyvalente und Bisphosphonate

Bisphosphonate sind die zurzeit am häufigsten verordneten Arzneimittel bei der Behandlung der Osteoporose. Weitere Indikationen, bei denen Bisphosphonate eingesetzt werden, sind beispielsweise Morbus Paget, Knochenmetastasen solider Tumoren (z. B. Mamma-Karzinom), tumorinduzierte Hypercalcämie oder auch multiples Myelom.

Zur Behandlung der Osteoporose ist Alendronsäure mit 69 Prozent der Verordnungen zu Lasten der GKV in 2008 das am häufigsten verordnete Bisphosphonat (55). Alendronsäure steht sowohl für die tägliche Gabe (10 mg) als auch für die wöchentliche Gabe (70 mg) in Form von Tabletten zur Verfügung. Zusätzlich wird Alendronsäure (70 mg) in Kombination mit Vitamin D3 (2.800 I.E.) angeboten (51). Das im Jahr 2008 am zweithäufigsten verordnete Bisphosphonat war Risedronsäure (55). Risedronsäure ist in 5 mg zur täglichen Einnahme und in 35 mg zur wöchentlichen Einnahme auf dem Markt; für die wöchentliche Gabe existiert zusätzlich noch ein Kombinationspräparat mit Calcium (500 mg/Tag). Die 2005 eingeführte Ibandronsäure zur einmal monatlichen oralen Gabe steht an dritter Stelle; die Verordnungszahlen sind stark steigend (55).

Die Bisphosphonate können in zwei Gruppen eingeteilt werden: die strukturell einfachen, stickstofffreien Substanzen, wie Etidronat und Clodronat, und die stickstoffhaltigen und zumeist sehr potenten Substanzen, wie zum Beispiel Alendronat, Ibandronat, Risedronat und Zoledronat. Das Wirkprinzip der stickstoffhaltigen Bisphosphonate beruht auf einer Hemmung der osteoklastären Knochenresorption (254).

Die absolute Bioverfügbarkeit bei Bisphosphonaten ist sehr niedrig und liegt bei 0,6 bis 6 Prozent (65). Für Alendronat liegt sie zum Beispiel bei ca. 0,7 Prozent und bei Risedronat bei etwa 0,5 Prozent (8). Durch die Einnahme mit einer Mahlzeit oder auch durch die Interaktion mit polyvalenten Kationen (Komplexbildung) wird die ohnehin schon sehr geringe Resorption aus dem Gastrointestinaltrakt zusätzlich vermindert.

Interaktionsmechanismus: Bei dieser Interaktion handelt es sich um eine pharmakokinetische Interaktion, die zu einer verminderten Wirksamkeit der Bisphosphonate führen kann. Der Mechanismus dieser Interaktion ist noch nicht vollständig geklärt (51). Man geht von einer verminderten Absorption der Bisphosphonate durch Komplexbildung aus, da alle Bisphosphonate mit zwei- und dreiwertigen Metallionen, wie Magnesium, Calcium, Eisen und Aluminium stabile, schwer absorbierbare Komplexe bilden (10). Calcium- und Magnesiumionen sind auch in Nahrungsmitteln enthalten. Daher muss bei dieser Interaktion auch die Komplexbildung mit Milchprodukten oder auch Mineralwasser beachtet werden.

Auswirkung/Effekt der Interaktion: Aufgrund der Verringerung der Bioverfügbarkeit ist eine verminderte Wirkung der Bisphosphonate wahrscheinlich. Dies kann je nach Einsatzgebiet zum Beispiel zu verminderter Knochendichte und Hypercalciämie führen.

Risikofaktoren/-patienten: Hinweise zu Risikofaktoren bzw. Risikopatienten liegen nicht vor.

Zeit bis zum Einsetzen der Interaktion: Die Komplexbildung und damit erniedrigte Plasmaspiegel der Bisphosphonate treten sofort auf. Die Anzeichen einer verminderten Wirkung der Bisphosphonate, wie eine Abnahme der Knochendichte oder eine Hypercalciämie, zeigen sich allerdings erst verzögert.

Datenlage: Die absolute Bioverfügarkeit der Bisphosphonate ist mit 0,6 bis 6 Prozent sehr niedrig (65). Schon eine Nahrungsaufnahme – gleichzeitig oder bis zu zwei Stunden vor der Arzneimitteleinnahme – senkt die Bioverfügbarkeit z. B. bei Tiludronat um 80 Prozent im Vergleich zur i.v.- oder Nüchterngabe (65). Dies kann durch die gleichzeitige Einnahme von polyvalenten Kationen in Arznei- oder Nahrungsmitteln noch potenziert werden.

Der Einfluss von Nahrungsaufnahme auf die Bioverfügbarkeit ist am besten bei Alendronat und Risedronat untersucht. Wird Alendronat 30 bis 60 Minuten vor dem Frühstück eingenommen, sinkt die Bioverfügbarkeit um 40 Prozent im Vergleich zur Einnahme 120 Minuten vor dem Frühstück auf nüchternen Magen. Wird es zum Frühstück oder zwei Stunden danach verabreicht, sinkt die Bioverfügbarkeit sogar um 85 Prozent (65). Kaffee und Orangensaft verringern sie um 60 Prozent (65). Ähnlich sieht es bei Risedronat aus: Wird die Substanz 60 Minuten vor dem Frühstück eingenommen, sinkt ihre Bioverfügbarkeit um 30 Prozent, sie ist aber immer noch deutlich höher als bei Gabe 30 Minuten vor oder zwei Stunden nach dem Essen (65). Die höchste Bioverfügbarkeit ergibt die Verabreichung von Risedronat vier Stunden vor dem Frühstück (65). Trotzdem wird in den Fachinformationen die Empfehlung gegeben, Alendronat und Risedronat 30 Minuten vor dem Frühstück einzunehmen. Diese Einnahmehinweise lassen sich vor allem mit einer besseren Compliance des Patienten erklären. Die durch die Einnahme zu diesem Zeitpunkt verringerte Bioverfügbarkeit wird über eine höhere Arzneistoffmenge pro Tablette ausgeglichen. Bei Ibandronat variieren die Einnahmeempfehlungen. Bei täglicher Einnahme von 50 mg Ibandronsäure wird eine Nüchterneinnahme mit einer 30-minütigen Pause und bei einmal monatlicher Einnahme von 150 mg eine Nüchterneinnahme mit einer einstündigen Pause zu Nahrungsmitteln gefordert.

Auch Antacida beeinflussen die Absorption. Für Tiludronat wurde der Einfluss des Einnahmezeitpunktes von Antacida auf die Serumspiegel und die AUC untersucht. Hierzu nahmen zwölf Probanden Aluminium- und Magnesiumhydroxid eine Stunde vor dem Bisphosphonat. Die maximalen Serumspiegel und die AUC wurden hierbei halbiert. Wurde jedoch ein Abstand von zwei Stunden zwischen der Einnahme von Aluminium- und Magnesiumhydroxid und Tiludronat eingehalten, war dessen Bioverfügbarkeit nur leicht beeinflusst (10).

Klinische Relevanz der Interaktion und mögliche Maßnahmen: Die Interaktion gehört zu den bekannten und wichtigen Interaktionen, obwohl ihre Dokumentation sehr begrenzt ist (9). Patienten sollten immer darüber informiert werden, welcher Abstand zwischen der Bisphosphonateinnahme und Mahlzeiten und zu weiteren Nahrungsergänzungs- oder Arzneimitteln eingehalten werden muss.

Bei allen Bisphosphonaten ist zu empfehlen, sie nüchtern, mit dem in der Fachinformation empfohlenen Zeitabstand zu Nahrung und Getränken einzunehmen, da dies den Einnahmemodalitäten der klinischen Studien entspricht (Tabelle 23).

Weitere wichtige Hinweise bei der Einnahme der Bisphosphonate sind die Einnahme mit Wasser (am besten Leitungswasser), nicht mit Milch (Calcium), Orangensaft, Kaffee oder calcium- und magnesiumreichen Mineralwässern, da es bei diesen Nahrungsmitteln auch zu einer Resorptionsverminderung der Bisphosphonate kommt. Während und mindestens 30 Minuten (bis zu einer

Stunde) nach der Einnahme sollte der Patient unbedingt eine aufrechte Haltung einnehmen, um Ösophagusschädigungen aufgrund der ulzerogenen Wirkung der Bisphosphonate vorzubeugen.

Die Komplexbildung mit polyvalenten Kationen ist nur durch eine zeitliche Trennung der Einnahme zu verhindern (10, 50, 51). Müssen Antacida oder andere Präparate, die interagierende polyvalente Kationen enthalten, eingenommen werden, sollte dies laut Fachinformationen zwischen 30 Minuten und zwei Stunden nach der Einnahme der Bisphosphonate erfolgen. Die zeitlichen Abstände variieren bei den Fachinformationen der einzelnen Wirkstoffe. Auf Nachfrage bei einigen Herstellern wurden unterschiedliche Angaben zum notwendigen Zeitabstand zur Vermeidung der Interaktion mit polyvalenten Kationen gegeben. Die unterschiedlichen Angaben lassen sich wahrscheinlich mit fehlenden Studien zu dieser Fragestellung erklären. Bei einer gleichzeitigen Einnahme von polyvalenten Kationen und Bisphoshonaten ist häufig eine Einnahme zu verschiedenen Mahlzeiten (außer bei Antacida!) für den Patienten am einfachsten umzusetzen. Das Bisphosphonat sollte morgens nüchtern und die mehrwertigen Kationen enthaltenden Präparate zum Mittag- und/oder Abendessen eingenommen werden. Diese Empfehlung garantiert in jedem Fall einen ausreichend langen Abstand. Antacida werden ein bis zwei Stunden nach dem Essen eingenommen; hierdurch ist ein ausreichender Abstand gegeben.

Eine Übersicht der Einnahmeempfehlungen in den Fachinformationen findet sich in Tabelle 23.

Tabelle 23: *Einnahmeempfehlungen zu Bisphosphonaten*
             (Quelle: Fachinformationen)

Wirkstoff	Allgemeine Einnahmeempfehlung (Abweichungen, Besonderheiten)	Abstand zu Nahrung, Getränken und Arzneimitteln, insbesondere polyvalenten Kationen
Alendronsäure	Vor dem Frühstück	Mind. 30 Minuten vorher
Clodronsäure	Vor dem Frühstück	Mind. 1 Stunde vorher
Etidronsäure	Vor oder nach einer Mahlzeit	Mind. 2 Stunden vorher oder nachher
Ibandronsäure	Nach einer nächtlichen Nüchternperiode (von mindestens 6 Stunden) und vor der ersten Nahrungs- oder Flüssigkeitsaufnahme des Tages	Mind. 30 Minuten vorher Mind. 1 Stunde vorher
Risedronsäure	Vor dem Frühstück	Mind. 30 Minuten vorher
Tiludronsäure	Vor oder nach einer Mahlzeit	Mind. 2 Stunden vorher oder nachher

Fallbeispiel

Eine 62-jährige Dame reicht in der Apotheke Rezepte über 70 mg Alendronat, Calcium/Vitamin D3-Kautabletten und ein Eisenpräparat ein. »Hat Ihr Arzt Ihnen diese Arzneimittel zum ersten Mal verordnet?«, fragt die Apothekerin nach. Daraufhin erzählt die Patientin, dass sie seit 3 Monaten die beiden Osteoporose-Medikamente einnimmt und die Eisentabletten heute zum ersten Mal bekommt. »Hat Ihnen der Arzt etwas zur Einnahme gesagt?«, interessiert sich die Apothekerin. »Ja, ich weiß Bescheid«, meint die Patientin. » Alendronat nehme ich einmal in der Woche, immer montags morgens, und die Kautabletten täglich morgens und abends. Die Eisentabletten soll ich morgens vor dem Frühstück nehmen.«

Daraufhin erklärt die Apothekerin der Patientin die Wechselwirkung von Alendronat mit den beiden anderen Präparaten (Calcium und Eisen): »Alendronat bildet mit Calcium und Eisen eine Verbindung. Das verringert die Wirkung des Osteoporose-Medikaments. Aus diesem Grund sollten Sie die Einnahme der Arzneimittel so weit wie möglich auseinander ziehen.« »Oh, dann habe ich das falsch gemacht«, meint die Patientin bestürzt. »Ich habe montags Alendronat und Calcium immer vor dem Frühstück genommen.«

Die Apothekerin schlägt ihr folgende Lösung vor: Alendronat kann sie einnehmen wie bisher. Das Calcium/Vitamin D3-Präparat soll sie von jetzt an montags morgens weglassen und nur abends 1 Tablette einnehmen. Die Eisentabletten kann sie am Montag vor dem Mittagessen und an den anderen Tagen eine halbe Stunde vor dem Frühstück einnehmen.

Nach diesem Hinweis vergewissert sie sich, ob die Frau Alendronat auch richtig einnimmt: nüchtern, morgens nach dem Aufstehen mit einem vollen Glas Leitungswasser mit großen Schlucken und mindestens 30 Minuten vor dem Frühstück, danach sollte sie sich auf keinen Fall wieder hinlegen.

Zum Abschluss des Gesprächs gibt die Apothekerin noch den Hinweis, dass auch Milchprodukte Calciumionen enthalten, und erkundigt sich, ob sie zum Frühstück Milchprodukte isst. »Ich esse gerne Quark oder Joghurt.« erzählt die Patientin. Daher empfiehlt die Apothekerin abschließend: »Montag morgens sollten Sie wenn möglich auf Milchprodukte verzichten, um ganz auf der sicheren Seite zu sein. An den anderen Tagen können Sie so viel Quark oder Joghurt essen, wie Sie mögen.«

7.2. Kationen, polyvalente und Gyrasehemmer (siehe Kapitel 1.2.3.)

7.3. Kationen, polyvalente und Schilddrüsenhormone

Interaktionsmechanismus: Bei dieser Interaktion handelt es sich um eine pharmakokinetische Reaktion. Der Mechanismus dieser Interaktion ist nicht vollständig geklärt. Als möglicher Mechanismus werden sowohl Komplexbildung als auch Adsorptionseffekte mit mehrwertigen Kationen diskutiert. Diese Wechselwirkung ist für Eisen-, Calcium- und Aluminium-Ionen beschrieben (10). Bei Magnesium scheint diese Interaktion wahrscheinlich in nicht relevantem Ausmaß aufzutreten (255). Für weitere Kationen liegen keine Daten vor (51).

Auswirkung/Effekt der Interaktion: Eine verminderte Wirkung der Schilddrüsenhormone ist möglich. Zeichen einer Hypothyreose sind unter anderem Müdigkeit, Gewichtszunahme, Kälteintoleranz sowie Anstieg des Serum-Thyreotropins (51).

Risikofaktoren/-patienten: Hinweise zu Risikofaktoren bzw. Risikopatienten liegen nicht vor.

Zeit bis zum Einsetzen der Interaktion: Die Komplexbildung und damit die Erniedrigung der Schilddrüsenhormonspiegel tritt sofort bei gemeinsamer Einnahme auf. Anzeichen einer verminderten Wirkung der Schilddrüsenhormone (Hypothyreose) zeigen sich allerdings erst verzögert im Laufe der gemeinsamen Behandlung.

Datenlage: In der Fachliteratur findet sich relativ wenig zu der Wechselwirkung zwischen Levothyroxin und polyvalenten Kationen (10). In-vitro-Studien lassen vermuten, dass Levothyroxin von Calciumcarbonat adsorbiert wird, wenn der pH-Wert wie im Magen niedrig ist; dies kann zu einer verminderten Verfügbarkeit von Levothyroxin führen (256). Bei einer Studie mit 20 Probanden, bei denen ein Hypothyreoidismus mit Levothyroxin behandelt wurde und die gleichzeitig 1.200 mg Calciumcarbonat pro Tag einnahmen, konnte gezeigt werden, dass der Gesamt-Thyroxin-Spiegel bei gleichzeitiger Gabe von Calciumcarbonat sank, während der Spiegel von Thyreotropin (TSH) gleichzeitig anstieg (256). Die Studienergebnisse zeigen, dass die Reduktion der Levothyroxin-Absorption zwar gering ist, es jedoch bei einzelnen Patienten zu einer klinisch relevanten Reduktion der Plasmaspiegel von Levothyroxin bei gleichzeitiger Einnahme von Calcium kommen kann. (257, 258).

Auch die gleichzeitige Einnahme von Levothyroxin und aluminiumhaltigen Antacida kann zu einer verminderten Bioverfügbarkeit von Levothyroxin führen (6). *In-vitro*-Studien lassen auch hier eine Adsorption oder auch Komplexierung des Levothyroxins durch Aluminium vermuten (255, 259).

Ein Fallbericht deutet auf eine mögliche Interaktion zwischen Magnesiumoxid und Levothyroxin hin, da sich nach gemeinsamer Einnahme erhöhte TSH-Spiegel und nach dem Absetzen von Magnesiumoxid wieder erniedrigte TSH-Spiegel entwickelten (255). *In vitro* zeigte sich allerdings mit Magnesiumoxid keine Komplexbildung.

Wird Levothyroxin gleichzeitig mit Eisensulfat eingenommen, kann es ebenfalls zu einer verminderten Wirkung des Schilddrüsenhormons kommen. Ursache ist hier eine Komplexbildung von Eisen und Levothyroxin (260). Die Bioverfügbarkeit von Levothyroxin wird durch Nahrung um etwa 20 Prozent vermindert.

Klinische Relevanz der Interaktion und mögliche Maßnahmen: Es ist nicht vorhersagbar, bei welchen Patienten sich die Bioverfügbarkeit von Levothyroxin durch die zusätzliche Einnahme von Nahrungsergänzungsmitteln oder Arzneimitteln verringert. Allen Patienten ist deshalb die zeitlich versetzte Einnahme zu empfehlen. Zwischen der Einnahme von Levothyroxin und den polyvalenten Kationen Aluminium, Calcium und Eisen ist ein Abstand von mindestens zwei, besser vier Stunden einzuhalten (10, 51). Levothyroxin sollte aufgrund einer verminderten Bioverfügbarkeit bei gleichzeitiger Einnahme in einem Abstand von 30 Minuten vor dem Frühstück eingenommen werden (65). Bei gleichzeitiger Verordnung von Calcium und Levothyroxin kann Levothyroxin morgens vor dem Frühstück und Calcium zum Mittag- und/oder Abendessen eingenommen werden. Sowohl eisenhaltige Arzneimittel als auch Levothyroxin sollten normalerweise morgens nüchtern eingenommen werden. Hier empfiehlt sich, das Eisenpräparat eine halbe Stunde vor dem Mittag- bzw. Abendessen oder bei schlechter Verträglichkeit zu diesen Mahlzeiten (eventuell mit einem Glas Orangensaft) zu nehmen.

Bei der gleichzeitigen Einnahme von Levothyroxin und Antacida ist aufgrund der Anwendungshinweise nicht zu erwarten, dass beide Arzneimittel zur gleichen Zeit eingenommen werden. Eventuell kann darauf hingewiesen werden, das Antacidum aufgrund der möglichen Interaktion erst zwei Stunden und nicht bereits eine Stunde nach der Mahlzeit einzunehmen.

Schilddrüsenhormone sollten grundsätzlich mit einem Glas Leitungswasser eingenommen werden, da einige Mineralwässer erhebliche Mengen an Calcium-Ionen enthalten (51). Zudem ist der Calciumgehalt bei Leitungswasser relativ konstant. Selbst wenn der Patient immer ein relativ calciumhaltiges Leitungswasser trinkt, würde eine Resorptionsverminderung bei der Einstellung des Patienten berücksichtigt.

Wegen hoher Konzentration an Calcium-Ionen in Milchprodukten wird häufig geraten, auch diese erst zwei Stunden nach der Einnahme von Levothyroxin zu sich zu nehmen. Da Schilddrüsenhormone in der Regel lebenslang substituiert werden, ist es praxisfern, Milchprodukte zum Frühstück zu verbieten. Dies würde die Lebensqualität vieler Patienten erheblich einschränken. Durch ein Monitoring der Schilddrüsenwerte kann eine mögliche Resorptionsverminderung von Levothyroxin durch calciumhaltige Nahrungsmittel bei der Einstellung des Patienten berücksichtigt werden. Der regelmäßige Verzehr von Milchprodukten ist daher unproblematisch.

7.4. Kationen, polyvalente und Tetracycline (siehe Kapitel 1.4.)

8.   Hormonelle Kontrazeptiva

In Deutschland sind etwa 17 Millionen Frauen im gebärfähigen Alter. Über ein Drittel der Mädchen und Frauen zwischen 14 und 44 Jahren nehmen orale Kontrazeptiva. Im Alter zwischen 16 und 30 Jahren sind es sogar fast zwei Drittel. Neben der »Pille« sind Hormonpflaster, Spiralen, Dreimonatsspritzen, Vaginalringe oder Implantate im Handel, die aufgrund ihrer lokalen und/oder systemischen Hormonwirkung empfängnisverhütend wirken. Nur ein Viertel der Frauen wenden keine oder eine natürliche Verhütungsmethode an.

Hormonelle Kontrazeptiva enthalten eine Kombination von Estrogenen und Gestagenen oder ausschließlich Gestagene (1). Die Estrogenkomponente ist immer Ethinylestradiol, als Gestagene werden zum Beispiel Levonorgestrel, Desogestrel, Chlormadinonacetat oder Norethisteron eingesetzt. Eine Kombination von Estrogenen und Gestagenen findet man in oralen Kontrazeptiva, wie bei der Ein-, Zwei- und Dreiphasenmethode, Hormonpflastern und dem Vaginalring. Reine Gestagenpräparate gibt es als so genannte Mikropille, Dreimonatsspritze und subkutanes Implantat. Neben den genannten Arzneiformen werden noch gestagenhaltige Intrauterinspiralen angewandt, bei denen die lokale Hormonwirkung im Vordergrund steht.

Ethinylestradiol und Gestagene, die in hormonellen Kontrazeptiva enthalten sind, zeigen vor allem pharmakokinetische Interaktionen. Hierbei kann es zu einer Beeinflussung der Plasmaspiegel der weiblichen Sexualhormone, aber auch zu einer Beeinflussung der Plasmaspiegel anderer Arzneistoffe durch die weiblichen Sexualhormone kommen. Zum Beispiel hemmt Ethinylestradiol vermutlich *in vivo* CYP1A2, CYP3A4 und CYP2C19. Allerdings sind Interaktionen aufgrund einer Inhibition durch weibliche Sexualhormone selten. Häufiger kommt es zu einer Wirkungsabschwächung von Estrogenen und Gestagenen aufgrund einer Enzyminduktion. Für Arzneistoffe, die CYP3A4 induzieren, wie beispielsweise Phenytoin, Carbamazepin und Oxcarbazepin, sind verringerte Plasmaspiegel von Estrogenen und Gestagenen beschrieben. Hier kann es bei Kombination mit hormonellen Kontrazeptiva zu Blutungsunregelmäßigkeiten (Schmierblutungen, Durchbruchblutungen) und Schwangerschaft kommen. Werden aufgrund einer Interaktion alternative kontrazeptive Maßnahmen erwogen, sollte berücksichtigt werden, dass nicht-hormonelle, lokal wirksame kontrazeptive Maßnahmen (z. B. Intrauterinpessare, Barrieremethoden) generell eine höhere Versagerrate als hormonelle Kontrazeptiva aufweisen (51).

Die häufigsten Interaktionsmeldungen, die hormonelle Kontrazeptiva betreffen, sind:

• Kontrazeptiva, hormonelle und Antibiotika,
• Kontrazeptiva, hormonelle und Johanniskraut.

8.1. Hormonelle Kontrazeptiva und Johanniskraut (siehe Kapitel 2.3.1.)

8.2. Hormonelle Kontrazeptiva und Antibiotika (siehe Kapitel 1.1.)

9. Neuroleptika

Neuroleptika werden primär zur Behandlung schizophrener und manischer Psychosen eingesetzt (55). Zunehmend werden sie auch bei anderen Indikationen, z. B. im geriatrischen Bereich oder bei chronischen Schmerzzuständen, verwendet. 2008 wurden 263 Millionen DDD Neuroleptika zu Lasten der GKV verordnet.

Neuroleptika werden nach verschiedenen Kriterien unterteilt. Nach ihrer chemischen Klasse, ihrer pharmakologischen Potenz in hoch-, mittel- und niederpotente Substanzen und in »typisch« und »atypisch« (55) (siehe Tabelle 24, Tabelle 25). Die wesentliche Wirkung dieser Arzneistoffe besteht in der Abschwächung produktiver psychotischer Symptome wie beispielsweise Halluzination oder Wahnvorstellungen. Zusätzliche Wirkungen sind Verminderung des Antriebs, Verlangsamung der Reaktion und Erzeugung von Gleichgültigkeit gegenüber äußeren Reizen.

Untersuchungen haben gezeigt, dass für die antipsychotische Wirkung, vor allem im Hinblick auf akut psychotische Symptome wie Wahn-, Ich-Störungen und Halluzinationen, die Dopamin-D_2-Rezeptorblockade das wichtigste therapeutische Prinzip darstellt. Die Hauptwirkung der »klassischen« (= typischen) Neuroleptika ist die Dopamin-D_2-Rezeptorblockade (261). Da sich die Rezeptorblockade nicht nur auf die Dopamin-D_2-Rezeptoren im limbischen System beschränkt, sondern auch D_2-Rezeptoren in anderen ZNS-Strukturen blockiert werden, kommt es zu den charakteristischen Nebenwirkungen der klassischen Neuroleptika. Diese betreffen vor allem das extrapyramidalmotorische System. Symptome sind vor allem Frühdyskinesien, das Neuroleptika-induzierte Parkinson-Syndrom, eine quälende Unruhe (Akathisie) und Spätdyskinesien, die unwillkürliche Bewegungen umfassen.

Als atypische Neuroleptika werden antipsychotisch wirksame Medikamente bezeichnet, die im Vergleich zu den typischen Neuroleptika in der gebräuchlichen Dosierung seltener extrapyramidalmotorische Nebenwirkungen induzieren. Analog zu den klassischen Neuroleptika entfalten sie ihre antipsychotische Wirkung ebenfalls über eine Blockade von Dopamin-D_2-Rezeptoren. Die geringeren extrapyramidalmotorischen Nebenwirkungen können mit verschiedenen Wirkmechanismen wie einer zusätzlichen Blockade von 5-HT_2-Rezeptoren erklärt werden. Häufig werden atypische Neuroleptika auch als Antipsychotika der zweiten Generation bezeichnet. Mögliche Vorteile der atypischen Neuroleptika sind neben den geringeren extrapyramidalmotorischen Nebenwirkungen eine vielleicht geringfügig verringerte Rückfallrate und eine bessere Wirksamkeit

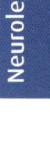
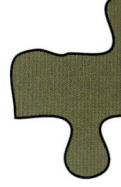

Neuroleptika

auf Negativsymptome der Schizophrenie, wie z. B. Sprachverarmung oder Aufmerksamkeitsstörungen. Diese genannten möglichen Vorteile werden derzeit allerdings noch kritisch und kontrovers diskutiert.

Neben der Blockade von D_2-Rezeptoren greifen Neuroleptika an verschiedenen Rezeptoren an und besitzen daher in unterschiedlichem Ausmaß anticholinerge, antihistaminerge, antiadrenerge und antiserotonerge Eigenschaften. Diese Eigenschaften sind allerdings nicht ausschließlich für Nebenwirkungen und Interaktionen verantwortlich, sondern werden zum Teil auch für die Therapie genutzt.

Einige Neuroleptika aus der Phenothiazin-Gruppe sowie einige neue atypische Substanzen sind starke Antagonisten an muscarinischen Acetylcholinrezeptoren. Ähnlich wie bei vielen Antidepressiva führt dies zu dem typisch anticholinergen Nebenwirkungsspektrum dieser Substanzen (siehe Tabelle 24, Tabelle 25).

Tabelle 24: *Typische Neuroleptika – neuroleptische Potenz und anticholinerges Potenzial (1, 51)*

Typische Neuroleptika	Neuroleptische Potenz	Anticholinerges Potenzial
Butyrophenone		
Benperidol	hochpotent	(+) erst in hohen Dosen
Haloperidol	hochpotent	(+) erst in hohen Dosen
Melperon	niedrigpotent	–
Pipamperon	niedrigpotent	–
Phenothiazine		
Fluphenazin	hochpotent	–
Levomepromazin	niedrigpotent	++
Perazin	mittelpotent	++
Promethazin	niedrigpotent	++
Thioridazin	niedrigpotent	+++
Diphenylbutylpiperidine		
Fluspirilen	hochpotent	–
Pimozid	hochpotent	–
Thioxanthene		
Chlorprothixen	niedrigpotent	+
Flupentixol	hochpotent	(+)
Zuclopentixol	mittelpotent	(+)

Tabelle 25: *Atypische Neuroleptika – neuroleptische Potenz und anticholinerges Potenzial (1, 261)*

Atypische Neuroleptika	Neuroleptische Potenz	Anticholinerges Potenzial
Clozapin	mittelpotent	+++
Zotepin	mittelpotent	+
Risperidon	hochpotent	–
Olanzapin	hochpotent	+++
Amisulprid	niedrigpotent	–
Quetiapin	mittelpotent	0 bis ++
Ziprasidon	mittelpotent	–
Aripiprazol	mittelpotent	–

Darüber hinaus sind Neuroleptika wie Phenothiazine, Risperidon, Clozapin und Zotepin starke α_1-Blocker, was sich unter anderem in unerwünschten Arzneimittelwirkungen wie Blutdruckabfall bei akut hoher Gabe und einer additiven Interaktion mit Antihypertensiva aus der Reihe der α_1-Blocker äußert (39).

Eine weitere unerwünschte Arzneimittelwirkung der Neuroleptika besteht in einer QT-Zeit-Verlängerung. Durch die Verlängerung des QTc-Intervalls können einige Antipsychotika tödliche Herzrhythmusstörungen auslösen. Dass dies nicht nur eine theoretische Möglichkeit ist, zeigt eine bevölkerungsbasierte Fall-Kontroll-Studie (262). Das Risiko von plötzlichen Todesfällen bei Einnahme typischer Neuroleptika war zum Teil erheblich erhöht. Patienten, die an einem plötzlichen Herztod gestorben waren, hatten im Vergleich zur Kontrolle dreimal so häufig in den letzten 30 Tagen vor dem Tod Antipsychotika verordnet bekommen. Das höchste Risiko wurde für die Einnahme von Butyrophenonen gefunden. Zu dieser Gruppe gehören die Wirkstoffe Haloperidol, Benperidol, Bromperidol, Melperon und Pipamperon. Aber auch Thioxanthene, Chlorprothixen und Zuclopenthixol waren mit einem erhöhten Risiko assoziiert. Das plötzliche Herztod-Risiko stieg mit der Neuroleptikadosis, war jedoch auch unter niedrigen Dosen erhöht. Für das erhöhte Risiko ist eine multikausale Genese wahrscheinlich (263). Ein relevanter Faktor scheint dabei die Verlängerung der QT-Zeit zu sein. Das Ausmaß der neuroleptikabedingten QT-Zeit-Verlängerung ist abhängig von der individuellen Disposition des Patienten, der Dosis und der Affinität der jeweiligen Substanz zu den für die Repolarisation verantwortlichen kardialen Ionenkanälen.

Die in der Folge entwickelten atypischen Neuroleptika wie Risperidon, Olanzapin und Quetiapin zeigen ähnlich den klassischen Neuroleptika eine Verlängerung der QT-Zeit (Tabelle 26). Auch atypische Antipsychotika zeigten in einer pharmakoepidemiologischen Untersuchung ein mit den typischen Neuroleptika

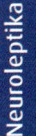

Neuroleptika

vergleichbares dosisabhängiges Risiko für einen plötzlichen Herztod (264). Zum Beispiel wurde auch für Olanzapin ein erhöhtes Risiko für den plötzlichen Herztod gefunden. Darüber hinaus ergaben sich wichtige, aber überprüfungsbedürftige Unterschiede bei den atypischen Neuroleptika: eine hohe Mortalität bei Clozapin und Risperidon und eine niedrige Mortalität bei Quetiapin. Die Bewertung des QT-Zeit-verlängernden Potenzials eines Neuroleptikums unterscheidet sich häufig je nach Quelle. Dies wird zum Beispiel beim Vergleich der Klassifikationen des Arizona-CERT (siehe Tabelle 10) und den Angaben in den Fachinformationen deutlich. So ist bei Pimozid und Thioridazin, beides Klasse-1-Arzneistoffe nach dem Arizona-CERT, die gleichzeitige Gabe eines weiteren, die QT-Zeit-verlängernden Arzneistoffs kontraindiziert. Bei Haloperidol, auch ein Klasse-1-Arzneistoff, ist nach der Fachinformation dagegen nur Vorsicht geboten. Inwieweit das Risiko tatsächlich unterschiedlich ist, ist noch zu klären.

Bei der Nutzen-Risiko-Abwägung einer Neuroleptika-Gabe darf nicht übersehen werden, dass die Schizophrenie und schwere affektive Erkrankungen mit einer hohen Mortalität assoziiert sind; allein das Suizidrisiko liegt bei über 10 Prozent. Bei klarer Indikation ist eine Verordnung sicher sinnvoll. Allerdings ist Vorsicht geboten, wie bei allen Arzneistoffen, die die QT-Zeit verlängern. Zu den nötigen Vorsichtsmaßnahmen gehören u. a. ein EKG zu Beginn, Verlaufskontrollen und möglichst keine Komedikation mit weiteren, die QT-Zeit-verlängernden Arzneistoffen. In der Behandlungsleitlinie Schizophrenie der Deutschen Gesellschaft für Psychiatrie, Psychotherapie und Nervenheilkunde wird ein EKG zu Beginn, nach vier Wochen und danach in halbjährlichen Abständen empfohlen; unter der Therapie mit Clozapin, Thioridazin, Pimozid, Perazin sowie Ziprasidon sogar häufiger (265).

Für die Praxis ist von Bedeutung, dass bei Polypharmazie nicht nur additive pharmakodynamische Effekte für das Ausmaß der QT-Zeit-Verlängerung entscheidend sind, sondern aufgrund der Konzentrationsabhängigkeit insbesondere pharmakokinetische Interaktionen beachtet werden müssen (263). Hier kann es notwendig sein, ein TDM durchzuführen. Auch sollten weitere Risikofaktoren, wie Elektrolytstörungen, Bradykardie und vorbestehende Herzerkrankungen, berücksichtigt werden.

In Tabelle 26 sind Neuroleptika mit einem Risiko für eine QT-Zeit-Verlängerung mit ihrer Risikobewertung nach dem Arizona-CERT als auch nach der Angabe in der Fachinformation aufgeführt.

Tabelle 26: *Neuroleptika und QT-Zeit-Verlängerung – Risikobewertung nach dem Arizona-CERT (siehe Tabelle 10) und Angabe in der Fachinformation*

	Klassifikation (nach »Arizona CERT« – Stand 04/2009)	Fachinformation* (Stand 04/2009)
Typische Neuroleptika		
Fluphenazin	Nicht aufgeführt	Vermeidung der gleichzeitigen Anwendung von QT-verlängernden oder den hepatischen Abbau von Fluphenazin hemmenden Arzneimitteln (z. B. Paroxetin, Fluoxetin).
Thioridazin	1	Kontraindikation für: • Kombination mit Medikamenten QT-Zeit-verlängernder Wirkung, • Kombination mit CYP2D6-hemmenden Arzneimitteln, wie z. B. Serotonin-Wiederaufnahmehemmer wie Fluoxetin und Paroxetin.
Haloperidol	1	Gemeinsame Einnahme mit QT-Zeit-verlängernden Arzneistoffen nur unter besonderer Vorsicht.
Melperon, Pipamperon, Promethazin, Zuclopenthixol	Nicht aufgeführt	Gemeinsame Einnahme mit QT-Zeit-verlängernden Arzneistoffen nur unter besonderer Vorsicht.
Pimozid	1	Die gleichzeitige Anwendung von Arzneimitteln, die ebenfalls das QT-Intervall verlängern (z. B. Neuroleptika und Antidepressiva), zu einer Hypokaliämie führen oder den hepatischen Abbau von Pimozid hemmen können, ist kontraindiziert.
Perazin, Levomepromazin, Fluspirilen, Chlorprothixen,	Nicht aufgeführt	Keine Angaben.
Atypische Neuroleptika		
Aripiprazol	Nicht aufgeführt	Gemeinsame Einnahme mit QT-Zeit-verlängernden Arzneistoffen nur unter besonderer Vorsicht.
Clozapin	2	Keine Angaben.

Fortsetzung nächste Seite

Neuroleptika

Fortsetzung Tabelle 26

	Klassifikation (nach »Arizona CERT« – Stand 04/2009)	Fachinformation* (Stand 04/2009)
Quetiapin, Risperidon	2	Gemeinsame Einnahme mit QT-Zeit-verlängernden Arzneistoffen nur unter besonderer Vorsicht.
Amisulprid	Nicht aufgeführt	Das Arzneimittel darf nicht gleichzeitig eingenommen werden mit bestimmten Arzneimitteln, die schwerwiegende Herzrhythmusstörungen (Torsade de pointes) auslösen können, wie Antiarrhythmika der Klassen I und III (Chinidin, Disopyramid, Mexiletin, Flecainid, Propafenon, Amiodaron, Sotalol) und Thioridazin.
Ziprasidon	2	Ziprasidon darf nicht gleichzeitig mit Arzneimitteln gegeben werden, die bekanntermaßen das QT-Intervall verlängern, wie Antiarrhythmika der Klassen IA und III, Thioridazin, Pimozid, Moxifloxacin.
Olanzapin	Nicht aufge-führt	Keine Angaben.
Sertindol	2	Wegen schwerwiegender kardialer Nebenwirkungen Anwendung nur unter Beachtung von Sicherheitsmaß-nahmen. Keine Begleitmedikation mit QT-Zeit-verlängernden oder CYP3A4 hemmenden Arzneistoffen

* Angaben können sich in einzelnen Fachinformationen unterscheiden

Ob und inwieweit die Wirkung eines Antipsychotikums durch pharmakokineti-sche Interaktionen beeinflusst wird, hängt davon ab, welches Cytochrom-P450-Isoenzym für die Metabolisierung des jeweiligen Antipsychotikums verantwort-lich ist. Tabelle 27 und Tabelle 28 fassen die Metabolisierung und mögliche Hemmung von CYP-Enzymen einiger typischer und atypischer Neuroleptika zusammen. Typische Neuroleptika werden zumeist über CYP2D6 verstoffwech-selt. Für viele sind die Metabolisierung und die Beeinflussung von Enzymen nicht vollständig bekannt. Die neueren atypischen Neuroleptika sind bezüglich ihres Metabolismus wesentlich besser untersucht.

Tabelle 27: *Typische Neuroleptika und CYP450 (1, 20, 51)*

	Metabolisierung	Hemmung
Butyrophenone		
Benperidol	Benperidol unterliegt einem umfangreichen Metabolismus.	?
Haloperidol	2D6, 3A4	2D6
Melperon	2D6	2D6
Phenothiazine		
Fluphenazin	1A2, 2D6, 2E1	1A2, 2D6
Levomepromazin	1A2, 2C9, 2D6	2D6
Perazin	2D6, (3A4?)	?
Promethazin	2D6, 3A4	2D6, 3A4
Thioridazin	1A2, 2C19, 2D6, 3A4	1A2, 2D6
Diphenylbutylpiperidine		
Pimozid	1A2, 3A4, (2D6)	–
Thioxanthene		
Flupentixol	2D6	–
Zuclopentixol	2D6	–

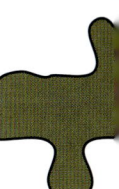

Neuroleptika

Tabelle 28: *Atypische Neuroleptika und CYP450 (261, 266, 267)*
Hauptmetabolisierungsweg = **fett**

	Metabolismus	Hemmung	
Clozapin	**1A2**, 2C9, 2C19, 3A4	(2D6)	Vor allem mit CYP1A2-Induktoren und -Inhibitoren Interaktionen möglich.
Zotepin	1A2, 3A4	–	Bisher keine Hinweise zu klinisch relevanten Interaktionen durch Enzymhemmung bzw. -induktion.
Risperidon	**2D6**, 3A4	(2D6)	Interaktionen mit CYP2D6-Inhibitoren wie Paroxetin oder -Induktoren möglich.

Fortsetzung nächste Seite

Fortsetzung Tabelle 28

	Metabolismus	Hemmung	
Olanzapin	**1A2**, 2D6	–	Interaktionen mit Fluvoxamin als Enzyminhibitor und Phenytoin sowie Carbamazepin als Enzymin-duktoren.
Amisulprid	–	–	Sehr sicher hinsichtlich pharmako-kinetischer Interaktionen.
Quetiapin	Zu 95 % über **3A4**	–	Interaktionen mit CYP3A4-Indukto-ren und -Inhibitoren, wie Phenytoin und Ketoconazol.
Ziprasidon	**3A4**	–	Interaktionen mit CYP3A4-Indukto-ren und -Inhibitoren, wie Phenytoin und Ketoconazol.
Aripiprazol	2D6, 3A4	–	Interaktionen mit potenten CYP3A4-Inhibitoren, wie Ketocona-zol.

Neuroleptika unterscheiden sich aufgrund ihrer unterschiedlichen Meta-bolisierung und pharmakologischen Angriffspunkte stark bezüglich ihres Interaktionspotenzials. Dabei treten sowohl pharmakokinetische als auch pharmakodynamische Wechselwirkungen auf. Bei den pharmakodynami-schen Wechselwirkungen zeigen sich zum einen additive Effekte bezüglich der QT-Zeit-Verlängerung, des Weiteren verstärkte anticholinerge, anti-adrenerge bzw. extrapyramidalmotorische Effekte. Die Verlängerung der QT-Zeit scheint sowohl bei typischen als auch atypischen Neuroleptika von Bedeutung zu sein. Unter den Neuroleptika haben die Phenothiazine sowie insbesondere Clozapin die stärkste anticholinerge Wirkung. Auch Zotepin, Quetiapin und Olanzapin zeigen anticholinerge Effekte. Bei den Butyrophenonen, bei Pimozid und Fluspirilen sowie den nicht genannten atypischen Neuroleptika sind anticholinerge Effekte wesentlich schwächer und seltener.

Mit Enzyminduktoren und -inhibitoren kann es bei gleichzeitiger Ein-nahme mit Neuroleptika zu pharmakokinetischen Interaktionen kommen. Da typische Neuroleptika zum Großteil über CYP2D6 verstoffwechselt werden, können z. B. CYP2D6-Enzyminhibitoren wie Fluoxetin erhöhte Plas-maspiegel dieser Substanzen hervorrufen. Allerdings sind typische Neuro-leptika zum Teil auch selbst Enzyminhibitoren von CYP2D6, so dass auch sie die Bioverfügbarkeit anderer Arzneistoffe beeinflussen können. Atypische Neuroleptika unterscheiden sich dagegen stark im Ausmaß der Metaboli-sierung und somit im pharmakokinetschen Interaktionspotenzial.

> Die häufigsten Interaktionsmeldungen bei Neuroleptika sind:
>
> - Neuroleptika und Anticholinergika,
> - Neuroleptika und Antidepressiva, trizyklische und Analoge,
> - Neuroleptika und Serotonin-Rückaufnahme-Inhibitoren

9.1.   Neuroleptika und Anticholinergika

Interaktionsmechanismus: Bei gleichzeitiger Gabe mehrerer Arzneistoffe mit anticholinerger Wirkung können additive periphere und zentrale anticholinerge Effekte auftreten. Tabelle 29 zeigt Beispiele für Arzneistoffe, deren Wirkmechanismus auf einer anticholinergen Wirkung beruht bzw. die als Nebenwirkung anticholinerge Effekte aufweisen. Diese Effekte sind dosisabhängig. Neuroleptika können in unterschiedlichem Ausmaß anticholinerge Nebenwirkungen hervorrufen. In Tabelle 24 und Tabelle 25 wird dies genauer differenziert. Daher muss für jedes Neuroleptikum das Interaktionspotenzial in Kombination mit einem weiteren anticholinerg wirkenden Arzneistoff getrennt beurteilt werden. Unter

Tabelle 29: *Beispiele für Arzneistoffe mit anticholinergen Eigenschaften (Wirkprinzip oder UAW) (10, 268)*

Arzneistoffgruppe	Arzneistoffe (Beispiele)
Antiparkinsonmittel (zentral wirksame Anticholinergika)	Benzatropin, Biperiden, Bornaprin, Metixen, Procyclidin, Trihexyphenidyl
Antiarryhthmika	Disopyramid, Propafenon, Chinidin, Ipatropiumbromid, Procainamid
Antiemetika	Dimenhydrinat, Scopolamin
Antihistaminika, Sedativa	Chlorphenamin, Diphenhydramin, Hydroxyzin, Clemastin, Promethazin
Neuroleptika	Chlorpromazin, Chlorprothixen, Clozapin, Perphenazin, Pimozid, Trifluperazin, Thioridazin
Spasmolytika	Denaverin, Mebeverin, Oxybutynin, Propiverin, Tolterodin, Solifenacin, Butylscopolaminiumbromid
Muskelrelaxantien	Baclofen
Trizyklische Antidepressiva und Analoge	Amitriptylin, Clomipramin, Desipramin, Doxepin, Imipramin, Maprotilin, Nortriptylin, Trimipramin

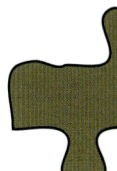

Neuroleptika

den Neuroleptika haben die Phenothiazine sowie insbesondere Clozapin die stärkste anticholinerge Wirkung. Auch Zotepin, Quetiapin und Olanzapin zeigen anticholinerge Effekte. Bei den Butyrophenonen, bei Pimozid und Fluspirilen sowie den nicht genannten atypischen Neuroleptika sind anticholinerge Effekte wesentlich schwächer und seltener.

Auswirkung/Effekt der Interaktion: Bei additiven anticholinergen Effekten ist das Risiko für anticholinerge Nebenwirkungen erhöht. Dies kann sich in peripheren und zentralen Erscheinungen äußern (Tabelle 30). Periphere Effekte sind u. a. Mundtrockenheit, Akkommodationsstörungen, Miktionsstörungen und Obstipation. Zusätzlich können auch zentralnervöse Effekte, wie Unruhe, Erregung, Krämpfe bis zum Koma, auftreten. In den meisten Fällen sind nur einzelne Symptome zu beobachten. Es kann sich aber auch das Vollbild des anticholinergen Syndroms zeigen, ein unter Umständen vital bedrohliches Phänomen.

Tabelle 30: *Symptome des anticholinergen Syndroms*

	Leicht	Schwer
Auge	Akkommodationsschwäche (Nahsehen beeinträchtigt)	Glaukomanfall
Harnwege	Miktionsstörungen (Schwierigkeiten bei der Blasenentleerung)	Harnverhalt mit dem zusätzlichen Risiko für Infektionen
Haut/Schleimhäute	Rote und warme Haut (verminderte Schweißbildung), trockener Mund (gehemmte Speichelbildung), Sprechen kann schwerfallen	Hyperthermie, Kauen, Schlucken, Sprechen unmöglich, Unterernährung
Herz/Kreislauf	Tachykardie	Tachyarrhythmie, Koma
Magen/Darm	Obstipation	Paralytischer Ileus
ZNS	Schwindel, Angst, Verwirrtheit, Gedächtnisverschlechterung	Agitiertheit, Unruhe, Desorientierung, Halluzinationen, kognitive Leistungsabnahme

Die Konsequenzen sind dabei für den Patienten je nach Ausprägung sehr unterschiedlich. Insbesondere für ältere Patienten stellen sie häufig ein Problem dar. So kann ein trockener Mund »lediglich« Probleme beim Sprechen bereiten, es kann aber auch die Nahrungsaufnahme oder der Sitz der Prothese beeinträchtigt sein.

Risikofaktoren/-patienten: Ältere Patienten, Glaukom, Prostatahyperplasie, chronische Obstipation, Dosierung.

Zeit bis zum Einsetzen der Interaktion: Keine genauen Angaben möglich.

Datenlage: Anticholinerge Wirkungen werden zum Teil therapeutisch genutzt, wie zum Beispiel bei Antiparkinsonmitteln oder urologischen Spasmolytika. Bei anderen Arzneistoffen, wie bei einigen Neuroleptika, Antidepressiva oder Antihistaminika, sind anticholinerge Effekte dagegen unerwünschte Arzneimittelwirkungen. Sie sind zumeist nicht schwerwiegend, es sei denn, es treten weitere Risikofaktoren, Intoxikationen oder additive Effekte durch Einnahme weiterer anticholinerg wirkender Arzneistoffe auf.

Zu Interaktionen zwischen zwei anticholinerg wirkenden Arzneistoffen gibt es kaum Untersuchungen, wahrscheinlich, weil die Auswirkungen so eindeutig sind. Allerdings liegen hierzu zahlreiche Fallberichte vor. Auch bei Arzneistoffen mit sehr geringen anticholinergen Eigenschaften sind unerwünschte anticholinerge Wirkungen bei Kombination mit einem zweiten anticholinerg wirkenden Arzneistoff beobachtet worden.

Klinische Relevanz der Interaktion und mögliche Maßnahmen: Bei der Kombination anticholinerg wirkender Arzneistoffe addieren sich die anticholinergen Effekte. Am wahrscheinlichsten werden sich anticholinerge UAW bei Patienten zeigen, die Risikofaktoren wie Glaukom, Prostatahyperplasie, chronische Obstipation oder höheres Lebensalter aufweisen und bei denen der Einsatz von Anticholinergika generell mit Vorsicht erfolgen sollte (10). In den meisten Fällen sind nur einzelne Symptome des anticholinergen Syndroms zu beobachten. In Einzelfällen kann sich aber auch das Vollbild des anticholinergen Syndroms zeigen. Insbesondere bei älteren Patienten sollte versucht werden, die Kombination mehrerer anticholinerg wirkender Arzneimittel zu vermeiden. Dafür ist es allerdings notwendig, dass dem verordnenden Arzt alle weiteren Arzneimittel des Patienten bekannt sind. Diese Informationen sind häufig in Apotheken, z. B. in der Medikationshistorie, vorhanden.

Beim Einsatz typischer Neuroleptika besteht zusätzlich die Problematik, dass durch die Blockade von Dopaminrezeptoren extrapyramidalmotorische Nebenwirkungen auftreten können. Je nach Form der extrapyramidalmotorischen Störungen (Früh- bzw. Spätdyskinesien, Parkinsonoid) empfiehlt die Behandlungsleitlinie Schizophrenie der Deutschen Gesellschaft für Psychiatrie, Psychotherapie und Nervenheilkunde unterschiedliche Maßnahmen, wie Dosisreduktion, Gabe eines Anticholinergikums oder Substanzwechsel (265).

Bei Frühdyskinesien wird zur Akuttherapie je nach Schweregrad die orale oder intravenöse Gabe eines Anticholinergikums empfohlen, da dies in der Regel zu einer raschen Besserung führt. Beim Auftreten eines Parkinsonoids sollte eine Dosisreduktion des Antipsychotikums erfolgen, wenn dies vertretbar ist. Ansonsten werden zur Behandlung eines neuroleptikainduzierten Parkinsonoids in erster Linie Anticholinergika, wie z. B. Biperiden, eingesetzt; als Alternative kann L-Dopa verwendet werden. Auch eine Umstellung auf ein nebenwirkungsärmeres atypisches Antipsychotikum kann nach einer Risiko-Nutzen-Abwägung sinnvoll sein. Kommt es unter Neuroleptikagabe zu Spätdyskinesien, sollte langfristig auf ein atypisches Antipsychotikum umgestellt werden, wobei die beste Evidenz für eine Besserung der tardiven Dyskinesien für eine Behandlung mit Clozapin vorliegt. Tritt in der Apotheke eine Interaktionsmeldung zu dieser Kombination

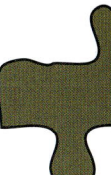

Neuroleptika

auf, sollte bedacht werden, dass Anticholinergika zur Behandlung von extrapyramidalmotorischen Nebenwirkungen verordnet werden.

Werden Neuroleptika mit anticholinergen Effekten mit anderen anticholinerg
wirkenden Arzneistoffen kombiniert, so sollten die Patienten für Symptome des
anticholinergen Syndroms sensibilisiert und entsprechend gemonitort werden.
Beim Auftreten der geschilderten Symptome sollte immer überprüft werden, ob
sie durch Arzneistoffe verursacht sind. Steht Mundtrockenheit im Vordergrund,
so können Speichelersatzmittel, der Einsatz von xylithaltigen Lutschpastillen
oder Kaugummis empfohlen werden. Die Patienten sollen zudem bei feucht-
heißem Wetter Anstrengungen im Freien meiden und bei Symptomen wie
andauernder Obstipation ihren Arzt informieren (51).

Beim anticholinergen Syndrom sollten zwei Aspekte berücksichtigt werden:
Die Symptome des anticholinergen Syndroms werden häufig mit dem Erschei-
nungsbild des normalen Alterns verwechselt. Außerdem können die Symptome
auch falsch interpretiert werden, mit dem Risiko, dass Antipsychotika zur Behandlung dieser Symptome eingesetzt werden. Wird dabei ein Antipsychotikum
mit anticholinergen Effekten gewählt, kommt es zu einer Symptomverschlim-
merung. Hier wurde nicht selten beobachtet, dass aufgrund der Symptom-
verschlechterung wie Tremor oder Akathisie wiederum ein Anticholinergikum
zur Behandlung der extrapyramidalmotorischen Effekte eingesetzt wurde. Ein
Teufelskreis entsteht.

9.2. Neuroleptika und Antidepressiva

Kombinierte Neuroleptika-Antidepressiva-Behandlung

Zwei der drei häufigsten Interaktionsmeldungen bei Neuroleptika beziehen sich
auf die kombinierte Neuroleptika-Antidepressiva-Behandlung. Bei gleichzeitigem
Auftreten depressiver und psychotischer Symptome, wie bei wahnhafter Depression, ist eine Kombinationsbehandlung üblich und wirksam (39). Dies gilt auch
für die agitierte Depression oder die dysphorische Manie sowie die Negativsymptomatik bei schizophrenen Störungen, die depressiven Symptomen ähneln und
sich unter Antipsychotika häufig nur unzureichend bessern. Eine weitere Indikation für eine Kombination stellt eine psychotische Störung mit Zwangssymptomen dar. Insgesamt scheint für eine kombinierte Antipsychotikum-Antidepres-
sivum-Behandlung der Einsatz eines Serotonin-Rückaufnahme-Inhibitoren (SRI)
gegenüber den klassischen trizyklischen Antidepressiva aufgrund der geringen
therapeutischen Breite der Trizyklika und dem Interaktionspotenzial der Trizyklika vorteilhaft (39). In der Behandlungsleitlinie Schizophrenie der Deutschen Gesellschaft für Psychiatrie, Psychotherapie und Nervenheilkunde wird allerdings
auf die begrenzte Datenlage zur Kombination mit SRIs hingewiesen (265). Ein
Problem bei Kombinationen mit einem Serotonin-Rückaufnahme-Inhibitor ist
das pharmakokinetische Interaktionspotenzial einiger Arzneistoffe.

9.2.1. Neuroleptika und Antidepressiva, trizyklische und Analoge

Interaktionsmechanismus: Bei der gemeinsamen Gabe von trizyklischen Antidepressiva und Neuroleptika können verschiedene Interaktionsmechanismen zum Tragen kommen und sich zum Teil potenzieren.

Sowohl Antidepressiva als auch Neuroleptika haben in unterschiedlichem Ausmaß kardiotoxische, anticholinerge und zentraldämpfende Nebenwirkungen und senken die Krampfschwelle (51). Diese Effekte sind dosisabhängig und können sich gegenseitig additiv verstärken. Dabei muss das Interaktionspotenzial für jede Kombination getrennt beurteilt werden.

Neben dieser pharmakodynamischen Interaktion kann eine Hemmung des Metabolismus auftreten. Trizyklische Antidepressiva werden zumeist neben anderen Isoenzymen über CYP2D6 verstoffwechselt. Da viele typische Neuroleptika, insbesondere Phenothiazine und Butyrophenone, CYP2D6-Inhibitoren sind, können die Plasmaspiegel der Trizyklika durch diese Arzneistoffe erhöht werden. *In vitro* wurde eine Hemmung von CYP2D6 durch Chlorpromazin, Haloperidol, Fluphenazin, Perphenazin, Thioridazin, Thioxanthen und gering von Clozapin sowie Risperidon beobachtet (269). Das pharmakokinetische Hemmpotenzial der meisten Neuroleptika ist allerdings gering ausgeprägt.

Auswirkung/Effekt der Interaktion: Bei einer gemeinsamen Gabe von Trizyklika und Neuroleptika können aufgrund von erhöhten Plasmaspiegeln der Trizyklika und aufgrund additiver Effekte u. a. vermehrt anticholinerge sowie zentraldämpfende Effekte und eine Verringerung der Krampfschwelle sowie eine orthostatische Hypotonie vorkommen (51). Bei verstärkten anticholinergen Effekten wächst die Gefahr für Mundtrockenheit, Obstipation, Miktionsstörungen, Harnverhalt, Glaukomanfall, schwere kognitive Beeinträchtigung, Erregungszustände, anticholinerges Delir sowie zerebrale Krampfanfälle (39, siehe auch Tabelle 30).

Sowohl Trizyklika als auch Neuroleptika können arzneistoffabhängig das Risiko für eine QT-Zeit-Verlängerung erhöhen. Bei gleichzeitiger Behandlung mit mehreren Arzneistoffen, die die QT-Zeit verlängern, steigt die Inzidenz von Rhythmusstörungen vom Typ Torsade de pointes (51). Dies kann durch das gleichzeitige Auftreten erhöhter Plasmaspiegel potenziert werden. Symptomatische Schwindel- oder Ohnmachtsanfälle sind möglich. In seltenen Fällen können sie in Kammerflimmern und Herzstillstand mit potenziell letalem Ausgang übergehen.

Risikofaktoren/-patienten: Allgemein: ältere Patienten.

QT-Zeit: hohe Plasmakonzentrationen durch hohe Dosierungen, Ausscheidungs- bzw. Metabolisierungsstörungen oder schnelle Injektions-/Infusionsgeschwindigkeit; Begleitmedikation mit weiteren QT-Zeit-verlängernden Arzneimitteln; Elektrolytstörungen (Hypokaliämie, Hypomagnesiämie, Hypocalciämie); koronare Herzkrankheit (KHK); myokardiale Hypertrophie (zum Beispiel bei arterieller Hypertonie und Herzinsuffizienz); weibliches Geschlecht; Bradykardien (zum Beispiel Sinusbradykardien und höhergradige AV-Blockierungen); angeborene Verlängerung des QT-Intervalls (z. B. Romano-Ward-Syndrom und Jervell-Lange-Nielsen-Syndrom).

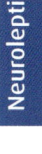

Neuroleptika

Zeit bis zum Einsetzen der Interaktion: Zu den additiven pharmakologischen Effekten und dem Auftreten von UAW der Trizyklika durch erhöhte Plasmaspiegel sind keine genauen Angaben zum Einsetzen der Interaktion möglich. Die Wahrscheinlichkeit für das Auftreten des plötzlichen Herztods ist zu Beginn einer Kombination von QT-Zeit-verlängernden Arzneistoffen am größten, bleibt aber während der langfristigen Einnahme erhöht (262).

Datenlage: Zu dieser Interaktion ist die Datenlage sehr begrenzt. Bei den typischen Neuroleptika sind für Phenothiazine und auch Butyrophenone Plasmaspiegelerhöhungen trizyklischer Antidepressiva in der Literatur beschrieben, während dies für die atypischen Neuroleptika nicht der Fall ist (10).

Neben einer Plasmaspiegelerhöhung der Trizyklika und der daraus resultierenden Erhöhung des Risikos für UAW wie orthostatische Hypotonie und QT-Zeit-Verlängerung kann es zu pharmakodynamischen Wirkungen, wie additiven anticholinergen und zentralsedierenden Effekten, kommen. So findet sich in der Literatur ein Fall einer 25-jährigen Patientin, bei der sich die anticholinergen Wirkungen von Amitriptylin und von Olanzapin zu einer schweren Miktionsstörung summierten (39).

Klinische Relevanz der Interaktion und mögliche Maßnahmen: Bei gleichzeitigem Auftreten depressiver und psychotischer Symptome, wie bei wahnhafter Depression, agitierter Depression oder dysphorischer Manie sowie Negativsymptomatik bei schizophrenen Störungen, ist eine Kombinationsbehandlung von Neuroleptika und Antidepressiva üblich und wirksam (39). Eine weitere Indikation stellt eine psychotische Störung mit Zwangssymptomen dar. Bei der Kombination von Neuroleptika und trizyklischen Antidepressiva ist allerdings zu berücksichtigen, dass es sowohl zu pharmakokinetischen als auch pharmakodynamischen Interaktionen kommen kann.

Typische Neuroleptika wie Phenothiazine und auch Butyrophenone können zu Plasmaspiegelerhöhungen trizyklischer Antidepressiva führen. Das pharmakokinetische Hemmpotenzial der meisten Neuroleptika ist allerdings gering. Relevanz hat eine Hemmung vor allem bei den fünf bis zehn Prozent der Patienten, die langsame CYP2D6-Metabolisierer sind (51). Aus erhöhten Plasmaspiegeln der Trizyklika resultiert ein höheres Risiko für UAW, wie orthostatische Hypotonie und anticholinerge Effekte. Atypische Neuroleptika führen dagegen nicht zu klinisch relevant erhöhten Plasmakonzentrationen der Trizyklika.

Neben diesen pharmakokinetischen Effekten kann es zu pharmakodynamischen Wirkverstärkungen kommen. Hierzu zählen additive anticholinerge und zentralsedierende Effekte oder auch das erhöhte Risiko für Krämpfe sowie die Verlängerung der QT-Zeit. Bei der Kombination von trizyklischen Antidepressiva und Neuroleptika kann das Risiko einer QT-Zeit-Verlängerung sowohl durch pharmakodynamische (additive QT-Zeit-verlängernde Effekte) als auch pharmakokinetische Effekte (erhöhte Plasmaspiegel QT-Zeit-verlängernder Trizyklika) erhöht sein. Die Einnahme typischer sowie atypischer Neuroleptika wie Phenothiazine und Butyrophenone geht mit einem erhöhten Risiko für einen plötzlichen Herztod einher (Tabelle 26). Hierfür ist eine multikausale Genese wahrscheinlich (263). Als ein relevanter Faktor wird die Verlängerung der QT-Zeit diskutiert. Aufgrund der möglichen QT-Zeit-Verlängerung wird bei Neuroleptika grundsätzlich empfohlen, ein EKG vor und während der Pharmakotherapie durchzuführen (263). Des Weiteren sollte auf Risikofaktoren für das Auftreten von TdP-Tachykardien geachtet werden. Als Risikofaktor gilt unter anderem die Kombination mehrerer QT-Zeit-verlängernder Arzneistoffe. Trizyklische Antidepressiva haben schon bei der empfohlenen Dosierung eine Verlängerung der QT-Zeit gezeigt (50). Von Bedeutung ist zudem, dass bei gleichzeitiger Gabe von Trizyklika und einigen typischen Neuroleptika nicht nur additive pharmakodynamische Effekte für das Ausmaß der QT-Zeit-Verlängerung entscheidend sind, sondern aufgrund der Dosisabhängigkeit Plasmaspiegelerhöhungen durch pharmakokinetische Interaktionen eine Rolle spielen (263). Aufgrund des additiven Risikos für eine QT-Zeit-Verlängerung ist bei Amisulprid, Ziprasidon, Pimozid und Thioridazin eine Kombination mit anderen, die QT-Zeit-verlängernden Arzneistoffen wie Trizyklika als Kontraindikation eingestuft. Bei anderen Arzneistoffen werden zumeist Vorsichtsmaßen bei einer Kombination empfohlen. Zunehmend wird die Kombination von zwei QT-Zeit-verlängernden Arzneistoffen als kritisch beurteilt.

Das Ausmaß additiver anticholinerger Effekte ist abhängig von den anticholinergen Eigenschaften der kombinierten Arzneistoffe (Tabelle 24, Tabelle 25, Tabelle 14). Auch hier können die additiven anticholinergen Effekte durch Plasmaspiegelerhöhungen verstärkt werden. Unter den Neuroleptika haben die Phenothiazine sowie insbesondere Clozapin die stärkste anticholinerge Wirkung. Auch Zotepin, Quetiapin und Olanzapin zeigen anticholinerge Effekte. Bei den Butyrophenonen, bei Pimozid und Fluspirilen sowie den nicht genannten atypischen Neuroleptika sind anticholinerge Effekte wesentlich schwächer und seltener. Bei einer starken anticholinergen Wirkung wie bei Clozapin kann es schon bei einer alleinigen Gabe zu einer Abnahme der Darmperistaltik kommen. So wurden Obstipation, Darmverschluss und Koprostase bis hin zum paralytischen Ileus, in seltenen Fällen mit letalem Ausgang, beobachtet. Aus diesem Grund sollten, wenn möglich, keine Neuroleptika und Antidepressiva mit starken anticholinergen Eigenschaften kombiniert werden. Wird eine Kombination mit einem erhöhten Risiko anticholinerger Nebenwirkungen eingesetzt, ist bei älteren Patienten und bei Patienten, die eine weitere Begleitmedikation mit obstipierender Wirkung (besonders solche mit anticholinergen Eigenschaften wie Antiparkinsonmittel) erhalten, besondere Vorsicht geboten. Es ist von entscheidender Bedeutung bei einer Kombination, dass Symptome wie eine Obstipation erkannt und behandelt werden. Daher sollten Patienten für die möglichen Symptome sensibilisiert werden, um frühzeitig den Arzt zu informieren.

Eine interagierende Kombination von trizyklischen Antidepressiva und Neuroleptika kann zum Teil aber auch therapeutisch genutzt werden. Bei einer Kombination nicht anticholinerg wirksamer Antipsychotika, z. B. aus der Gruppe der Butyrophenone, mit anticholinergen Trizyklika, kann zum Teil eine Einsparung von Neuroleptika erreicht werden (39). Neben einer oft gesteigerten antipsychotischen Wirksamkeit resultiert eine bessere Verträglichkeit der Butyrophenone im Sinne der Minimierung des Risikos von extrapyramidalmotorischen Nebenwirkungen.

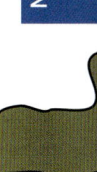

Neuroleptika

Wird eine Kombination von Trizyklika und Neuroleptika eingesetzt, sollten neben einer EKG-Kontrolle zu Beginn und im Verlauf Patienten, die diese Kombination erhalten, sorgfältig auf vermehrte anticholinerge Nebenwirkungen sowie auf veränderte therapeutische Effekte überwacht werden.

Eine Rücksprache mit dem Arzt ist hier in jedem Fall notwendig, wenn unklar ist, ob die gleichzeitige Einnahme von Neuroleptikum und trizyklischem Antidepressivum dem verordnenden Arzt bekannt ist.

9.2.2. Neuroleptika und Serotonin-Rückaufnahme-Inhibitoren

Die Interaktion zwischen Pimozid und SSRI, die in der ABDA-Datenbank eine eigene Monographie aufweist, wird in diesem Kapitel ebenfalls diskutiert.

Interaktionsmechanismus: Bei der Interaktion zwischen Neuroleptika und Serotonin-Rückaufnahme-Inhibitoren (SRI) handelt es sich um eine pharmakokinetische Interaktion, die zu erhöhten Plasmaspiegeln der Neuroleptika und dadurch zu extrapyramidalmotorischen Störungen führen kann. Dies wurde insbesondere in Kombination mit Fluoxetin sowie Paroxetin beobachtet und hängt wahrscheinlich mit einer Hemmung von CYP2D6 zusammen (10). Bei Fluvoxamin spielt vor allem eine Hemmung von CYP1A2 eine Rolle. Das Metabolisierungsmuster der Neuroleptika und das unterschiedliche Hemmpotenzial der verschiedenen Serotonin-Rückaufnahme-Inhibitoren ist bei dieser Interaktion unbedingt zu berücksichtigen (39). Zusätzlich sind additive pharmakologische Effekte möglich, die zu verstärkten motorischen Störungen führen können.

Auswirkung/Effekt der Interaktion: Durch den gehemmten Abbau eines Neuroleptikums können bei therapeutisch empfohlenen Dosen toxische Konzentrationen des Neuroleptikums resultieren. Bei erhöhten Plasmakonzentrationen ist mit vermehrtem Auftreten von motorischen Störungen, wie Tremor, Rigor und Akathisie, zu rechnen, bei den atypischen Neuroleptika allerdings seltener als bei den typischen Neuroleptika (39). Des Weiteren können bei Neuroleptika mit anticholinerger Wirkung wie Clozapin und Olanzapin verstärkt anticholinerge Nebenwirkungen auftreten. Dies sind zum Beispiel Mundtrockenheit, Miktionsstörungen, Obstipation und Gedächtnisstörungen. Erhöhte Plasmaspiegel der Neuroleptika erhöhen zudem das Risiko für eine QT-Zeit-Verlängerung. Die Verlängerung der QT-Zeit ist zwar eine seltene UAW, kann aber zu tachykarden Herzrhythmusstörungen, TdP oder plötzlichem Herztod führen.

Risikofaktoren/-patienten: Allgemein: hohe Dosierung der Neuroleptika; ältere Patienten; *QT-Zeit:* hohe Plasmakonzentrationen durch hohe Dosierungen, Ausscheidungs- bzw. Metabolisierungsstörungen oder schnelle Injektions-/ Infusionsgeschwindigkeit; Begleitmedikation mit weiteren QT-Zeit-verlängernden Arzneimitteln; Elektrolytstörungen (Hypokaliämie, Hypomagnesiämie, Hypocalciämie); koronare Herzkrankheit (KHK); myokardiale Hypertrophie (zum Beispiel bei arterieller Hypertonie und Herzinsuffizienz); weibliches Geschlecht; Bradykardien (zum Beispiel Sinusbradykardien und höhergradige AV-Blockierungen); angeborene Verlängerung des QT-Intervalls (z. B. Romano-Ward-Syndrom und Jervell-Lange-Nielsen-Syndrom).

Zeit bis zum Einsetzen der Interaktion: Die Symptome treten verzögert auf, eine genaue Angabe ist nicht möglich. Bei einer Interaktion mit Fluoxetin kommt es zu einer ausgeprägten zeitlichen Verzögerung. Die Wechselwirkung tritt wegen der langen Halbwertszeit von Fluoxetin und seinem aktiven Metaboliten Norfluoxetin unter Umständen erst nach einigen Tagen bis Wochen nach dem Start der gemeinsamen Einnahme in Erscheinung. Wegen der langen Halbwertszeit von Norfluoxetin ist zudem unbedingt zu beachten, dass Interaktionseffekte auch noch wochenlang nach Absetzen von Fluoxetin auftreten können.

Die Wahrscheinlichkeit für das Auftreten des plötzlichen Herztods ist zu Beginn der Kombination um größten, bleibt aber während der langfristigen Einnahme erhöht (262).

Datenlage: Im Folgenden wird das Interaktionspotenzial an einigen typischen und atypischen Neuroleptika exemplarisch diskutiert. Informationen zur Metabolisierung der Neuroleptika finden sich auch Tabelle 27 und Tabelle 28 und zur Hemmung von Cytochrom-P450-Enzymen durch SRI in Tabelle 17 (Tabellenverzeichnis im Anhang).

Amisulprid und Sulpirid sind Neuroleptika, die keine pharmakologisch aktiven Metabolite bilden und im Wesentlichen unverändert renal eliminiert werden. Daher ist bei Kombination mit SRI nicht mit pharmakokinetischen Interaktionen zu rechnen (39).

Für Haloperidol wurden bei gleichzeitiger Gabe mit Fluoxetin, Paroxetin und Fluvoxamin erhöhte Plasmaspiegel gefunden. Mit Fluoxetin ist allerdings bei Dosisanpassung, die möglichst unter Kontrolle der Blutspiegel erfolgen sollte, eine Besserung der Negativsymptomatik beschrieben. Citalopram zeigte dagegen keinen Effekt auf die Haloperidolkinetik.

Für Clozapin sind insbesondere Interaktionen mit Fluvoxamin beschrieben (39). Es wurden, wahrscheinlich durch Hemmung von CYP1A2, bis zu 10-fach erhöhte Plasmaspiegel von Clozapin beobachtet. Hierdurch nehmen Nebenwirkungen, wie z. B. Sedierung und anticholinerge Effekte, zu. Diese Kombination kann allerdings insbesondere bei Patienten, die ungenügend auf die Therapie aufgrund eines ausgeprägten Metabolismus von Clozapin ansprechen, auch therapeutisch genutzt werden. Sie sollte allerdings nur angewandt werden, wenn das Ansprechen auf eine alleinige Gabe von Clozapin unzureichend ist. Nach derzeitiger Datenlage erhöht Fluoxetin die Plasmaspiegel von Clozapin weniger ausgeprägt als Fluvoxamin. Bei Paroxetin ist insbesondere bei höherer Dosierung mit einem Anstieg der Clozapin-Plasmaspiegel zu rechnen.

Pimozid wird durch CYP3A4 und CYP2D6 metabolisiert. SRI, die diese Enzyme hemmen, können hierüber den Pimozid-Metabolismus beeinflussen. So wurden bei gleichzeitiger Behandlung mit Sertralin, Citalopram, Escitalopram und Paroxetin erhöhte Plasmakonzentrationen von Pimozid gefunden. Eine Untersuchung zeigte bei gleichzeitiger Gabe von 200 mg Sertralin pro Tag nach einer Einmalgabe von 2 mg Pimozid um 40 Prozent erhöhte maximale Plasmakonzentrationen und eine ebenfalls um 40 Prozent erhöhte AUC von Pimozid (10). Wurde 40 mg Paroxetin pro Tag gegeben, war die AUC von Pimozid um 151 Prozent und die maximalen Plasmaspiegel um 62 Prozent erhöht. Über eine gleichzeitige Einnahme von Pimozid mit Fluoxetin liegen Fallberichte vor, bei denen es zu motorischen Störungen und Sinusbradykardie kam (10).

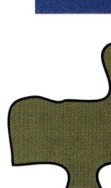

Neuroleptika

Umgekehrt sind aus theoretischer Sicht auch Hemmeffekte der Neuroleptika auf den Metabolismus der Serotonin-Rückaufnahme-Inhibitoren denkbar (39). Das pharmakokinetische Hemmpotenzial der meisten Neuroleptika ist allerdings gering. *In vitro* wurde eine Hemmung von Haloperidol, Fluphenazin, Perphenazin, Thioridazin und gering von Clozapin sowie Risperidon auf CYP2D6 gefunden (269).

Tabelle 31 fasst die pharmakokinetischen Interaktionen zwischen Neuroleptika und SRI zusammen.

Tabelle 31: *Pharmakokinetische Interaktionen zwischen Neuroleptika und SRI (Beispiele) (1, 10, 39, 51, 261, 266, 267)*

Interaktionspartner 1 – Neuroleptikum	Interaktionspartner 2 – Serotonin-Reuptake-Inhibitor	Beteiligte Enzyme an pharmakokinetischer IA	Weitere an der Metabolisierung der Neuroleptika beteiligte Enzyme	Datenlage
Typische Neuroleptika				
Chlorpromazin	Fluoxetin, Paroxetin	2D6	(weitere CYP-Enzyme beteiligt)	Keine Daten vorhanden
Haloperidol	Citalopram	2D6	3A4	Kein Einfluss auf Haloperidolkinetik
Haloperidol	Fluoxetin	2D6, 3A4		
Haloperidol	Fluvoxamin	2D6, 3A4		
Haloperidol	Paroxetin	2D6, 3A4		
Levomepromazin	Fluoxetin	1A2, 2C9, 2D6		
Levomepromazin	Fluvoxamin	1A2, 2C9, 2D6		Erhöhte Plasmakonzentrationen
Levomepromazin	Paroxetin	1A2, 2C9, 2D6		
Pimozid	Sertralin	1A2, **3A4**, (2D6)		
Pimozid	Citalopram, Escitalopram	(2D6)	1A2, **3A4**	

Fortsetzung nächste Seite

Fortsetzung Tabelle 31

Interaktions-partner 1 – Neuroleptikum	Interaktions-partner 2 – Serotonin-Reuptake-Inhibitor	Beteiligte Enzyme an pharmako-kinetischer IA	Weitere an der Metabolisie-rung der Neuroleptika beteiligte Enzyme	Datenlage
Pimozid	Fluoxetin	1A2, **3A4**, (2D6)		Fallberichte zu motorischen Störungen, Sinusbradykar-die
Pimozid	Paroxetin	1A2, **3A4**, (2D6)		Erhöhte Plasmakon-zentrationen
Perphenazin	Paroxetin	?		Erhöhte Perphenazin-Plasmaspiegel NW: Sedie-rung, motori-sche Störun-gen
Thioridazin	Fluoxetin	1A2, 2C19, 2D6, 3A4		
Thioridazin	Fluvoxamin	1A2, 2C19, 2D6, 3A4		Erhöhte Plasmakon-zentrationen
Thioridazin	Paroxetin	1A2, 2C19, 2D6, 3A4		
Atypische Neuroleptika				
Amisulprid, Sulpirid	–	–		Keine IA zu erwarten
Clozapin	Citalopram		**1A2**, 2C9, 2C19, 3A4	Keine erhöhten Plasmaspiegel
Clozapin	Fluvoxamin	**1A2**, 2C9, 2C19, 3A4		Bis zu 10-fach erhöhte Plasmaspiegel, NW: Sedie-rung

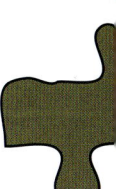

Neuroleptika

Fortsetzung Tabelle 31

Interaktions-partner 1 – Neuroleptikum	Interaktions-partner 2 – Serotonin-Reuptake-Inhibitor	Beteiligte Enzyme an pharmako-kinetischer IA	Weitere an der Metabolisie-rung der Neuroleptika beteiligte Enzyme	Datenlage
Clozapin	Fluoxetin	**1A2**, 2C9, 2C19, 3A4		Erhöhte Plasmaspiegel, weniger stark ausgeprägt als bei Fluvoxamin
Clozapin	Paroxetin	**1A2**, 2C9, 2C19, 3A4		Erhöhte Plasmaspiegel, insbesondere bei hoher Paroxetin-Dosierung
Olanzapin	Sertralin	**1A2**, 2D6		Gute Verträg-lichkeit
Olanzapin	Paroxetin	**1A2**, 2D6		
Olanzapin	Fluvoxamin	**1A2**, 2D6		2,3-fach erhöhte Plasmaspiegel
Risperidon	Paroxetin	**2D6**, 3A4		Erhöhte Plasmaspiegel von Risperidon, erniedrigte Plasmaspiegel des aktiven Metaboliten; keine vermehr-ten NW
Risperidon	Fluoxetin	**2D6**, 3A4		
Quetiapin, Ziprasidon	Fluoxetin, Fluvoxamin	**3A4**		Keine Hinweise für klinisch relevante Inter-aktion vorhanden
Zotepin	Fluoxetin	1A2, 3A4		
Zotepin	Fluvoxamin	1A2, 3A4		

Fett: Hauptmetabolisierungsweg des Neuroleptikums
Rot: Starker Inhibitor (SRI) des CYP-Isoenzyms
Blau: Mittelstarker Inhibitor (SRI) des CYP-Isoenzyms
Grün: Schwacher Inhibitor (SRI) des CYP-Isoenzyms

QT-Zeit-Verlängerung: Bei der Kombination von Serotonin-Rückaufnahme-Inhibitoren und Neuroleptika sind bezüglich eines erhöhten Risikos für eine QT-Zeit-Verlängerung additive pharmakodynamische als auch pharmakokinetische Aspekte zu berücksichtigen.

Klinische Relevanz der Interaktion und mögliche Maßnahmen: Insgesamt ist in der bisher veröffentlichten Literatur selten über klinisch relevante Interaktionen zwischen Neuroleptika und Serotonin-Rückaufnahme-Inhibitoren berichtet worden. In einzelnen Fällen traten verstärkte motorische Störungen, verstärkte anticholinerge Effekte und eine QT-Zeit-Verlängerung auf. Im Einzelfall wurde auch eine erhöhte Krampfneigung aufgrund sich addierender Effekte beschrieben.

Die Kombination von Neuroleptika und Serotonin-Rückaufnahme-Inhibitoren ist bei wahnhafter oder agitierter Depression, bei dysphorischer Manie, bei psychotischen Störungen mit Zwangssymptomen oder anderen Symptomkombinationen ein probates Mittel für eine erfolgreiche Behandlung (39). Wegen des Interaktionspotenzials und der Gefahr für unerwünschte Arzneimittelwirkungen, wie motorische Störungen, anticholinerge Effekte bzw. einem erhöhten Risiko für TdP-Tachykardien, sollte allerdings jede Kombination von einem SRI und einem Antipsychotikum individuell bewertet werden. So sollte zum Beispiel die Kombination von Fluvoxamin und Clozapin aufgrund einer hohen Wahrscheinlichkeit für hohe Clozapin-Plasmakonzentrationen normalerweise vermieden werden, wohingegen eine Kombination von Clozapin und Citalopram wahrscheinlich keine pharmakokinetischen Konsequenzen hat. Citalopram und Escitalopram sind die SRI, die in therapeutischer Dosierung das geringste pharmakokinetische Interaktionspotenzial besitzen und daher möglicherweise häufig als Alternativen in Frage kommen. Dies gilt allerdings nicht für die Kombination mit Pimozid.

Neben pharmakokinetischen Aspekten sollte die potenzielle Verlängerung der QT-Zeit bei der Kombination berücksichtigt werden. Die Einnahme typischer sowie atypischer Neuroleptika wie Phenothiazine und Butyrophenone geht mit einem erhöhten Risiko für einen plötzlichen Herztod einher. Hierfür ist eine multikausale Genese wahrscheinlich (263). Als ein relevanter Faktor wird die Verlängerung der QT-Zeit diskutiert. Aufgrund der möglichen QT-Zeit-Verlängerung wird bei Neuroleptika grundsätzlich empfohlen, ein EKG vor und während der Pharmakotherapie durchzuführen (263). Des Weiteren sollte auf Risikofaktoren für das Auftreten von TdP-Tachykardien geachtet werden. Dies ist u. a. die Kombination mehrerer QT-Zeit-verlängernder Arzneistoffe. Bisherige Untersuchungen zu SRI haben unter normalen Dosierungen kaum kardiale Nebenwirkungen gezeigt (Tabelle 18). Auf Basis der derzeitigen Datenlage ist der additive Effekt auf die QT-Zeit kaum zu beurteilen, ein Risiko ist allerdings nicht auszuschließen.

Von Bedeutung für die Praxis ist, dass bei gleichzeitiger Gabe von Serotonin-Rückaufnahme-Inhibitoren und Neuroleptika nicht nur additive pharmakodynamische Effekte für das Ausmaß der QT-Zeit-Verlängerung entscheidend sind, sondern aufgrund der Dosisabhängigkeit der QT-Zeit-Verlängerung pharmakokinetische Interaktionen besonders beachtet werden müssen (263). Bei risikobe-

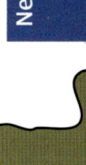

Neuroleptika

hafteten Kombinationen ist es sicher sinnvoll, neben einem EKG ein TDM durchzuführen oder gegebenenfalls auf einen anderen Arzneistoff auszuweichen.

Aufgrund der QT-Zeit-verlängernden Wirkung von Pimozid und der möglichen Plasmaspiegelerhöhung durch einige SRI ist die gemeinsame Gabe von Pimozid mit Sertralin, Paroxetin, Citalopram und Escitalopram kontraindiziert. In den USA wird auch die gemeinsame Gabe mit Fluvoxamin als Kontraindikation eingestuft. Auch, wenn Fluoxetin nicht bei den kontraindizierten Arzneistoffen aufgeführt ist, sollte aufgrund der stärker CYP2D6-hemmenden Wirkung im Vergleich zu den kontraindizierten Arzneistoffen eine Kombination möglichst vermieden werden. Auch für Thioridazin ist aufgrund des Risikos einer QT-Zeit-Verlängerung eine Kombination mit Arzneistoffen, wie Fluoxetin und Paroxetin, die das Cytochrom P450-2D6-Isoenzym hemmen, kontraindiziert.

Einige Patienten zeigen aufgrund einer raschen Metabolisierung des Neuroleptikums ein unzureichendes Therapieansprechen. Durch Hemmung eines metabolisierenden Enzyms kann mit Hilfe von interagierenden SRI die Bioverfügbarkeit des Neuroleptikums gesteigert und die Ansprechrate verbessert werden (39). Hier sollte allerdings immer ein TDM durchgeführt werden. Wenn ein TDM nicht möglich ist, sollte auf eine solche Kombination verzichtet werden.

10. Nichtsteroidale Antiphlogistika (NSAR)

Nicht-opioide Analgetika werden in zwei Gruppen eingeteilt (1). Die erste Gruppe der nichtsteroidalen Antiphlogistika (NSAR) umfasst Substanzen, die neben analgetischen und antipyretischen auch ausgeprägte antiphlogistische Wirkungen besitzen. Diese Pharmaka sind mit Ausnahme einiger COX-2-selektiver Inhibitoren saure Verbindungen. Die zweite Gruppe der nichtopioiden Analgetika umfasst die nicht-sauren antipyretischen Analgetika, die in therapeutischen Dosierungen nicht entzündungshemmend wirken. Beide Gruppen besitzen ein unterschiedliches Interaktionspotenzial und im Zweifel können häufig alternative Arzneistoffe aus der anderen Gruppe gewählt werden. Die häufigsten Interaktionsmeldungen betreffen NSAR. Innerhalb der NSAR ist bei vielen, vor allem bei pharmakodynamischen Interaktionen das Interaktionspotenzial der verschiedenen Arzneistoffe vergleichbar. Die Salicylate weisen allerdings in einigen Fällen ein von den übrigen NSAR abweichendes Interaktionspotenzial auf. Dies ist insbesondere dann der Fall, wenn die Blutgerinnung durch die Interaktion beeinflusst wird. Daher werden erst allgemein die NSAR und folgend die Salicylate und ihr Interaktionspotenzial vorgestellt.

Nichtsteroidale Antiphlogistika allgemein

Antiphlogistika und Antirheumatika nahmen 2008 unter den verordnungsstärksten Arzneimittelgruppen zu Lasten der GKV mit 936 Millionen DDD den dritten Rang ein (55). COX-2-Hemmstoffe machten 2008 nur sieben Prozent der verordneten Antiphlogistika aus. Unter den NSAR sind Diclofenac und Ibuprofen die am häufigsten verordneten Arzneistoffe. Auch in der Selbstmedikation zählen NSAR als Analgetika zu den am häufigsten abgegebenen Arzneimitteln.

Indiziert sind NSAR bei verschiedensten Schmerzzuständen, z. B. bei Kopf- und Zahnschmerzen, Schmerzen bei degenerativen Gelenkerkrankungen oder rheumatischen Beschwerden sowie bei Migräne und Fieber (1).

Der gemeinsame Wirkmechanismus aller NSAR besteht in der Hemmung der Cyclooxygenasen (COX). Hierdurch wird die Bildung von Prostaglandinen und Thromboxan vermindert (270). Prostaglandine haben verschiedene Funktionen: Einerseits vermitteln sie Schmerz und Entzündungsprozesse, andererseits besitzen sie zum Beispiel schleimhautprotektive Effekte im Magen-Darm-Trakt. Die Hemmung der Cyclooxygenasen führt daher, neben der erwünschten Wirkung wie z. B. der Schmerzstillung, häufig auch zu unerwünschten gastrointestinalen Nebenwirkungen.

Man nahm lange Zeit an, dass es nur eine Form der Cyclooxygenase gibt. Dies änderte sich 1990, als zwei unterschiedliche Isoformen der Cyclooxygenase identifiziert wurden. Die beiden Isoenzyme COX-1 und COX-2 unterscheiden sich in ihrer Funktion. Dies kann auch für Interaktionen relevant sein. Über COX-1 kommt es zu einer physiologischen Synthese von Prostaglandinen in z. B. Magen, Thrombozyten oder auch der Niere. Das heißt, dass über die COX-1 beispielsweise Magenschleimhautschutz und Blutgerinnung kontrolliert werden (1). COX-2 hingegen ist ein Enzym, das über bestimmte Mediatoren induzierbar ist und bei Entzündungsreaktionen, Gewebeschädigungen oder auch Schmerzreaktionen vermehrt gebildet wird. Die Erkenntnis, dass zwei Isoformen der COX existieren, zog die Entwicklung COX-2-selektiver NSAR, der Coxibe, nach sich. Alle anderen handelsüblichen NSAR hemmen in therapeutischer Dosierung sowohl COX-1 als auch COX-2. Die Entwicklung COX-2-selektiver Coxibe war mit der Hoffnung verbunden, NSAR mit einem besseren Nebenwirkungsprofil zur Verfügung zu haben. Diese Hoffnung hat sich allerdings nicht ganz erfüllt, da auch COX-2 physiologische Funktionen hat und in einigen Organen konstitutiv gebildet wird. Gastrointestinale Komplikationen treten unter COX-2-Inhibitoren zwar seltener auf als unter nichtselektiven Hemmern, dafür kann es aber zu peripheren Ödemen und Blutdruckerhöhungen in vergleichbarem Ausmaß kommen. Außerdem sind kardiovaskuläre Probleme beschrieben, die z. B. zur Marktrücknahme von Rofecoxib geführt haben.

Die Hemmung der Cyclooxygenasen führt, wie bereits oben angesprochen, neben den erwünschten auch zu unerwünschten Wirkungen. Hierzu sind an erster Stelle gastrointestinale Störungen zu nennen, die überwiegend COX-1-vermittelt sind. Neben dyspeptischen Beschwerden kann es zu Erosionen, Blutungen und im schlimmsten Fall zu Ulzerationen kommen. Darüber hinaus existieren zahlreiche Risikofaktoren, die die Entstehung gastrointestinaler Ulzera bei Einnahme von NSAR begünstigen (Tabelle 32). Etwa 1 Prozent der Patienten, die NSAR einnehmen, wird wegen Ulkuskomplikationen, wie zum Beispiel Blutungen oder gar Perforationen, in ein Krankenhaus eingewiesen.

Eine weitere Nebenwirkung der NSAR, die Hemmung der Thrombozytenaggregation, wird bei der Gabe niedrig dosierter Acetylsalicylsäure therapeutisch

NSAR

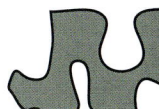

genutzt. Selektive COX-2-Hemmer führen kaum zu einer Thrombozytenaggregationshemmung. Darüber hinaus sind bei NSAR Nebenwirkungen wie Hautreaktionen, Schwindel, Kopfschmerz, kardiovaskuläre Komplikationen und auch das Auslösen eines Asthmaanfalls möglich.

Tabelle 32: *Risikofaktoren für NSAR-induzierte gastrointestinale Ulzera (271)*

Gesicherte Risikofaktoren	Potenzielle Risikofaktoren/ nicht eindeutig geklärt
Höheres Lebensalter	Rauchen
Ulzera in der Anamnese	Alkoholkonsum
Dosis der NSAR	Besiedlung mit Helicobacter pylori
Kombination mehrerer Substanzen aus der Gruppe der NSAR	
Komedikation mit Glucocorticoiden	
Komedikation mit Antikoagulanzien	
Schwere der Begleiterkrankung	

Mit NSAR sind eine Vielzahl von Interaktionen beschrieben. Diesen Interaktionen liegen vor allem pharmakodynamische Mechanismen zugrunde. Die Thrombozytenaggregationshemmung und die Magenschleimhaut-schädigende Wirkung der NSAR sind häufig Ursachen für Interaktionen, die nicht selten mit einem erhöhten Risiko für Blutungskomplikationen und hier vor allem für gastrointestinale Blutungen einhergehen. Ein erhöhtes Risiko für gastrointestinale Blutungen resultiert zum Beispiel aus der gleichzeitigen Einnahme mit Glucocorticoiden, Thrombozytenaggregationshemmern, oralen Antikoagulanzien und SSRI. Des Weiteren kann der blutdrucksenkende Effekt verschiedener Antihypertensiva durch NSAR abgeschwächt werden. Auch dem erhöhten Risiko für eine Hyperkaliämie zusammen mit kaliumsparenden Arzneistoffen liegt ein pharmakodynamischer Wirkungsmechansimus zugrunde. NSAR hemmen auch die renale Synthese von Prostaglandinen, vor allem von Prostacyclin (51). Die Hemmung der renalen Prostaglandinbildung bewirkt über eine Hemmung des Renin-Angiotensin-Systems eine Kaliumretention. Die Hemmung der renalen Synthese von Prostaglandinen kann zusammen mit einigen Antihypertensiva auch zur Verschlechterung der Nierenfunktion führen.

Auch einige Interaktionen mit pharmakokinetischem Mechanismus sind möglich. So können NSAR die renale Elimination von Lithium und Methotrexat hemmen und so zu erhöhten Plasmaspiegeln führen, die bis zu Intoxikationen reichen können.

Die häufigsten Interaktionsmeldungen, die NSAR betreffen, sind:

- NSAR und Antihypertensiva (ACE-Hemmer, Angiotensin-II-Rezeptorantagonisten, Betablocker, Diuretika),
- NSAR und Antikoagulanzien, orale,
- NSAR und Folsäureantagonisten,
- NSAR und Glucocortcoide,
- NSAR und Thrombozytenaggregationshemmer.

Salicylate

Bei den Salicylaten wird vor allem Acetylsalicylsäure (ASS) zur Thrombozytenaggregationshemmung und als schmerz- und fiebersenkendes Mittel eingesetzt. ASS ist in Deutschland eines der am meisten verwendeten Schmerzmittel. Niedrig dosierte Acetylsalicylsäure (100 bis 300 mg/Tag) wird zur Prophylaxe erneuter Herzinfarkte und Schlaganfälle (Sekundär-/Tertiärprophylaxe) bei bekannten arteriosklerotischen Gefäßveränderungen sowie nach arteriellen Eingriffen eingesetzt. 2008 wurden 532 Millionen definierte Tagesdosen (DDD) niedrig dosiertes ASS zur Thrombozytenaggregationshemmung zu Lasten der GKV verordnet (55). Der therapeutische Nutzen des Einsatzes von niedrig dosiertem ASS zur Herzinfarkt- und Schlaganfallprophylaxe ist in zahlreichen Studien belegt und in Metaanalysen evaluiert worden (272). ASS ist daher momentan der wichtigste Thrombozytenaggregationshemmer (TAH) (1).

ASS ist ein irreversibler, alle anderen NSAR sind reversible Inhibitoren der Cyclooxygenasen (COX). Diese Enzyme katalysieren u. a. die Bildung von Prostaglandinen und Thromboxan A_2, das thrombozytenaktivierend wirkt. ASS hemmt die Cyclooxygenase, indem sie einen Acetylrest auf einen Aminosäurerest (Serin) in der Nähe des katalytischen Zentrums des Enzyms überträgt (1) (Abbildung 24). Dadurch kann die Arachidonsäure als Substrat des Enzyms das aktive Zentrum nicht mehr erreichen und das Enzym wird irreversibel inaktiviert. Hierdurch wird die Bildung von Prostaglandinen und das für die Thrombozytenaggregation wichtige Thromboxan vermindert (270). Reife Thrombozyten exprimieren die für die Thromboxansynthese wichtige COX-1. Da sie keinen Zellkern besitzen, um geschädigte Enzymsysteme zu regenerieren, hält der Effekt der Thrombozytenaggregationshemmung trotz geringer Halbwertszeit der ASS (ca. 15 Minuten) mehrere Tage (durchschnittlich etwa 7–10 Tage) an, bis neue Thrombozyten ausgereift sind.

ASS wirkt durch die irreversible Hemmung von COX-1 in den Thrombozyten im Vergleich zu den anderen NSAR nicht nur analgetisch, entzündungshemmend und fiebersenkend, sondern hemmt zusätzlich noch wesentlich stärker die Blutgerinnung. Bei schmerzhaften und febrilen Zuständen beträgt die Tagesdosierung von ASS 1,5 bis 3 g. Für die Herzinfarktprophylaxe sind niedrige ASS-Dosen (im Mittel 100 mg/Tag) ausreichend (1).

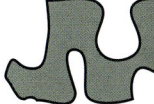

Salicylate zeigen aufgrund der irreversiblen Hemmung der Thrombozyten-aggregation einige Interaktionen in einer stärkeren Ausprägung als andere NSAR. Hierzu gehören die Interaktion mit oralen Antikoagulanzien, Glu-cocorticoiden, Heparinen und Thrombozytenaggregationshemmern. Des Weiteren haben nur Salicylate in hoher Dosierung eine blutzuckersenkende Wirkung. Daher ist bei oralen Antidiabetika und Insulinen in Kombination mit hochdosierten Salicylaten das Risiko für eine Hypoglykämie erhöht.

Die häufigsten Interaktionsmeldungen, die Salicylate betreffen und eine eigene Interaktionsmonographie in der ABDA-Datenbank aufweisen, sind:

- Salicylate und Antidiabetika, orale,
- Salicylate und Antikoagulanzien, orale,
- Salicylate und Folsäureantagonisten,
- Acetylsalicylsäure und Ibuprofen.

10.1. NSAR und Antihypertensiva (siehe Kapitel 4.1.)

10.2. NSAR und Antikoagulanzien, orale (siehe Kapitel 5.2.)

10.3. NSAR/Salicylate und Folsäureantagonisten

Zu den Folsäureantagonisten gehören Methotrexat und Pemetrexed. Methotre-xat wird als Zytostatikum und als Immunsuppressivum eingesetzt. Pemetrexed ist für die Rezidivtherapie bei nicht kleinzelligem Bronchialkarzinom sowie die Primärtherapie des malignen Pleuramesothelioms in Kombination mit Cisplatin zugelassen.

Folsäureantagonisten besitzen eine hohe Affinität zu dem Enzym Dihydro-folatreduktase; sie agieren dabei als Antimetabolit und hemmen die Bildung von Tetrahydrofolsäure. Als Folge kommt es zu einer gestörten Nucleinsäure-synthese.

Methotrexat wird zur Behandlung verschiedener neoplastischer Erkrankun-gen, schwerer Psoriasis und rheumatoider Arthritis (chronischer Polyarthritis) eingesetzt. Als Zytostatikum ist Methotrexat Bestandteil zahlreicher Thera-pieschemata zur Behandlung solider Tumoren sowie Leukämien. Die Dosierung hängt von der Art des Tumors und dem Behandlungsschema ab. Üblich sind Dosen von 40 bis 80 mg/m^2 i.v. oder p.o mit einem sieben- bis vierzehntägigen Intervall (1). Bei den Immunsuppressiva zur Therapie von Psoriasis und rheuma-toider Arthritis gilt Methotrexat unter den Basistherapeutika bei der Monothe-rapie als ein Mittel der ersten Wahl; auch bei den Kombinationstherapien ist es die am häufigsten eingesetzte Substanz (1). Es zeichnet sich durch ein einfaches Dosierungsschema sowie einen relativ schnellen Wirkungseintritt (bereits nach 1 bis 2 Monaten) aus. Als Immunsuppressivum wird Methotrexat niedriger dosiert als in der Zytostatikatherapie. So liegt die Erhaltungsdosis im Rahmen der Behandlung von Erkrankungen des rheumatischen Formenkreises bei (5 bis) 15 mg einmal pro Woche, wobei die Maximaldosis 25 bis 30 mg erreichen kann (271, 273). Die Verordnungszahlen von Methotrexat sind auch im Jahr 2008 leicht gestiegen und liegen bei 45 Millionen DDD zu Lasten der GKV (55).

Methotrexat wird zum Großteil unverändert über die Nieren durch glomeruläre Filtration und aktive Sekretion ausgeschieden. Durch eine Hemmung der aktiven Sekretion kann die renale Clearance verringert werden. Da Methotrexat zu den Arzneistoffen mit geringer therapeutischer Breite zählt, können durch eine Verminderung der Clearance die Plasmaspiegel relativ schnell in den toxischen Bereich ansteigen. Pemetrexed wird ebenfalls zum Großteil unverändert renal ausgeschieden.

Beschrieben ist eine Interaktion durch verminderte renale Clearance nur für Methotrexat; für den zweiten Folsäureantagonisten Pemetrexed liegen hierzu keine Daten vor. In der ABDA-Datenbank wird unterschieden zwischen der Interaktion zwischen Salicylaten und Folsäureantagonisten und NSAR und Folsäureantagonisten.

Interaktionsmechanismus: Bei dem Interaktionsmechanismus zwischen NSAR und Folsäureantagonisten handelt es sich um eine pharmakokinetische Interaktion (51), die je nach Substanz aus der Summe mehrerer Einzelreaktionen entsteht. Über die Hemmung der Prostaglandinsynthese durch NSAR kann es zu einer verminderten renalen Durchblutung kommen. Dies kann zu einer reduzierten renalen Elimination von Methotrexat und als Folge zu erhöhtem Methotrexat-Serumspiegel führen (10, 20). Hierbei handelt es sich um einen Gruppeneffekt der NSAR.

Darüber hinaus inhibieren insbesondere die Salicylate kompetitiv die tubuläre Sekretion von Methotrexat durch eine Hemmung des Anionentransporters HOAT3, wodurch die Clearance zusätzlich reduziert wird (20, 51, 274).

Ein weiterer Aspekt, der bei dieser Interaktion als mögliche Ursache diskutiert wird, ist die Verdrängung von Methotrexat und seinem Metaboliten (7-Hydroxymethotrexat) aus seiner Plasmaproteinbindung durch NSAR (275). Die Relevanz dieses Mechanismus ist jedoch nicht geklärt und erscheint als Ursache für die Interaktion eher unwahrscheinlich, da Methotrexat in der Regel nur zu 50 bis 70 Prozent an Plasmaproteine gebunden vorliegt (20).

Auswirkung/Effekt der Interaktion: Durch Hemmung der renalen Elimination von Methotrexat kann es zu erhöhten Serumspiegeln kommen. Erhöhte Plasmakonzentrationen steigern die Gefahr einer Intoxikation mit Folsäureantagonisten. Symptome einer Intoxikation sind beispielsweise Stomatitis, Fieber, Übelkeit, Knochenmarksdepression, Infektbegünstigung und Leberschäden (20, 51).

Risikofaktoren/-patienten: Eingeschränkte Nierenfunktion, höheres Lebensalter, hohe Dosierung von Methotrexat.

Zeit bis zum Einsetzen der Interaktion: Es finden sich Angaben von schnell bis verzögert. Eine genaue Angabe ist daher nicht möglich.

Datenlage: Die Interaktion gehört zu den gut dokumentierten Wechselwirkungen. Für welche Substanzen die Interaktion mit Methotrexat beschrieben ist und für welche sie zwar nicht beschrieben, aber zu erwarten ist, zeigt Tabelle 33.

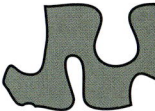

Tabelle 33: *Interaktion NSAR – Methotrexat (51)*

NSAR, für die die Interaktion beschrieben ist	NSAR, für die die Interaktion zu erwarten ist
Acetylsalicylsäure	Aceclofenac
Diclofenac	Celecoxib
Flurbiprofen	Dexibuprofen
Ibuprofen	Dexketoprofen
Indometacin	Etoricoxib
Ketoprofen	Meloxicam
Naproxen	Parecoxib
Phenylbutazon	Piroxicam

Salicylate: Es existieren verschiedene Studien und auch Fallberichte zu der Interaktion zwischen Folsäureantagonisten und Salicylaten. Eine Studie untersuchte 15 Patienten mit rheumatoider Arthritis, die Methotrexat (einmalig 10 mg Bolus) alleine oder kombiniert mit viermal täglich 975 mg Acetylsalicylsäure (ASS) bekamen. Es konnte gezeigt werden, dass die systemische Clearance des Folsäureantagonisten durch ASS um 16 Prozent reduziert wurde (276). Auch die Fraktion an ungebundenem Methotrexat war bei gleichzeitiger Anwendung von ASS erhöht. Eine andere Studie konnte keinen Unterschied in der Pharmakokinetik von Methotrexat bei gleichzeitiger Anwendung von ASS detektieren (277). Allerdings zeigte eine weitere Studie, dass zwar Methotrexat in seiner Pharmakokinetik durch ASS nicht beeinflusst wurde, dass aber die AUC des aktiven Methotrexat-Metaboliten 7-Hydroxymethotrexat erhöht war (278). Letal verlief die gleichzeitige Einnahme von Methotrexat und Salicylat bei zwei Patienten, die unter der Kombination der Substanzen eine Panzytopenie entwickelten (279). In einer anschließenden retrospektiven Untersuchung mit insgesamt 176 Patienten, denen Methotrexat per Infusion verabreicht wurde, bekamen 66 Patienten gleichzeitig Salicylate in einer Dosis von mehr als 600 mg pro Tag. Von den insgesamt sieben Patienten, die eine schwerwiegende Panzytopenie entwickelten, erhielten sechs gleichzeitig Salicylate. Bei Salicylsäurepräparaten zur äußerlichen Anwendung ist diese Interaktion nicht zu erwarten (51).

NSAR: Zu einzelnen NSAR liegen Daten zu einer Interaktion mit Methotrexat vor (siehe auch Tabelle 33).

Bei gleichzeitiger Gabe von 7,5–12,5 mg Methotrexat pro Woche und 100 mg Diclofenac pro Tag zeigte sich in einer Studie kein Effekt auf die Pharmakokinetik von Methotrexat (277). Bei fünf Patienten traten allerdings schwerwiegende bzw. fatale Neutropenien auf.

Zu Ibuprofen finden sich widersprüchliche Daten in der Literatur. In einer Studie mit sieben Patienten, die mit niedrig dosiertem Methotrexat (7,5 bis 15 mg pro Woche) und Ibuprofen (40 mg/kg pro Tag) behandelt wurden, reduzierte sich die renale Clearance im Vergleich zur gleichzeitigen Gabe von Paracetamol um 50 Prozent (280). Hingegen zeigten dreimal täglich 800 mg Ibuprofen bei sechs Patienten, die mit 10 bis 25 mg Methotrexat pro Woche behandelt wurden, keinen Effekt auf die Pharmakokinetik von Methotrexat (281).

Bei Indometacin, Ketoprofen und Naproxen ist die Datenlage ähnlich, auch hier finden sich sowohl Untersuchungen, die eine Interaktionsreaktion beobachten (10, 282) als auch solche, bei denen keine Effekte festzustellen waren (10, 277). Eine retrospektive Untersuchung von 118 Behandlungszyklen mit hochdosiertem Methotrexat bei 36 Patienten zeigte, dass 4 von 9 Patienten, die eine gravierende Methotrexat-Intoxikationen zeigten, gleichzeitig Ketoprofen bekommen hatten (283). Drei der vier Methotrexat-Intoxikationen verliefen letal.

Die Autoren kamen zu dem Schluss, dass Ketoprofen nicht zusammen mit hochdosiertem Methotrexat gegeben werden soll. Die Gabe von Ketoprofen in einem Abstand von zwölf bis 24 Stunden wurde dagegen als relativ risikoarm eingestuft, weil 50 Prozent des Methotrexats innerhalb von sechs bis zwölf Stunden über die Nieren ausgeschieden werden. Zwei Patienten, bei denen dieser Abstand getestet wurde, zeigten keine Intoxikationen.

Bei den Coxiben scheint es mit niedrig dosiertem Methotrexat eher nicht zu Interaktionen zu kommen (284-286). Zur gleichzeitigen Anwendung von Coxiben und hochdosiertem Methotrexat als Zytostatikum liegen bisher keine Publikationen vor.

Klinische Relevanz der Interaktion und mögliche Maßnahmen: Die aufgeführten Daten zeigen deutlich, dass es sich bei dieser Interaktion um eine Wechselwirkung handelt, die bei einigen Patienten zu schwerwiegender Toxizität von Methotrexat führt, während sich bei anderen Patienten keine Probleme bei gleichzeitiger Einnahme entwickeln.

Die Daten lassen vermuten, dass das Risiko bei der höher dosierten Gabe von Methotrexat (150 mg und mehr pro Tag als Zytostatikum) und bei Patienten mit eingeschränkter Nierenfunktion am größten ist. Bei niedrig dosierter Gabe von Methotrexat (5 bis 30 mg pro Woche) zur Behandlung von z. B. rheumatoider Arthritis oder Psoriasis sowie bei Patienten mit normaler Nierenfunktion wurden selten Intoxikationen beobachtet.

Darüber hinaus scheinen Salicylate häufiger zu schweren Interaktionen zu führen als NSAR (51), wobei auch Daten existieren, bei denen kein Unterschied gefunden werden konnte (287, 288).

Salicylate: Die gleichzeitige Gabe von Salicylaten in analgetisch wirksamen Dosen und hoch dosiertem Methotrexat, wie es in der Tumortherapie eingesetzt wird, sollte vermieden werden (20, 51). Hier ist auf alternative Analgetika, wie z. B. Paracetamol oder Opioide, auszuweichen.

Eine gleichzeitige Gabe von niedrig dosiertem Methotrexat und Salicylaten muss hingegen nicht grundsätzlich vermieden werden. Es ist aber Vorsicht geboten und es muss auf unerwünschte Methotrexat-Wirkungen geachtet werden, die eventuell eine Dosisreduktion des Folsäureantagonisten erfordern. Das gilt auch für die niedrig dosierte ASS-Gabe zur Thrombozytenaggregationshemmung (51).

NSAR

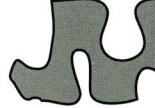

In der Selbstmedikation sollten keine Salicylate angewendet und grundsätzlich Paracetamol als Analgetikum der 1. Wahl empfohlen werden.

NSAR: Auch bei gleichzeitiger Gabe von NSAR und Methotrexat gilt wieder die Unterscheidung in niedrig- und hochdosierte Methotrexatgabe. Bei hochdosierter Gabe in der Tumortherapie sollten NSAR nur mit äußerster Vorsicht kombiniert werden. Wenn möglich, ist es auch hier sinnvoll, auf alternative Analgetika wie z. B. Paracetamol oder Opioide auszuweichen. Ist eine gleichzeitige Gabe jedoch erforderlich, muss diese durch ein engmaschiges Monitoring des Patienten begleitet sein. Das umfasst die Überwachung der Methotrexat-Plasmakonzentrationen sowie möglicher Intoxikationssymptome. Kommt es trotz engmaschiger Überwachung zu toxischen Methotrexat-Plasmakonzentrationen, kann als Antidot Folinsäure verabreicht werden. Auch wenn Coxibe in therapeutischer Dosierung nur in geringem Ausmaß mit Methotrexat interagieren, sollten Patienten bei Hochdosistherapie sorgfältig überwacht werden.

Niedrig dosiertes Methotrexat, wie es z. B. in der Behandlung der rheumatoiden Arthritis eingesetzt wird, kann mit NSAR kombiniert werden. Allerdings sollte die potenzielle Interaktion bei der Überwachung der Therapie bedacht werden. Für die Selbstmedikation gilt auch hier, dass Paracetamol das Schmerzmittel der 1. Wahl ist.

Fallbeispiel

Frau Meier, 32 Jahre alt, leidet an juveniler Arthritis. Sie nimmt deshalb dreimal täglich 600 mg Ibuprofen ein. Nun erkrankt sie zusätzlich an einer Sarkoidose mit sich verschlechternden Hautläsionen. Labortests ergaben bisher keine Hinweise auf eine Niereninsuffizienz oder abnorme Serum-Albumin-Spiegel. Der Thrombozytenwert lag innerhalb des Referenzbereichs bei 200.000/mm^3. Die Patientin wurde zusätzlich mit 7,5 mg Methotrexat pro Woche behandelt. Etwa eine Woche nach der ersten Methotrexat-Gabe fielen der Frau an verschiedenen Stellen des Körpers diffuse, flohstichartige Punkte auf. Ein weiterer Labortest ergab einen Thrombozytenwert von 26.000 mm^3, weit unter dem Referenzwert von 140.000 – 440.000 mm^3. Es lag eine Thrombozytopenie vor. Beide Arzneimittel, Ibuprofen und Methotrexat, wurden sofort abgesetzt. 10 Tage später hatten sich die Thrombozyten wieder erholt und der Wert war auf 190.000 mm^3 angestiegen.

10.4. NSAR und Glucocorticoide (siehe Kapitel 6.3.)

10.5. NSAR und Thrombozytenaggregationshemmer

Thrombozytenaggregationshemmer sind zur Primär- und Sekundärprophylaxe des Herzinfarktes und transienter ischämischer Attacken (TIA) bei Patienten mit zerebrovaskulären Durchblutungsstörungen indiziert (55). Als Thrombozytenaggregationshemmer werden insbesondere niedrig dosierte Acetylsalicylsäure, ADP-Hemmstoffe (Ticlopidin, Clopidogrel, Prasugrel), Glykoprotein-(GP)IIb/IIIa-Antagonisten (z. B. Eptifibatid) und Dipyridamol eingesetzt. 2008 wurden 707 Millionen DDD Thrombozytenaggregationshemmer zu Lasten der GKV verordnet (55). Wichtigster Vertreter dieser Gruppe ist ASS, auf den 75 Prozent der DDD fielen.

Bei der Interaktionsmonographie Thrombozytenaggregationshemmer und NSAR wird die Interaktion zwischen ADP-Hemmstoffen, Dipyridamol oder Glykoprotein-(GP-)IIb/IIIa-Antagonisten und NSAR diskutiert. Hier wird aufgrund der Verordnungshäufigkeit nur die Interaktion zwischen ADP-Hemmern und NSAR besprochen.

Clopidogrel, Ticlopidin und Prasugrel gehören in die Gruppe der ADP-Hemmstoffe. Der Wirkmechanismus der ADP-Hemmstoffe besteht in einer irreversiblen Hemmung des sich auf der Thrombozytenoberfläche befindlichen Purinrezeptors $P2Y_{12}$. Durch die Blockade des Rezeptors wird die Bindung von ADP an die Rezeptoren verhindert; als Folge unterbleibt die ADP-induzierte Vernetzung der Thrombozyten und damit die Thrombozytenaggregation. Alle ADP-Rezeptor-Antagonisten sind Prodrugs, die erst nach Oxidation (nur Ticlopidin und Clopidogrel) und anschließender Hydrolyse in ihre aktiven Metabolite umgewandelt werden (290). Da die aktiven Metabolite irreversibel an $P2Y_{12}$ binden, dauert es nach Absetzen der Substanzen etwa eine Woche, bis die Thrombozytenfunktion wieder hergestellt ist (1).

Wie bei anderen gerinnungshemmenden Medikamenten sind Blutungen (Purpura, Hämatome, Hämaturie, intrakranielle, gastrointestinale und konjunktivale Blutungen) häufige Nebenwirkungen.

Ticlopidin, die älteste Substanz, ist indiziert zur Prophylaxe von Schlaganfällen, wenn ASS-Unverträglichkeiten vorliegen, und bei Hämodialysepatienten mit Shuntkomplikationen. In Kombination mit ASS wird Ticlopidin zudem zur Senkung koronarer Stentthrombosen eingesetzt. Hier konnte anhand der Datenlage ein Nutzen der Kombination im Vergleich zur alleinigen Gabe von ASS gezeigt werden (291). Die Verordnungen von Ticlopidin sind in den letzten Jahren erheblich gesunken. Das lässt sich vor allem mit dem im Vergleich zu Clopidogrel ungünstigeren Nebenwirkungsprofil (Risiko schwerer Neutropenien) erklären (292).

Clopidogrel wurde als zweiter ADP-Hemmstoff zugelassen. Indikationen dieser Substanz sind unter anderem Prävention artherothrombotischer Ereignisse bei Patienten mit Myokardinfarkt, mit ischämischem Schlaganfall sowie mit peripherer arterieller Verschlusskrankheit. In Kombination mit ASS sind wichtige Indikationen das akute Koronarsyndrom ohne ST-Strecken-Hebung und der akute Myokardinfarkt mit ST-Strecken-Hebung.

Mit Prasugrel ist seit Frühjahr 2009 ein weiterer ADP-Rezeptor-Antagonist verfügbar. Wie Clopidogrel ist der neue Arzneistoff zugelassen in Kombination mit ASS zur Vorbeugung atherothrombotischer Ereignisse bei Erwachsenen mit einem akuten Koronarsyndrom, denen im Rahmen einer perkutanen Koronarintervention ein Stent implantiert wird.

NSAR

Die Prodrugs Clopidogrel und Ticlopidin werden über Cytochrom-P450-Enzyme zu ihren wirksamen Metaboliten, den Thiolderivaten, aktiviert. Neben CYP3A4, das bei beiden Arzneistoffen an der Bioaktivierung beteiligt ist, spielt bei Clopidogrel nach neusten Untersuchungen das Isoenzym CYP2C19 eine besondere Rolle (1, 293). Aus der Abhängigkeit vom Cytochrom-P450-Enzymsystem können Interaktionen und Wirkungsabschwächungen resultieren. Die Wirksamkeit von Clopidogel variiert interindividuell sehr stark. Bis zu 25 Prozent der Patienten sprechen auf eine Behandlung ungenügend an. Dieses Phänomen ist bislang nicht vollständig geklärt. Grund dafür könnten zum einen die genetische Variabilität, wie Polymorphismen des $P2Y_{12}$-Rezeptors und Cytochrom-P450-Enzymen, (CYP2C19 und 2C9) und zum anderen Arzneimittelwechselwirkungen sein (290). Bei Patienten, die z. B. »Poor«-Metabolizer (PM) von CYP2C19 sind, muss mit einer verminderten Wirksamkeit von Clopidogrel gerechnet werden.

Auch Interaktionen könnten für interindividuelle Unterschiede beim Ansprechen auf Clopidogrel verantwortlich sein.

Da Prasugrel im Rahmen der Bioaktivierung nicht oxidiert wird, verhält es sich im Hinblick auf CYP-Polymorphismen und CYP-Interaktionen unproblematisch (290). So gaben *In-vitro*-Untersuchungen und Humanstudien keine Hinweise auf signifikante pharmakokinetische Interaktionen mit Substraten, Induktoren sowie Inhibitoren von Cytochrom-P450-Enzymen (294). Auch genetische Variationen verschiedener Cytochrom-P450-Enzyme hatten keine klinisch relevanten Auswirkungen auf die Pharmakokinetik von Prasugrel.

Interaktionsmechanismus: Bei der Interaktion zwischen ADP-Hemmern und NSAR handelt es sich um eine pharmakodynamische Interaktion, bei der sich die hemmende Wirkung auf die Aggregation der Thrombozyten addiert. Alle NSAR (nur sehr gering COX-2-Hemmer) hemmen aufgrund der COX-1-Hemmung die Thrombozytenaggregation. Dies ist bei ASS aufgrund der irreversiblen Blockade der Cyclooxygenasen mit Abstand am stärksten ausgeprägt. Relevant ist zudem, dass NSAR eine Magenschleimhaut-schädigende Wirkung besitzen.

Auswirkung/Effekt der Interaktion: Bei gleichzeitiger Behandlung mit ADP-Hemmern und NSAR ist das Risiko für Blutungen erhöht, die aufgrund der ulzerogenen Wirkung am wahrscheinlichsten den Magen-Darm-Trakt betreffen (10, 51). Problematisch ist, dass Ulzera aufgrund der analgetischen und antiphlogistischen Wirkung der NSAR vom Patienten häufig nicht (rechtzeitig) bemerkt werden.

Risikofaktoren/-patienten: Möglicherweise hohe Dosierungen von ASS und Clopidogrel.

Zeit bis zum Einsetzen der Interaktion: Die Wahrscheinlichkeit für das Auftreten der Interaktion ist während der ersten Behandlungswochen vermutlich am höchsten.

Datenlage: Acetylsalicylsäure (ASS): Neben einzelnen Fallberichten zu dieser Interaktion und den daraus entstehenden Komplikationen gibt es mehrere Studien zum gemeinsamen Einsatz von ADP-Hemmern und niedrigdosiertem ASS (10). Einige Studien, die den Nutzen dieser Kombination bei verschiedenen Erkrankungen, wie beispielsweise dem akuten Koronarsyndrom, untersuchten, geben auch Hinweise zum Blutungsrisiko.

So traten in der CURE-Studie bei 12.562 Patienten mit akutem Koronarsyndrom über einen Zeitraum von drei bis zwölf Monaten in der Clopidogrel-ASS-Gruppe seltener kardiovaskuläre Todesfälle, Herzinfarkte und Schlaganfälle auf als in der nur mit ASS behandelten Gruppe (9,3 versus 11,4 Prozent). Schwere Blutungen waren in der Clopidogrel-ASS-Gruppe allerdings signifikant häufiger (3,7 versus 2,7 Prozent) (295-297).

Andere Studien untersuchten das Risiko für Blutungen bei einer gemeinsamen Gabe von Clopidogrel und ASS. So konnte in einer Studie retrospektiv gezeigt werden, dass von 1.143 Fällen mit gastrointestinalen Blutungen 380 Patienten einen Thrombozytenaggregationshemmer oder ein orales Antikoagulans einnahmen. Die adjustierte Odds ratio für gastrointestinale Blutungen lag bei alleiniger Gabe von Clopidogrel bei 1,1 und stieg auf 7,4, wenn Clopidogrel und ASS gleichzeitig eingenommen wurden (298).

Bei gleichzeitiger Einnahme von Ticlopidin mit ASS kommt es zu einer stärkeren Hemmung der Thrombozytenaggregation als bei jeder Substanz allein (299).

NSAR: Bezüglich der gleichzeitigen Gabe von Thrombozytenaggregationshemmern und NSAR existieren nur Daten für Clopidogrel.

In einer doppelblinden, placebokontrollierten Studie mit 30 Probanden, die 250 mg Naproxen zweimal täglich einnahmen, kam es nach Hinzunahme von Clopidogrel (75 mg täglich) zu gesteigertem fäkalen Blutverlust im Vergleich zur alleinigen Einnahme von Naproxen (300). Bei sechs der 30 Probanden wurde zusätzlich eine Verlängerung der Blutungszeit um den Faktor 5 beobachtet (Clopidogrel allein Faktor von etwa 2). Eine der 30 Testpersonen entwickelte subkutane Blutungen bei gleichzeitiger Einnahme beider Substanzen. In einer weiteren retrospektiven Untersuchung von Patientenakten in Großbritannien stieg die adjustierte Odds ratio für gastrointestinale Blutungen von 1,67 bei alleiniger Einnahme von Clopidogrel auf 2,9 bei kombinierter Gabe von Clopidogrel und NSAR oder auf 2,6 bei Gabe von Clopidogrel und einem Coxib (301).

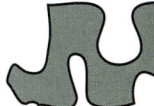

Darüber hinaus existiert ein Fallbericht, bei dem eine 86-jährige Frau, die über drei Wochen 200 mg Celecoxib und 75 mg Clopidogrel täglich eingenommen hatte, intrazerebrale Blutungen entwickelte (302). Die Autoren vermuten, dass es sich eventuell um eine pharmakokinetische Interaktion aufgrund einer Hemmung von CYP2C9, über das Celecoxib metabolisiert wird, durch einen Clopidogrel-Metaboliten handeln könnte. Bei dem Fallbericht ist allerdings ein kausaler Zusammenhang mit einer Interaktion nicht eindeutig nachgewiesen.

Klinische Relevanz der Interaktion und mögliche Maßnahmen:

Acetylsalicylsäure: ASS und Clopidogrel werden bei Patienten mit instabiler Angina pectoris, einem Myokardinfarkt ohne ST-Streckenhebung sowie mit akutem Myokardinfarkt mit ST-Streckenhebung eingesetzt. Der Nutzen dieser Kombination gegenüber der Monotherapie mit ASS wurde in großen Studien belegt (294). Den Nutzen der Kombination bestätigte auch das Institut für Qualität und Wirtschaftlichkeit im Gesundheitswesen (IQWiG) in seinen Abschlussbericht vom März 2009. Blutungskomplikationen treten unter der Kombinationsbehandlung allerdings häufiger auf. Dies gilt sowohl für schwerwiegende als auch für nicht schwerwiegende Blutungskomplikationen. Rein numerisch überwiegt die Rate der verhinderten vaskulären Ereignisse die Rate der verursachten Blutungskomplikationen.

Nach dem IQWiG gibt es keinen Hinweis darauf, dass die Nutzen- und Schadeneffekte der Kombinationsbehandlung im Vergleich zur ASS-Monotherapie von der verwendeten ASS-Dosierung abhängig sind. Allerdings fanden sich Hinweise darauf, dass schwerwiegende Blutungskomplikationen mit steigender ASS-Dosis insgesamt zunehmen, und zwar unabhängig davon, ob ASS allein oder in Kombination mit Clopidogrel gegeben wird.

Prasugrel ist nur in Kombination mit ASS zur Reduzierung koronarer Stentthrombosen zugelassen. Bei dieser Kombination ist das Blutungsrisiko höher als bei einer Kombinationstherapie von niedrig dosiertem ASS und Clopidogrel. Auch Ticlopidin kann im Rahmen dieser Indikation in Kombination mit ASS eingesetzt werden.

Werden ASS und ADP-Hemmer parallel eingenommen, sollten Patienten hinsichtlich jeglicher Blutungszeichen, einschließlich okkulter Blutungen, sorgfältig überwacht werden, besonders während der ersten Behandlungswochen und/oder nach invasiver kardialer Intervention oder Operation. Daher sollte bei einer Erstverordnung immer hinterfragt werden, ob die gleichzeitige Einnahme dem verordnenden Arzt bekannt ist.

Die Patienten sollten darüber informiert werden, dass es bei der Einnahme von ADP-Hemmern (allein oder in Kombination mit ASS) länger als sonst dauern könnte, bis eine Blutung zum Stillstand kommt, und dass sie dem Arzt jede ungewöhnliche Blutung (ungewöhnliche Lokalisation oder Dauer) melden müssen. Des Weiteren ist der Hinweis sinnvoll, dass die Patienten dem Arzt oder Zahnarzt mitteilen, dass sie ADP-Hemmer (und ASS) einnehmen, wenn ein operativer Eingriff geplant ist oder ein neues Arzneimittel verordnet werden soll.

Möchte ein Patient, der ADP-Hemmer verordnet bekommt, ASS im Rahmen der Selbstmedikation einsetzen, so sollte sowohl von einer hochdosierten als auch von einer niedrigdosierten Einnahme von ASS abgeraten werden. Eine Alternative für die Selbstmedikation ist Paracetamol (siehe NSAR).

NSAR: Bei gleichzeitiger Anwendung von Clopidogrel und Naproxen wurden additive Effekte beobachtet, die zu einer Verlängerung der Blutungszeit sowie zu einem erhöhten Risiko (gastrointestinaler) Blutungen führten. Obwohl für weitere NSAR genaue Daten fehlen, liegt die Vermutung nahe, dass auch hier bei gleichzeitiger Einnahme ein ähnliches Risiko besteht. Eine retrospektive Analyse von Patientenakten zeigte ein höheres Risiko für gastrointestinale Blutungen bei einer Kombination von NSAR und Clopidogrel.

Auch wenn das Risiko bei einer gleichzeitigen Therapie mit NSAR und ADP-Hemmern geringer ist als mit ASS, wird empfohlen, den Nutzen gegen das Risiko kritisch abzuwägen. Wenn eine gleichzeitige Gabe von ADP-Hemmern und NSAR notwendig ist, sollten Patienten engmaschig hinsichtlich jeglicher Blutungszeichen, einschließlich okkulter Blutungen, überwacht werden. Auch der Patient sollte über das eventuell bestehende Risiko verlängerter Blutungszeiten und gastrointestinaler Blutungen Bescheid wissen.

COX-2-Hemmer zeigen im Vergleich zu COX-1-Hemmern weniger gastrointestinale Komplikationen (ca. 50 Prozent) (1). Da sie kaum Thrombozytenaggregationshemmung verursachen, ist das Interaktionsrisiko möglicherweise geringer. Dennoch stellen sie häufig keine Alternative dar, weil klinisch gesicherte koronare Herzkrankheit, periphere arterielle Verschlusskrankheit und/oder zerebrovaskuläre Erkrankungen absolute Kontraindikationen für den Einsatz der Coxibe darstellen.

Für Prasugrel liegen noch keine Daten zur Interaktion mit NSAR vor. In der Gebrauchsinformation ist aufgeführt, dass Patienten nur nach Rücksprache mit dem Arzt andere Arzneimittel, insbesondere NSAR, einnehmen sollen.

Für Ticlopidin liegen derzeit keine Daten vor. In der Fachinformation wird allerdings auch darauf hingewiesen, dass Ticlopidin und NSAR nur mit Vorsicht kombiniert werden sollen, da ein Risiko für gastrointestinale Blutungen besteht und es unter gleichzeitiger Einnahme von NSAR und Ticlopidin zur Potenzierung der thrombozytenhemmenden Wirkung kommen kann. Lässt sich eine Kombination nicht vermeiden, wird eine engmaschige Überwachung des Patienten empfohlen.

Bei einer Erstverordnung sollte aufgrund des möglichen Blutungsrisikos immer hinterfragt werden, ob die gleichzeitige Einnahme von NSAR und ADP-Hemmern dem verordnenden Arzt bekannt ist.

Möchte ein Patient, der ADP-Hemmer verordnet bekommt, ein Analgetikum im Rahmen der Selbstmedikation einnehmen, so ist Paracetamol das Mittel der 1. Wahl. Patienten, die mit Paracetamol keine ausreichende Schmerzlinderung erreichen, können auch NSAR einnehmen. Dies sollte allerdings nur dann erwogen werden, wenn der Patient das NSAR kurzfristig über zwei bis drei Tage bzw. bei Bedarf einnimmt. Des Weiteren dürfen keine Magenbeschwerden oder gastrointestinale Ulzera aus der Anamnese bekannt sein. Der Patient sollte immer auf das mögliche Risiko der Interaktion hingewiesen werden. Möchte der Patient NSAR länger einnehmen, ist er an den Arzt zu verweisen.

Aufgrund des möglicherweise höheren Blutungsrisikos als bei Clopidogrel, sollte Patienten, die Prasugrel einnehmen, nur Paracetamol in der Selbstmedikation empfohlen werden.

10.6. Salicylate und Antidiabetika, orale (siehe Kapitel 3.4.)

10.7. Salicylate und Antikoagulanzien, orale (siehe Kapitel 5.3.)

10.8. ASS und Ibuprofen

Bei der gleichzeitigen Einnahme von ASS und Ibuprofen sind zwei potenzielle Interaktionen zu beachten. Neben der hier diskutierten Verringerung der thrombozytenaggregationshemmenden Wirkung von niedrig dosiertem ASS ist bei gleichzeitiger Einnahme von NSAR und ASS aufgrund der ulzerogenen Wirkung das Risiko für gastrointestinale Blutungen erhöht. Dies muss bei der Beurteilung und bei der Auswahl möglicher Alternativen berücksichtigt werden.

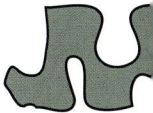

Interaktionsmechanismus: Bei der Interaktion zwischen ASS und Ibuprofen handelt es sich wahrscheinlich um eine pharmakodynamische Interaktion, deren Mechanismus nicht vollständig geklärt ist. Im Inneren der COX-1 befindet sich ein schmaler Kanal mit Bindungsstellen für ASS und Ibuprofen in der Nähe des katalytischen Zentrums. ASS hemmt die Cyclooxygenase, indem sie einen Acetylrest auf einen Aminosäurerest (Serin) in der Nähe des katalytischen Zentrums überträgt (1). Vermutet wird, dass Ibuprofen durch Bindung an die COX-1 die Bindungsstelle für ASS sterisch abschirmt (303) (Abbildung 24). Dadurch wird ein geringerer Anteil der COX-1 in den Thrombozyten durch ASS acetyliert. Ein Teil des Enzyms bleibt somit aktiv und kann proaggregatorisches Thromboxan bilden. Der abschirmende Effekt des Ibuprofens hält offenbar aufgrund der kurzen Plasmahalbwertszeit des Ibuprofens von 1,5 bis 2 Stunden nur etwa acht Stunden an. In pharmokologischen Untersuchungen verringerten andere NSAR, wie Diclofenac und Meloxicam, sowie Coxibe und Paracetamol die thrombozytenaggregationshemmende Wirkung von ASS nicht (10).

Auswirkung/Effekt der Interaktion: Unter der kombinierten Gabe beider Medikamente ist die Thrombozytenaggregationshemmung anscheinend schwächer als unter der alleinigen ASS-Gabe. Wird bei Risikopatienten ASS zur Herzinfarkt- oder Schlaganfallprophylaxe eingesetzt, könnte somit das Risiko für das Auftreten von Herzinfarkten und Schlaganfällen erhöht sein.

Risikofaktoren/-patienten: Hinweise zu Risikofaktoren bzw. Risikopatienten liegen nicht vor.

Zeit bis zum Einsetzen der Interaktion: Sehr schnell, innerhalb von Minuten (siehe Mechanismus).

Datenlage: Die potenzielle Interaktion zwischen Ibuprofen und ASS zur Thrombozytenaggregationshemmung ist noch nicht umfassend untersucht. Bisher liegen vor allem Ergebnisse aus *In-vitro-* und pharmakodynamischen Untersuchungen sowie epidemiologischen Untersuchungen vor (10). Die Datenlage ist dabei sehr heterogen. Die Mehrzahl der Studien hat allerdings eine Interaktion auf Ebene der Thrombozytenaggregation aufzeigen können.

In einer randomisierten Cross-Over-Studie wurde die Auswirkung der Einnahme von Ibuprofen, Diclofenac, Paracetamol und Rofexocib auf die Thrombozytenaggregation untersucht (303). Die Probanden erhielten die Arzneistoffe sechs Tage lang zwei Stunden vor der Einnahme von 81 mg ASS und nach einer Auswaschzeit von 14 Tagen in umgekehrter Reihenfolge. Durch die Einnahme von Ibuprofen zwei Stunden vor ASS wurde die Thrombozytenaggregationshemmung fast vollständig aufgehoben. Eine Einnahme von Ibuprofen zwei Stunden nach Einnahme von ASS hatte dagegen keine Auswirkung. Unabhängig von der Reihenfolge der Einnahme beeinflussten Paracetamol, Diclofenac und Rofecoxib die thrombozenaggregationshemmende Wirkung von ASS nicht. Kein Einfluss wurde beobachtet, wenn eine Einzeldosis Ibuprofen mehr als acht Stunden vor der nächsten ASS-Dosis eingenommen wurde (304). Bei magensaftresistentem ASS ist die Interaktion unvermeidbar: 400 mg Ibuprofen beeinflusste die Wirkung des ASS auch dann noch, wenn die Patienten Ibuprofen 2, 7 und 12 Stunden nach der magensaftresistenten ASS-Formulierung einnahmen (303).

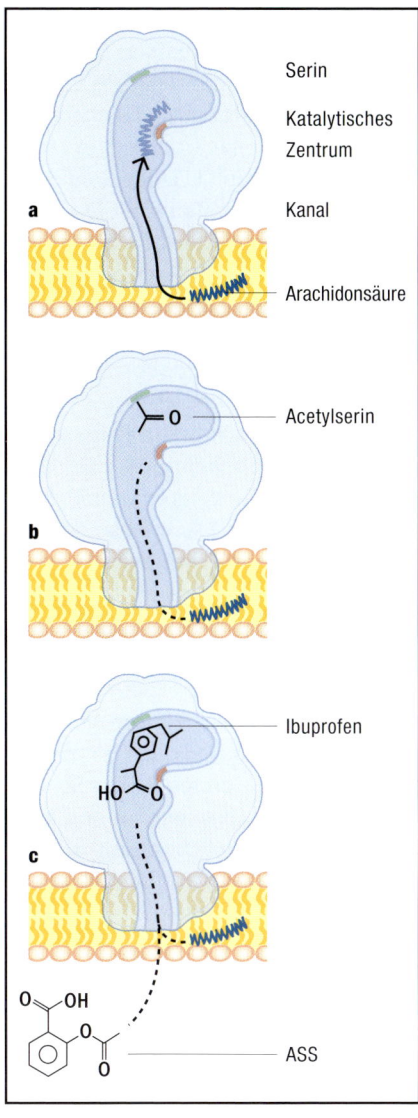

Serin

Katalytisches Zentrum

a Kanal

Arachidonsäure

a) Nicht acetylierte COX-1.

Acetylserin

b

b) Durch ASS acetylierte COX-1. Das Enzym ist irreversibel inaktiviert. Arachidonsäure kann das aktive Zentrum nicht erreichen.

Ibuprofen

c

c) Durch Ibuprofen ist der Zugang für ASS blockiert. Arachidonsäure kann das aktive Zentrum nicht erreichen.

ASS

Abbildung 24: *Hemmung der Thrombozytenaggregationshemmung (modifiziert nach 303)*

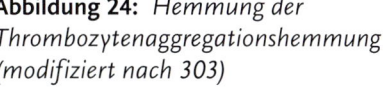

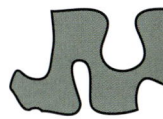

NSAR

  Als Konsequenz der pharmakodynamischen Untersuchungen wurden verschiedene Kohorten-, Fall-Kontroll-Studien und Subgruppen-Analysen durchgeführt. Da diese Untersuchungen weder prospektiv noch randomisiert sind, können die Ergebnisse nur Hinweise geben. Einige, aber nicht alle epidemiologischen Studien zeigen, dass NSAR, und dabei vor allem Ibuprofen, die kardioprotektive Wirkung von niedrig dosiertem ASS verringern (10). So war das Risiko von Patienten der Physician's Health Studie, die neben ASS noch NSAR einnahmen, für ein unerwünschtes kardiovaskuläres Ereignis höher, als für Patienten, die ASS alleine einnahmen. Das höchste Risiko hatten dabei Patienten, die NSAR länger als 60 Tage pro Jahr einnahmen (305). Bei dieser Studie liegen keine Daten zum Wirkstoff und zur Dosierung vor. Eine retrospektive Kohortenstudie zeigte anhand von Verordnungsdaten, dass die kardiovaskuläre und die Gesamtmortalität bei Patienten, die ASS und gleichzeitig Ibuprofen einnahmen, höher als bei alleiniger Einnahme von ASS war; Diclofenac und andere NSAR zeigten diesen Effekt nicht (306). Eine Selbstmedikation mit NSAR wurde dabei nicht berücksichtigt. In einer weiteren Untersuchung erhöhte Ibuprofen, nicht aber Naproxen und Lumiracoxib das Risiko für kardiovaskuläre Ereignisse bei kardiovaskulären Risikopatienten, die ASS einnahmen (307). Andere Untersuchungen konnten dagegen kein erhöhtes Risiko für kardiovaskuläre Ereignisse bei gleichzeitiger Einnahme von ASS und Ibuprofen zeigen (10). Untersuchungen, ob durch die potenzielle Interaktion auch das Schlaganfallrisiko erhöht sein könnte, liegen bisher nicht vor. Eine Untersuchung konnte allerdings zeigen, dass bei 18 Schlaganfallpatienten, die niedrig dosiertes ASS zusammen mit Ibuprofen oder Naproxen einnahmen, die thrombozytenaggregationshemmende Wirkung fast vollständig aufgehoben war (308). 13 der 18 Patienten zeigten während der gemeinsamen Einnahme ein zerebrovaskuläres Ereignis. Nach Absetzen der NSAR war bei allen Patienten die thrombozytenaggregationshemmende Wirkung wieder vorhanden.

Das Bundesinstitut für Arzneimittel und Medizinprodukte (BfArM) hielt es nach einer Neubewertung für notwendig, Hinweise zu der Interaktion zwischen Ibuprofen und niedrig dosiertem ASS bis Frühjahr 2009 in die Produktinformationen aufzunehmen. Studienergebnisse und Literaturdaten zeigten ein möglicherweise erhöhtes Risiko für eine Wirkungsabschwächung von niedrig dosierter Acetylsalicylsäure bei gleichzeitiger Gabe von Ibuprofen. Jedoch ließen sich wegen der begrenzten Datenlage sowie der Unsicherheiten bei einer Extrapolation von ex vivo Daten auf die klinische Situation keine sicheren Schlussfolgerungen bezüglich der regelmäßigen Anwendung von Ibuprofen treffen. Bei gelegentlicher Anwendung von Ibuprofen ist eine klinisch relevante Wechselwirkung nicht wahrscheinlich.

Klinische Relevanz der Interaktion und mögliche Maßnahmen: Die Interaktion zwischen ASS und Ibuprofen ist potenziell relevant; die aktuelle Datenlage ist allerdings nicht ausreichend, um endgültige Empfehlungen für oder gegen den gemeinsamen Gebrauch auszusprechen. Beim derzeitigen Kenntnisstand ist die Wahrscheinlichkeit allerdings höher, dass Ibuprofen mit niedrig dosiertem ASS interagiert, als dass keine Interaktion auftritt.

Da viele ältere Risikopatienten auch unter rheumatischen oder anderen entzündlichen Gelenkbeschwerden leiden, kommt es relativ häufig vor, dass sie neben niedrig dosiertem ASS gleichzeitig Ibuprofen einnehmen.

Die beschriebene Wechselwirkung lässt sich verhindern, indem der Patient die beiden Arzneistoffe zeitlich getrennt einnimmt. Ibuprofen sollte dabei frühestens 30 Minuten nach oder spätestens acht Stunden vor ASS eingenommen werden. Die genannte Einnahmeempfehlung verhindert bei magensaftresistenten ASS-Arzneiformen und retardierten NSAR-Arzneiformen die Interaktion allerdings nicht (siehe oben).

Allerdings sind die erforderlichen Einnahmehinweise recht kompliziert und die Compliance damit wahrscheinlich gering. Daher sollte bei Patienten, die niedrig dosiertes ASS einnehmen, eine längere Einnahme von Ibuprofen vermieden werden. Bei gelegentlicher Einnahme von Ibuprofen ist auf Grund der langen Dauer der thrombozytenaggregationshemmenden Wirkung von ASS kein Interaktionsrisiko zu erwarten.

Diclofenac, Paracetamol, Coxibe und auch opioide Analgetika, die allesamt keine COX-1-Inhibitoren sind, interagieren nach derzeitigem Kenntnisstand nicht mit niedrig dosiertem ASS. Die Arzneimittelkommission der deutschen Ärzteschaft (AkdÄ) empfiehlt bei einer längerfristigen Einnahme von NSAR Diclofenac statt Ibuprofen in Kombination mit niedrigdosiertem ASS. Bei Naproxen ist die Datenlage nicht eindeutig. Gegen Coxibe als Alternative zu Ibuprofen spricht das erhöhte Risiko für kardiovaskuläre Nebenwirkungen. Bei der Auswahl eines alternativen Arzneimittels ist zudem zu berücksichtigen, dass bei Kombination von NSAR mit niedrig dosiertem ASS das Risiko für gastrointestinale Blutungen erhöht ist. Die Auswahl von Analgetika und NSAR für Patienten, die niedrig dosiertes ASS einnehmen, sollte an maximaler Hemmung der Thrombozytenaggregation bei möglichst niedrigem Risiko für gastrointestinale Blutungen ausgerichtet sein. Es empfiehlt sich daher, eine längere Einnahme, auch anderer NSAR, wenn möglich zu vermeiden. Ist die gemeinsame Einnahme notwendig, sollte eine Ulkusprophylaxe erwogen werden.

Besondere Vorsicht ist in der Selbstmedikation angebracht. Hier sollten NSAR bei gleichzeitiger Einnahme mit niedrig dosiertem ASS nur mit Zurückhaltung empfohlen werden. Paracetamol ist Mittel der 1. Wahl. Mittel der zweiten Wahl ist Diclofenac. Wird Ibuprofen zur gelegentlichen Einnahme abgegeben, ist es unerlässlich, die Patienten immer über die Risiken einer längeren gemeinsamen Einnahme mit ASS aufzuklären. Der Hinweis auf die Vermeidung der Interaktion durch eine zeitliche Trennung der Einnahme kann sinnvoll sein.

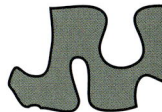

Fallbeispiel

Frau Aring, eine 45-jährige Patientin, kommt mit einem Rezept über ASS ratiopharm 100® N3 in die Apotheke und möchte für den Urlaub in den Bergen Ibuprofen, da sie dort bei Föhn-Wetterlage starke Kopfschmerzen bekommt. Nach dem Einscannen beider Präparate zeigt die Software die Interaktionsmeldung zwischen ASS 100 und Ibuprofen an. Da Ibuprofen im Rahmen der Selbstmedikation immer nur kurzfristig, das heißt höchstens drei Tage lang, in vorgeschriebener Dosierung und nicht häufiger als an zehn Tagen pro Monat eingenommen werden sollte, ist die Interaktion zwischen ASS 100 und Ibuprofen in der Selbstmedikation nicht in jedem Fall als klinisch relevant einzustufen. Um dies beurteilen zu können, wird nachgefragt, wie oft Frau Aring sonst im Urlaub Probleme mit Kopfschmerzen gehabt habe und wie häufig sie dann eine Tablette einnehmen würde. Frau Aring gibt an, dass sie bisher nur ein- bis zweimal in den drei Wochen Urlaub Kopfschmerzen hatte. Dann hat sie allerdings sicher drei Tabletten am Tag genommen. Zu Hause kennt sie gar keine Kopfschmerzen und nimmt nie Schmerztabletten ein.

Da Frau Aring angibt, normalerweise nur an zwei Tagen innerhalb von drei Wochen Urlaub Ibuprofen einzunehmen, ist in diesem Fall eine Abgabe möglich. Sie wird allerdings über die mögliche Interaktion informiert und der Hinweis gegeben, dass es die Möglichkeit gibt, ein anderes Schmerzmittel einzunehmen. Frau Aring möchte wegen der guten Erfahrungen, die sie mit Ibuprofen gemacht hat, bei diesem Schmerzmittel bleiben. Daher bekommt Frau Aring folgende Information: »Wenn Sie auf der sicheren Seite sein möchten, nehmen Sie das Schmerzmittel wenn möglich erst eine halbe Stunde nach ASS ein. Nach einer Einnahme von Ibuprofen sollten Sie erst acht Stunden später wieder ASS einnehmen. Wenn dies einmal nicht möglich ist, ist dies aber nicht so problematisch. Sollten Sie vielleicht einmal häufiger Schmerzmittel benötigen, dann ist für Sie ein anderes Schmerzmittel, das die Wirkung von ASS nicht verringert, besser geeignet. Fragen Sie dann auf jeden Fall noch einmal bei uns nach, wir können dann das geeignete Schmerzmittel für Sie auswählen«.

Fallbeispiel

Herr Marquard, ein 50-jähriger Stammkunde, kommt in die Apotheke mit einem Rezept über 100 Tabletten Ibuprofen 800. Da die Medikation von Herrn Marquard in der Apotheke gespeichert wird, zeigt die Datenbank beim Abscannen des Präparates die Interaktion zwischen Ibuprofen und ASS 100 an.

Die Medikationshistorie zeigt, dass Herr Marquard seit zwei Jahren ASS 100 einnimmt. Des Weiteren bekommt er noch Simvastatin 40 mg, Enalapril, Hydrochlorothiazid und Glibenclamid verordnet. Herr Marquard gehört nach der Medikationshistorie zu den kardialen Risikopatienten, die ASS zur Herzinfarkt- oder Schlaganfallprophylaxe einnehmen. Auf die Frage, wie häufig und wie lange Herr Marquard das Schmerzmittel einnehmen soll, antwortet er, dass er aufgrund eines Bandscheibenvorfalls dreimal täglich das Schmerzmittel einnimmt. Er geht davon aus, dass er das Schmerzmittel länger einnehmen muss. Auf Rückfrage, ob sein Orthopäde von der ASS-Einnahme weiß, gibt er an, dass er sich nicht sicher sei, ob sie das besprochen hätten. Daraufhin wird Rückfrage beim Arzt genommen. Die Rücksprache ergibt, dass Herr Marquard statt Ibuprofen Diclofenac verordnet bekommt, da auch der Orthopäde die zeitliche Trennung der Einnahme als zu kompliziert einstuft.

11. Schilddrüsenhormone

Die Schilddrüse bildet zwei Hormone, die den Stoffwechsel beeinflussen, Levothyroxin und Liothyronin, wobei Liothyronin in deutlich geringerer Menge produziert wird. Beide Hormone können oral substituiert werden. Indiziert sind Schilddrüsenhormone zur Substitutionstherapie zahlreicher Schilddrüsenunterfunktionen, bei der Behandlung der euthyreoten Struma, zur Strumaprophylaxe nach Kropfoperationen sowie zusammen mit Thyreostatika bei Hyperthyreosen (1). Mittel der ersten Wahl ist Levothyroxin, da es aufgrund seiner längeren Halbwertszeit im Vergleich zu Liothyronin zu gleichmäßigeren Hormonspiegeln im Serum führt. 2008 wurden in Deutschland 1.260 Millionen Tagesdosen Schilddrüsenhormone (inklusive der Kombinationspräparate) zu Lasten der GKV verordnet (55). Der Großteil der Verordnungen entfiel dabei auf Levothyroxin-Monopräparate. Auch Kombinationspräparate mit Kaliumiodid machten einen relevanten Anteil aus.

Die Behandlung mit Levothyroxin beginnt einschleichend, initial mit einer niedrigeren Dosis. Die Erhaltungsdosis wird individuell nach labordiagnostischen und klinischen Untersuchungen ermittelt. Der Hormonersatz erfolgt in der Regel ein Leben lang. Da Nahrung die Bioverfügbarkeit von Levothyroxin um circa 20 Prozent verringert, wird die Tagesdosis morgens nüchtern, eine halbe Stunde vor dem Frühstück, eingenommen (309).

> Für Schilddrüsenhormone sind wenige Interaktionen beschrieben, relevante Interaktionen sind unter anderem mit oralen Antikoagulanzien, Anionenaustauscherharzen und polyvalenten Kationen möglich. Die wahrscheinlich zugrunde liegenden Mechanismen unterscheiden sich hierbei; man findet sowohl pharmakodynamische als auch pharmakokinetische Interaktionen. Die häufigste Interaktion ist allerdings pharmakokinetischer Natur. So handelt es sich bei der Interaktion mit polyvalenten Kationen und Anionenaustauscherharzen um eine Hemmung der gastrointestinalen Absorption von Schilddrüsenhormon durch Adsorption bzw. Komplexbildung.
>
> Die häufigsten Interaktionsmeldungen, die Levothyroxin betreffen, sind:
>
> - Levothyroxin und Kationen, polyvalente,
> - Levothyroxin und Antikoagulanzien, orale.

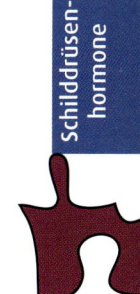

Schilddrüsen-hormone

11.1. Schilddrüsenhormone und Antikoagulanzien, orale (siehe Kapitel 5.4.)

11.2. Schilddrüsenhormone und Kationen, polyvalente (siehe Kapitel 7.3.)

12. Statine (Cholesterol-Synthese-Hemmer)

Statine sind effiziente Arzneimittel für die Primär- und Sekundärprävention kardiovaskulärer Erkrankungen. Sie haben 2008 ein Verordnungsvolumen erreicht, das die tägliche Behandlung von 3,5 Millionen Patienten mit Standarddosierungen ermöglicht. Dabei hat die Verordnung von Simvastatin im Vergleich zum Vorjahr weiter zugenommen und erreicht inzwischen 86 Prozent der Statinverordnungen (55).

Während schwere unerwünschte Arzneimittelwirkungen (UAW) bei den Statinen selten auftreten, sind weniger schwerwiegende Ereignisse häufiger zu beobachten. Zu den häufigen UAW gehören Schädigungen der Muskelzellen (Myalgie und Myopathie), die bei bis zu fünf Prozent der Patienten auftreten können (310). Bei der Myalgie treten Muskelschmerzen, -steifheit und -krämpfe auf. Ist zusätzlich zu diesen Beschwerden die Kreatinkinase erhöht, spricht man von einer Myopathie (75). Beide Formen sind normalerweise nicht mit Spätschäden assoziiert. In seltenen Fällen (< 0,1 Prozent) manifestiert sich die Myopathie in einer Rhabdomyolyse (311), bei der sich die quergestreiften Muskelfasern auflösen (312). Dabei tritt Myoglobin aus zerstörten Muskelzellen aus, gelangt ins Plasma und wird renal ausgeschieden. Symptome einer Rhabdomyolyse sind daher neben Muskelschmerzen, Muskelschwäche und einer stark erhöhten Kreatinkinase-Aktivität ein dunkler Urin. Als Komplikation kann ein Nierenversagen auftreten, die Letalitätsrate liegt bei 20 bis 60 Prozent. Die meisten Fallberichte zu Rhabdomyolysen beziehen sich auf Patienten, die zusätzlich ein interagierendes Arzneimittel eingenommen haben (75). Das Risiko für diese Muskelerkrankungen steigt mit zunehmender Dosis bzw. Plasmakonzentration der Statine (75). Daher stellen Arzneistoffe, die den Plasmaspiegel der Statine erhöhen, einen wichtigen Risikofaktor für diese UAW dar. Weitere Risikofaktoren für die Entwicklung von Muskelerkrankungen sind vorbestehende Niereninsuffizienz, starke körperliche Aktivität sowie höheres Lebensalter (79).

Viele Interaktionsmechanismen der Statine beruhen auf ihren pharmakokinetischen Eigenschaften. Daher ist die Kenntnis der Pharmakokinetik für das Verständnis der Interaktionen essenziell. Die Pharmakokinetik einzelner Statine unterscheidet sich zum Teil erheblich. So werden zum Beispiel Atorvastatin und die Prodrugs Simvastatin und Lovastatin hauptsächlich über CYP3A4 metabolisiert, Fluvastatin über CYP2C9 und Pravastatin sowie Rosuvastatin werden zum Großteil unmetabolisiert eliminiert (siehe Tabelle 34). So zeigten *In-vitro*-Metabolisierungsstudien mit menschlichen Leberzellen, dass Rosuvastatin ein schwaches Substrat für einen auf Cytochrom-P450-basierenden Metabolismus ist. CYP2C9 war das hauptsächlich beteiligte Isoenzym, CYP2C19, CYP3A4 und CYP2D6 waren in geringerem Ausmaß beteiligt (313).

Die Bioverfügbarkeit von Statinen wird auch durch Transportproteine beeinflusst. An der Verteilung der Statine sind verschiedene Transportproteine beteiligt. Dies ist zum einen der Aufnahmetransporter OATP, der die zelluläre Aufnahme der Statine in die Leber reguliert, und die Exportpumpe P-Glykoprotein, die Arzneistoffe aus den Enterozyten zurück in den Darm transportiert.

Tabelle 34: *Pharmakokinetische Eigenschaften der Statine (80)*

	Absorption %	Bioverfügbarkeit %	Metabolisierung	CYP 3A4	2C9	2C8	2C19	Transportproteine P-Glykoprotein	OATP
Simvastatin*	60–80	< 5	xxx	xx		x		x	x
Lovastatin*	30	5	xxx	xx		x (?)		x	x
Atorvastatin	30	12	xx	xx		(x)		x	x
Fluvastatin	98	30	xxx		x			?	x
Pravastatin	35	18	x	(x)				x	x
Rosuvastatin	50	20	x	(x)	xx		(x)	x	x

* Prodrugs
In Klammern: weniger relevant, ?: unsicher
xxx: starke Metabolisierung, x: geringe Metabolisierung

Die meisten relevanten Wechselwirkungen der Statine sind pharmakokinetisch bedingt. Aufgrund der unterschiedlichen pharmakokinetischen Eigenschaften unterscheiden sich die Statine stark in ihrem Interaktionspotenzial. Bei den Wechselwirkungen spielt zum einen die Inhibition bzw. Induktion vor allem von CYP3A4, aber auch die Induktion von P-Glykoprotein eine Rolle. So erhöhen zum Beispiel starke Inhibitoren von CYP3A4 wie Itraconazol und Ritonavir die Plasmakonzentration von Simvastatin und Lovastatin und ihrer aktiven Metabolite sowie von Atorvastatin um das bis zu 20-Fache. Studien zur Metabolisierung von Statinen zeigen, dass bei Simvastatin sowie Lovastatin und gleichzeitiger Einnahme von CYP3A4-Inhibitoren eher erhöhte Plasmakonzentrationen hervorgerufen werden als bei Atorvastatin (8). Schwache oder moderate CYP3A4-Inhibitoren wie Verapamil oder Diltiazem können mit Vorsicht mit niedrigen Dosen dieser Statine kombiniert werden. Hier sollte aber beachtet werden, dass sogar ein relativ schwacher CYP3A4-Inhibitor, wie Diltiazem, eine Erhöhung der Plasmaspiegel um das 4- bis 6-Fache verursachen kann (75). Potente Induktoren von CYP3A4 können auch zu erniedrigten Plasmakonzentrationen der genannten Statine führen. Da Fluvastatin über CYP2C9 und Pravastatin sowie Rosuvastatin hauptsächlich unmetabolisiert eliminiert werden, beeinflussen CYP3A4-Inhibitoren und -Induktoren die Bioverfügbarkeit dieser Statine nicht. Viele Arzneistoffe wie Verapamil, Johanniskraut, Itraconazol, Ketoconazol und Ciclosporin, die mit Statinen interagieren, beeinflussen nicht nur CYP3A4, sondern auch P-Glykoprotein. Die Bedeutung von P-Glykoprotein und anderer beteiligter Transportproteine muss weiter geklärt werden.

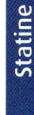

Statine

Die häufigsten Interaktionsmeldungen, die Statine betreffen, sind:

- Statine und Makrolide,
- Statine und Calciumantagonisten vom Verapamil-Typ und Diltiazem.

12.1. Statine und Makrolide (siehe Kapitel 1.3.2.)

12.2. Statine und Calciumantagonisten vom Verapamil-Typ und Analoge (siehe Kapitel 4.4.3.)

13. Theophyllin

Theophyllin, ein Xanthinderivat, wird vor allem bei der Therapie des Asthma bronchiale eingesetzt. Das Wirkspektrum von Theophyllin umfasst die Relaxation der glatten Bronchialmuskulatur und der Pulmonalgefäße, die Besserung der mukoziliären Clearance, die Hemmung der Freisetzung von Mediatoren aus Mastzellen und anderen Entzündungszellen sowie die Abschwächung der asthmatischen Sofort- und Spätreaktion. Retardiertes Theophyllin wird als leicht bis mäßig wirksamer Bronchodilatator angesehen, der zusätzlich zu inhalativen Glucocorticoiden vor allem bei nächtlichem Asthma gegeben wird. Aufgrund des ausgeprägten Nebenwirkungsprofils und des eng begrenzten therapeutischen Fensters hat Theophyllin als Asthmatherapeutikum an Bedeutung verloren. Als (dosisabhängige) Nebenwirkungen, insbesondere bei Plasmaspiegeln > 20 µg/ml, können zentralnervöse Störungen (Unruhe, Schlaflosigkeit, Übelkeit, Kopfschmerzen), Tachykardie, Tachyarrhythmien, Krampfanfälle sowie gastrointestinale Beschwerden auftreten. Eine regelmäßige Kontrolle der Serumspiegel ist empfehlenswert.

Theophyllin wird nach der Nationalen Versorgungsleitlinie Asthma nur noch als Zusatztherapie in begründeten Fällen empfohlen (314).

2008 wurden 153 Millionen DDD Theophyllin zu Lasten der GKV verordnet (55). Unter den am häufigsten verordneten Theophyllinpräparaten sind bis auf ein Theophyllin-Ethylendiamin-Präparat nur noch reine Theophyllinpräparate.

Die Elimination von Theophyllin erfolgt durch Metabolisierung in der Leber und renale Exkretion. Die hepatische Theophyllin-Metabolisierung weist beträchtliche interindividuelle Schwankungen auf, so dass Clearance, Serumkonzentrationen und Eliminationshalbwertszeiten stark variieren können. Die Eliminationshalbwertszeit beträgt bei nichtrauchenden erwachsenen Asthmatikern im Mittel sieben bis neun Stunden, bei Rauchern hingegen nur vier bis fünf Stunden. Rauchen führt zu einer Induktion von CYP1A2, über das auch Theophyllin metabolisiert wird. Bei Rauchern wird Theophyllin aufgrund dessen bedeutend schneller metabolisiert. Die wichtigsten Einflussfaktoren auf die Theophyllin-Clearance sind Lebensalter, Körpergewicht, Ernährung, Rauchgewohnheiten, interagierende Arzneimittel, Erkrankungen und/oder Funktionsstörungen von Herz, Lunge, Leber sowie Virusinfektionen. Nach der Metabolisierung in der Leber wird Theophyllin zu ca. 90 Prozent über seine Metaboliten renal eliminiert, ca. sieben bis 13 Prozent werden unverändert ausgeschieden.

Für Theophyllin sind sowohl pharmakokinetische als auch pharmakodynamische Interaktionen beschrieben. Als pharmakodynamische Interaktion ist die mögliche Aufhebung der bronchodilatatorischen Wirkung durch Betablocker einzustufen. Bei den pharmakokinetischen Interaktionen kann es über eine Enzyminduktion zu einer Verringerung und durch eine Enzymhemmung zu einer Verstärkung der Wirkung von Theophyllin kommen. Theophyllin wird hepatisch vor allem durch CYP1A2 und zudem über CYP3A4 metabolisiert. Enzyminduktoren wie Phenytoin, Barbiturate, Johanniskraut und polyzyklische Kohlenwasserstoffe (Benzpyrene) im Zigarettenrauch erhöhen die Clearance; Enzyminhibitoren wie Ciprofloxacin, Erythromycin, Fluvoxamin oder Cimetidin vermindern sie.
Die häufigsten Interaktionsmeldungen, die Theophyllin betreffen, sind:

- Theophyllin und Betablocker,
- Theophyllin und Gyrasehemmer,
- Theophyllin und Johanniskraut.

13.1. Theophyllin und Derivate und Betablocker (siehe Kapitel 4.3.5.)

13.2. Theophyllin und Derivate und Gyrasehemmer (siehe Kapitel 1.2.4.)

13.3. Theophyllin und Derivate und Johanniskraut (siehe Kapitel 2.3.2.3.)

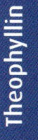
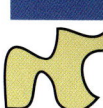

Theophyllin

Literatur

(1) Mutschler, E., Geisslinger, G., Kroemer, H. K., et al, Muschler Arzneimittelwirkungen. Wissenschafliche Verlagsgesellschaft mbH, Stuttgart 2008
(2) Smith, J. W., Seidl, L. G. and Cluff, L. E., Studies on the epidemiology of adverse drug reactions. Clinical factors influencing susceptibility. Ann. Intern. Med. 65 (1966) 629–640.
(3) Puckett, W. H., Jr. and Visconti, J. A., An epidemiological study of the clinical significance of drug-drug interactions in a private community hospital. Am. J. Hosp. Pharm. 28 (1971) 247–253.
(4) Manon-Espaillat, R., Burnstine, T. H., Remler, B., et al., Antiepileptic drug intoxication: factors and their significance. Epilepsia 32 (1991) 96–100.
(5) Haumschild, M. J., Ward, E. S., Bishop, J. M., et al., Pharmacy-based computer system for monitoring and reporting drug interactions. Am. J. Hosp. Pharm. 44 (1987) 345–348.
(6) Cadieux, R. J., Drug interactions in the elderly. How multiple drug use increases risk exponentially. Postgrad. Med. 86 (1989) 179–186.
(7) Schneeweiss, S., Hasford, J., Gottler, M., et al., Admissions caused by adverse drug events to internal medicine and emergency departments in hospitals: a longitudinal population-based study. Eur. J. Clin. Pharmacol. 58 (2002) 285–291.
(8) Goettler, M., Schneeweiss, S. and Hasford, J., Adverse drug reaction monitoring – cost and benefit considerations. Part II: cost and preventability of adverse drug reactions leading to hospital admission. Pharmacoepidemiol. Drug Saf. 6 Suppl 3: (1997) S79-S90.
(9) Lipton, H. L., Bero, L. A., Bird, J. A., et al., The impact of clinical pharmacists' consultations on physicians' geriatric drug prescribing. A randomized controlled trial. Med. Care. 30 (1992) 646–658.
(10) Stockley's Drug Interactions. Pharmaceutical Press. Electronic version. London 2009
(11) Schaefer, M. und Fellermeier, M., Interaktionen im Praxisalltag erkennen und handhaben. Der Hausarzt 8 (2006)
(12) Neuvonen, P. J., Gothoni, G., Hackman, R., et al., Interference of iron with the absorption of tetracyclines in man. Br. Med. J. 4 (1970) 532–534.
(13) Haffner, S. und Thürmann, P. A., Welche Arzneimittelinteraktionen sollte der praktische Arzt kennen? Med. Klin. 99 (2004) 137–146.
(14) Brüggmann, J., Arzneimittelinteraktionen. In: Jaehde, U., Radziwill, R., Mühlebach, S., et al. (Hrsg.), Lehrbuch der Klinischen Pharmazie, Wissenschaftliche Verlagsgesellschaft mbH Stuttgart 2003, S. 225–240
(15) MacKichan, J. J., Protein binding drug displacement interactions fact or fiction? Clin. Pharmacokinet. 16 (1989) 65–73.
(16) Benet, L. Z. and Hoener, B. A., Changes in plasma protein binding have little clinical relevance. Clin. Pharmacol. Ther. 71 (2002) 115–121.
(17) Sansom, L. N. and Evans, A. M., What is the true clinical significance of plasma protein binding displacement interactions? Drug Saf. 12 (1995) 227–233.
(18) Siegmund, W., Weitschies, W. und Kroemer, H. K., Arzneimittelinteraktionen. Hemmung und Induktion von Metabolismus und Transport. Med. Monatsschr. Pharm. 26 (2003) 83–91.
(19) Wilkinson, G. R., Drug metabolism and variability among patients in drug response. N. Engl. J. Med. 352 (2005) 2211–2221.
(20) Hansten, P. D. and Horn, J. F., Drug Interactions Analysis and Management. Wolters Kluwer Health/Facts and Comparison, St. Louis 2008
(21) Salem, S. A., Rajjayabun, P., Shepherd, A. M., et al., Reduced induction of drug metabolism in the elderly. Age Ageing. 7 (1978) 68–73.

(22) Lee, W. and Kim, R. B., Transporters and renal drug elimination. Annu. Rev. Pharmacol. Toxicol. 44 (2004) 137–166.

(23) Mizuno, N., Niwa, T., Yotsumoto, Y., et al., Impact of drug transporter studies on drug discovery and development. Pharmacol. Rev. 55 (2003) 425–461.

(24) Lin, J. H. and Yamazaki, M., Clinical relevance of P-glycoprotein in drug therapy. Drug Metab. Rev. 35 (2003) 417–454.

(25) Rosskopf, D., Kroemer, H. K. und Siegmund, W., Pharmakokinetische Probleme in der Praxis. Rolle von Arzneimitteltransportern. Dtsch. Med. Wochenschr. 134 (2009) 345–356.

(26) Hansten, P. D. and Horn, J. R., Drug transporters: the final frontier for drug interactions – part 1. Pharm. Times 12 (2008) 28–29.

(27) Hansten, P. D. und Horn, J. R., Drug transporters: the final frontier for drug interactions – part 2. Pharm. Times 2 (2009) 8–9.

(28) Zagermann, P., Wenn Arzneistoffe Transportproteine beeinflussen. Pharm. Ztg. 50 (2006) 4710–4716.

(29) Leitlinie der Deutschen Gesellschaft für Verdauungs- und Stoffwechselkrankheiten (DGVS), Helicobacter pylori und gastroduodenale Ulkuskrankheit, letzte Überarbeitung. (2008)

(30) Sternbach, H., The serotonin syndrome. Am. J. Psychiatry. 148 (1991) 705–713.

(31) Prator, B. C., Serotonin syndrome. J. Neurosci. Nurs. 38 (2006) 102–105.

(32) Medikamenten-induzierte abnorme QT-Zeit-Verlängerung und Torsade de Pointes. Der Arzneimittelbrief 7 (2004) 49–51.

(33) Haverkamp, W., Haverkamp, F. und Breithardt, G., Medikamentenbedingte QT-Verlängerung und Torsade de pointes. Dt. Ärztebl. 99 (2002) 1556–1562.

(34) Hein, L., Long-QT-Syndrom – Wenn das Herz aus dem Takt gerät. Pharm. Ztg. 154 (2009) 788–795.

(35) Thürmann, P. A., Arzneimittel-induzierte Torsade-de-Pointes-Arrhythmien. Arzneiverordnung in der Praxis 31 (2004) 66–67.

(36) Maeder, M. T. und Sticherling, C., QT-Verlängerung durch Medikamente. pharma-kritik 28 (2007) 33–36.

(37) Arzneimittelkommission der Deutschen Ärzteschaft (AKDAE), QTc-Verlängerung durch nicht kardiale Arzneimittel: erhöhtes Risiko für plötzlichen Herztod. (2005)

(38) Abriel, H., Schlapfer, J., Keller, D. I., et al., Molecular and clinical determinants of drug-induced long QT syndrome: an iatrogenic channelopathy. Swiss. Med. Wkly. 134 (2004) 685–694.

(39) König, F. und Kaschka, W. P., Interaktionen und Wirkmechanismen ausgewählter Psychopharmaka. Georg Thieme Verlag, Stuttgart, New York 2003

(40) Ward, M. B., Sorich, M. J. and McKinnon, R. A., Cytochrome P450 Part 2: Genetics of Inter-Individual Variability. J. Pharm. Pract. Res. 38 (2008) 226–229.

(41) Phillips, K. A., Veenstra, D. L., Oren, E., et al., Potential role of pharmacogenomics in reducing adverse drug reactions: a systematic review. JAMA. 286 (2001) 2270–2279.

(42) Ereshefsky, L., Jhee, S. und Grothe, D., Antidepressant drug-drug interaction profile update. Drugs RD 6 (2005) 323–336.

(43) Zagermann, P., Der Zeitfaktor bei Wechselwirkungen. Pharm. Ztg. 152 (2007) 4686–4687.

(44) Horn, J. R. and Hansten, P. D., Disaster: Failing to consider the time course of drug interactions. Pharm. Times 3 (2006) 30.

(45) Zagermann-Muncke, P., Neue Interaktionsklassifikation – ABDA-Datenbank als Wegweiser im Wechselwirkungsdschungel. Pharm. Ztg. 2 (2009) 26–30.

(46) Horn, J. F. and Hansten, P. D., Of the white swans, bigfoot, and drug interactions. Pharm. Times 1 (2005) 62–62.

(47) Griese, N., Hämmerlein, H. und Schulz, M., Ergebnisse der Aktionswoche »Arzneimittelbezogene Probleme«. Pharm. Ztg. 151 (2006) 2374–2383.

(48) Mayer, S. und Schneider, J., Anwendungsbeobachtung. Der Interaktions-Check in Bayern. Pharm. Ztg. 151 (2006) 2722–2728.

(49) Dickinson, B. D., Altman, R. D., Nielsen, N. H., et al., Drug interactions between oral contraceptives and antibiotics. Obstet. Gynecol. 98 (2001) 853–860.

(50) Micromedex Healthcare Series, Drugdex evaluations®. Thomson Healthcare. (2009)

(51) Interaktionsmonographie der ABDA-Datenbank. ABDATA, Eschborn 2009

(52) Horn, J. R. and Hansten, P. D., Antibiotics and Oral Contraceptive Failure. Pharm. Times 11 (2003) 64–65.

(53) Faculty of family planning and reproductive health care clinical effectiveness unit, Drug interactions with hormonal contraception. J. Fam. Plann. Reprod. Health Care 31 (2005) 139–150.

Anhang

(54) Hooper, D. C., New uses for new and old quinolones and the challenge of resistance. Clin. Infect. Dis. 30 (2000) 243–254.

(55) Schwabe, U. und Paffrath, D. H., Arzneiverordnungsreport 2009. Springer Verlag, Heidelberg 2009.

(56) Scheen, A. J., Drug interactions of clinical importance with antihyperglycaemic agents: an update. Drug Saf. 28 (2005) 601–631.

(57) Roberge, R. J., Kaplan, R., Frank, R., et al., Glyburide-ciprofloxacin interaction with resistant hypoglycemia. Ann. Emerg. Med. 36 (2000) 160–163.

(58) AMK, Hypoglykämien unter Gyrasehemmern. Pharm. Ztg. 151 (2006) 2998–2999.

(59) Ludwig, E., Szekely, E., Graber, H., et al., Study of interaction between oral ciprofloxacin and glibenclamid. Eur. J. Clin. Microbiol. Infect. Dis. 10 (1991) 378–379.

(60) Gavin, J. R., III, Kubin, R., Choudhri, S., et al., Moxifloxacin and glucose homeostasis: a pooled-analysis of the evidence from clinical and postmarketing studies. Drug Saf. 27 (2004) 671–686.

(61) Lehto, P., Kivisto, K. T. and Neuvonen, P. J., The effect of ferrous sulphate on the absorption of norfloxacin, ciprofloxacin and ofloxacin. Br. J. Clin. Pharmacol. 37 (1994) 82–85.

(62) Preheim, L. C., Cuevas, T. A., Roccaforte, J. S., et al., Ciprofloxacin and antacids. Lancet 2 (1986) 48.

(63) Frost, R. W., Lasseter, K. C., Noe, A. J., et al., Effects of aluminum hydroxide and calcium carbonate antacids on the bioavailability of ciprofloxacin. Antimicrob. Agents Chemother. 36 (1992) 830–832.

(64) Nix, D. E., Watson, W. A., Lener, M. E., et al., Effects of aluminum and magnesium antacids and ranitidine on the absorption of ciprofloxacin. Clin. Pharmacol. Ther. 46 (1989) 700–705.

(65) Wunderer, H., Arzneimittel richtig einnehmen. Govi-Verlag, Eschborn 2000

(66) Akerele, J. O. and Okhamafe, A. O., Influence of oral co-administered metallic drugs on ofloxacin pharmacokinetics. J. Antimicrob. Chemother. 28 (1991) 87–94.

(67) Grasela, T. H., Jr., Schentag, J. J., Sedman, A. J., et al., Inhibition of enoxacin absorption by antacids or ranitidine. Antimicrob. Agents Chemother. 33 (1989) 615–617.

(68) Lebsack, M. E., Nix, D., Ryerson, B., et al., Effect of gastric acidity on enoxacin absorption. Clin. Pharmacol. Ther. 52 (1992) 252–256.

(69) Shakeri-Nejad, K. und Stahlmann, R., Drug interactions during therapy with three major groups of antimicrobial agents. Expert. Opin. Pharmacother. 7 (2006) 639–651.

(70) Stass, H. and Kubitza, D., Lack of pharmacokinetic interaction between moxifloxacin, a novel 8-methoxyfluoroquinolone, and theophylline. Clin. Pharmacokinet. 40 Suppl 1:63–70. (2001) 63–70.

(71) Richardson, J. P., Theophylline toxicity associated with the administration of ciprofloxacin in a nursing home patient. J. Am. Geriatr. Soc. 38 (1990) 236–238.

(72) Wijnands, W. J., van Herwaarden, C. L. and Vree, T. B., Enoxacin raises plasma theophylline concentrations. Lancet. 2 (1984) 108–109.

(73) Davies, B. I., Maesen, F. P. and Teengs, J. P., Serum and sputum concentrations of enoxacin after single oral dosing in a clinical and bacteriological study. J. Antimicrob. Chemother. 14 Suppl C: 83–9. (1984) 83–89.

(74) Eberl, S., Renner, B., Neubert, A., et al., Role of p-glycoprotein inhibition for drug interactions: evidence from in vitro and pharmacoepidemiological studies. Clin. Pharmacokinet. 46 (2007) 1039–1049.

(75) Horn, J. R. and Hansten, P. D., Be on the alert for increasing drug interactions with statins. Pharm. Times June (2006) 20.

(76) Molden, E. and Andersson, K. S., Simvastatin-associated rhabdomyolysis after coadministration of macrolide antibiotics in two patients. Pharmacotherapy 27 (2007) 603–607.

(77) von Rosensteil, N. A. and Adam, D., Macrolide antibacterials. Drug interactions of clinical significance. Drug Saf. 13 (1995) 105–122.

(78) Yeates, R. A., Laufen, H., Zimmermann, T., et al., Pharmacokinetic and pharmacodynamic interaction study between midazolam and the macrolide antibiotics, erythromycin, clarithromycin, and the azalide azithromycin. Int. J. Clin. Pharmacol. Ther. 35 (1997) 577–579.

(79) Ritter, C. A. und Kroemer, H. K., Was ist bei der Gabe von CSE-Hemmern zu beachten? Interaktions- und Nebenwirkungspotential der Statine. Pharm. Unserer Zeit 32 (2003) 490–497.

(80) Neuvonen, P. J., Niemi, M. and Backman, J. T., Drug interactions with lipid-lowering drugs: mechanisms and clinical relevance. Clin. Pharmacol. Ther. 80 (2006) 565–581.

(81) Amsden, G. W., Kuye, O. and Wei, G. C., A study of the interaction potential of azithromycin and clarithromycin with atorvastatin in healthy volunteers. J. Clin. Pharmacol. 42 (2002) 444–449.

(82) Cubeddu, L. X. and Seamon, M. J., Statin withdrawal: clinical implications and molecular mechanisms. Pharmacotherapy 26 (2006) 1288–1296.

(83) Rosenblatt, J. E., Barrett, J. E., Brodie, J. L., et al., Comparison of in vitro activity and clinical pharmacology of doxycycline with other tetracyclines. Antimicrob. Agents. Chemother. 6 (1966) 134–141.

(84) Boger, W. and Gavin, J. J., An evaluation of tetracycline preparations. N. Engl. J. Med. 261 (1959) 827–832.

(85) Harcourt, R. and Hamburger, M. N., The effect of magnesium sulfate in lowering tetracycline blood levels. J. Lab. Clin. Med. 50 (1957) 464–468.

(86) Leyden, J. J., Absorption of minocycline hydrochloride and tetracycline hydrochloride. Effect of food, milk, and iron. J. Am. Acad. Dermatol. 12 (1985) 308–312.

(87) Penttila, O., Hurme, H. and Neuvonen, P. J., Effect of zinc sulphate on the absorption of tetracycline and doxycycline in man. Eur. J. Clin. Pharmacol. 9 (1975) 131–134.

(88) Nguyen, V. X., Nix, D. E., Gillikin, S., et al., Effect of oral antacid administration on the pharmacokinetics of intravenous doxycycline. Antimicrob. Agents. Chemother. 33 (1989) 434–436.

(89) Specht, H. und Meyer, F. P., Vergleichende Untersuchung zur Beeinflussung der Bioverfügbarkeit von Oxytetracyclin, Doxycyclin und Minocyclin durch Nahrung und Milch bei gesunden Probanden. Z. für Antimikrob. Antineoplasmat. Chemother. 11 (1993) 57–62.

(90) Meyer, F. P., Specht, H., Quednow, B., et al., Influence of milk on the bioavailability of doxycycline – new aspects. Infection 17 (1989) 245–246.

(91) Saux, M. C., Mosser, J., Pontagnier, H., et al., Pharmacokinetic study of doxycycline polyphosphate after simultaneous ingestion of milk. Eur. J. Drug Metab. Pharmacokinet. 8 (1983) 43–49.

(92) Siewert, M., Doxycyclin – Einnahme mit Milch?! Pharm. Ztg. 135 (1990) 2050–2051.

(93) Zagermann, P., Doxycyclin: nicht mit Milch einnehmen. Pharm. Ztg. 136 (1991) 360–360.

(94) Schubert-Zsilavecz, M. und Stark, H., Wiederaufnahme-Hemmung an der Präsynapse als Wirkprinzip: Medizinische Chemie moderner Antidepressiva – Targets und Arzneistoffe. Pharm. Unserer Zeit. 33 (2004) 282–287.

(95) Müller, W. E., Wirkungsmechanismen der tri- und tetrazyklischen Antidepressiva. Adaptive Veränderung und Neuordnung von Transmittersystemen. Pharm. Unserer Zeit. 37 (2008) 198–204.

(96) Laux, G., Therapie mit trizyklischen Antidepressiva. Vor- und Nachteile der TZA. Pharm. Unserer Zeit. 37 (2008) 214–218.

(97) Kroemer, H. K., Vortrag »Interaktionen mit zentralwirksamen Arzneimitteln«, Pharmacon Davos. (2009)

(98) Binggeli, C., Candinas, R. und Brunckhorst, C., Psychopharmaka als Auslöser von Herzrhythmusstörungen. Ther. Umsch. 61 (2004) 279–283.

(99) Johne, A., Schmider, J., Brockmoller, J., et al., Decreased plasma levels of amitriptyline and its metabolites on comedication with an extract from St. John's wort (Hypericum perforatum). J. Clin. Psychopharmacol. 22 (2002) 46–54.

(100) Arzneimittelkommission der Deutschen Ärzteschaft, Handlungsleitlinie Depression aus Empfehlungen zur Therapie der Depression (2. Auflage). Arzneiverordnung in der Praxis 33 (2006)

(101) Hiemke, C., Individualisierte Therapie mit trizyklischen Antidepressiva. Pharmakogenetik der Depression. Pharm. Unserer Zeit. 37 (2008) 234–240.

(102) Gaedcke, F., Herstell- und Qualitätsaspekte pflanzlicher Extrakte. Pharm. Unserer Zeit 32 (2003) 192–201.

(103) Mai, I., Bauer, S., Perloff, E. S., et al., Hyperforin content determines the magnitude of the St John's wort-cyclosporine drug interaction. Clin. Pharmacol. Ther. 76 (2004) 330–340.

(104) Will-Shahab, L., Bauer, S., Kunter, U., et al., St John's wort extract (Ze 117) does not alter the pharmacokinetics of a low-dose oral contraceptive. Eur. J. Clin. Pharmacol. 65 (2009) 287–294.

(105) Yu, D. K., The contribution of P-glycoprotein to pharmacokinetic drug-drug interactions. J. Clin. Pharmacol. 39 (1999) 1203–1211.

(106) Hall, S. D., Wang, Z., Huang, S. M., et al., The interaction between St John's wort and an oral contraceptive. Clin. Pharmacol. Ther. 74 (2003) 525–535.

Anhang

(107) Pfrunder, A., Schiesser, M., Gerber, S., et al., Interaction of St John's wort with low-dose oral contraceptive therapy: a randomized controlled trial. Br. J. Clin. Pharmacol. 56 (2003) 683–690.

(108) Murphy, P. A., Kern, S. E., Stanczyk, F. Z., et al., Interaction of St. John's Wort with oral contraceptives: effects on the pharmacokinetics of norethindrone and ethinyl estradiol, ovarian activity and breakthrough bleeding. Contraception. 71 (2005) 402–408.

(109) Schwarz, U. I., Buschel, B. and Kirch, W., Unwanted pregnancy on self-medication with St John's wort despite hormonal contraception. Br. J. Clin. Pharmacol. 55 (2003) 112–113.

(110) Storka, A. und Pleiner, J., Medikamenteninteraktionen in der Gastroenterologie. J. Gastroenterol. Hepatol. Erkr. 6 (2008) 21.

(111) Ishizaki, T. and Horai, Y., Review article: cytochrome P450 and the metabolism of proton pump inhibitors – emphasis on rabeprazole. Aliment. Pharmacol. Ther. 13 Suppl 3:27–36. (1999) 27–36.

(112) Martin de, A. C., Safety of potent gastric acid inhibition. Drugs. 65 Suppl 1:97–104. (2005) 97–104.

(113) Wang, L. S., Zhou, G., Zhu, B., et al., St John's wort induces both cytochrome P450 3A4-catalyzed sulfoxidation and 2C19-dependent hydroxylation of omeprazole. Clin. Pharmacol. Ther. 75 (2004) 191–197.

(114) Schubert-Zsilavecz, M. und Stark, H., Protonenpumpeninhibitoren. Pharm. Unserer Zeit 34 (2005) 194–199.

(115) Nebel, A., Schneider, B. J., Baker, R. K., et al., Potential metabolic interaction between St. John's wort and theophylline. Ann. Pharmacother. 33 (1999) 502.

(116) Morimoto, T., Kotegawa, T., Tsutsumi, K., et al., Effect of St. John's wort on the pharmacokinetics of theophylline in healthy volunteers. J. Clin. Pharmacol. 44 (2004) 95–101.

(117) Niemi, M., Cascorbi, I., Timm, R., et al., Glyburide and glimepiride pharmacokinetics in subjects with different CYP2C9 genotypes. Clin. Pharmacol. Ther. 72 (2002) 326–332.

(118) Mühlhauser, I., Hypoglykämie. In: Berger, M. (Hrsg.), Diabetes mellitus, Urban und Fischer Verlag München, Jena 2000, S. 370 – 386

(119) Deacon, S. P., Karunanayake, A. and Barnett, D., Acebutolol, atenolol, and propranolol and metabolic responses to acute hypoglycaemia in diabetics. Br. Med. J. 2 (1977) 1255–1257.

(120) Angelo-Nielsen, K., Timolol topically and diabetes mellitus. JAMA. 244 (1980) 2263.

(121) Efficacy of atenolol and captopril in reducing risk of macrovascular and microvascular complications in type 2 diabetes: UKPDS 39. UK Prospective Diabetes Study Group. BMJ. 317 (1998) 713–720.

(122) Shorr, R. I., Ray, W. A., Daugherty, J. R., et al., Antihypertensives and the risk of serious hypoglycemia in older persons using insulin or sulfonylureas. JAMA. 278 (1997) 40–43.

(123) Standl, E., Fuchs, Ch., Parandeh-Shab, F., et al, Management der Hypertonie beim Patienten mit Diabetes mellitus. In: Scherbaum, W. A., Lauterbach, K. W., Renner, R. (Hrsg.), Evidenzbasierte Diabetes-Leitlinien DDG, Deutsche Diabetes Gesellschaft 2000

(124) Hatz, H. J., Glucocorticoide. Wissenschaftliche Verlagsgesellschaft mbH, Stuttgart 2005

(125) Gurwitz, J. H., Bohn, R. L., Glynn, R. J., et al., Glucocorticoids and the risk for initiation of hypoglycemic therapy. Arch. Intern. Med. 154 (1994) 97–101.

(126) Dankowski, T. S., Mateer, F. M. and Moses, C., Cortisone enhancement of peripheral utilization of glucose and the effects of chlorpropamide. Ann. N Y. Acad. Sci. 74 (1959) 988–996.

(127) Kaye, R., Athreya, B. H., Kunzman, E. E., et al., Antipyretics in patients with juvenile diabetes mellitus. Comparison of salicylate and a salicylate substitute (experimental preparation PAJ-102). Am. J. Dis. Child. 112 (1966) 52–55.

(128) Reid, J. and Lightbody, T. D., The insulin equivalence of salicylate. Br. Med. J. 1 (1959) 897–900.

(129) Kubacka, R. T., Antal, E. J., Juhl, R. P., et al., Effects of aspirin and ibuprofen on the pharmacokinetics and pharmacodynamics of glyburide in healthy subjects. Ann. Pharmacother. 30 (1996) 20–26.

(130) Goebel, R., Hämmerlein, H. und Schulz, M., Arterielle Hypertonie. Teil 1: Epidemiologie, Definition und nicht medikamentöse Behandlungsstrategien. PZ Prisma 14 (2007) 137–148.

(131) Middeke, M., Arterielle Hypertonie. Georg Thieme Verlag KG, Stuttgart 2005

(132) Elliott, W. J., Drug interactions and drugs that affect blood pressure. J. Clin. Hypertens. (Greenwich.) 8 (2006) 731–737.

(133) Rettig, R. und Peters, J. H., Antihypertensiva. Wissenschaftliche Verlagsgesellschaft mbH, Stuttgart 2007

(134) Palmer, B. F., Managing hyperkalemia caused by inhibitors of the renin-angiotensin-aldosterone system. N. Engl. J. Med. 351 (2004) 585–592.

(135) Horn, J. R. and Hansten, P. D., NSAIDs and Antihypertensive Agents. Pharm. Times (2006) 111.

(136) Johnson, A. G., Nguyen, T. V. and Day, R. O., Do nonsteroidal anti-inflammatory drugs affect blood pressure? A meta-analysis. Ann. Intern. Med. 121 (1994) 289–300.

(137) Pope, J. E., Anderson, J. J. and Felson, D. T., A meta-analysis of the effects of nonsteroidal anti-inflammatory drugs on blood pressure. Arch. Intern. Med. 153 (1993) 477–484.

(138) Bouvy, M. L., Heerdink, E. R., Hoes, A. W., et al., Effects of NSAIDs on the incidence of hospitalisations for renal dysfunction in users of ACE inhibitors. Drug Saf. 26 (2003) 983–989.

(139) Huerta, C., Castellsague, J., Varas-Lorenzo, C., et al., Nonsteroidal anti-inflammatory drugs and risk of ARF in the general population. Am. J. Kidney Dis. 45 (2005) 531–539.

(140) Krzesinski, J. M. and Piront, P., [Cardiac decompensation, renal function and non-steroidal anti-inflammatory agents]. Rev. Med. Liege 57 (2002) 582–586.

(141) Heerdink, E. R., Leufkens, H. G., Herings, R. M., et al., NSAIDs associated with increased risk of congestive heart failure in elderly patients taking diuretics. Arch. Intern. Med. 158 (1998) 1108–1112.

(142) Collins, R., Peto, R., MacMahon, S., et al., Blood pressure, stroke, and coronary heart disease. Part 2, Short-term reductions in blood pressure: overview of randomised drug trials in their epidemiological context. Lancet 335 (1990) 827–838.

(143) Bundesärztekammer (BÄK), Kassenärztliche Bundesvereinigung (KBV), Arbeitsgemeinschaft der Wissenschaftlichen Medizinischen Fachgesellschaften (AWMF). Nationale Versorgungs-leitlinien, 1. Auflage (Konsultationsfassung). (2009) http://www.versorgungsleitlinien.de/themen/herzinsuffizienz

(144) ACC/AHA, Guideline Update for the Diagnosis and Management of Chronic Heart Failure in the Adult. (2005)

(145) Dusleag, J., Stellenwert von ACE-Hemmern in der Therapie der Herzinsuffizienz. Pharm. Unserer Zeit 32 (2003) 30–35.

(146) Linz, W. und Busch, A. E., Pharmakologische Grundlagen der Wirkung von ACE-Hemmern. Pharm. Unserer Zeit 32 (2003) 18–23.

(147) Shlipak, M. G., Pharmacotherapy for heart failure in patients with renal insufficiency. Ann. Intern. Med. 138 (2003) 917–924.

(148) Acker, C. G., Johnson, J. P., Palevsky, P. M., et al., Hyperkalemia in hospitalized patients: causes, adequacy of treatment, and results of an attempt to improve physician compliance with published therapy guidelines. Arch. Intern. Med. 158 (1998) 917–924.

(149) Rimmer, J. M., Horn, J. F. und Gennari, F. J., Hyperkalemia as a complication of drug therapy. Arch. Intern. Med. 147 (1987) 867–869.

(150) Reardon, L. C. und Macpherson, D. S., Hyperkalemia in outpatients using angiotensin-converting enzyme inhibitors. How much should we worry? Arch. Intern. Med. 158 (1998) 26–32.

(151) Hoppe, U. C., Böhm, M., Dietz, R., et al., Leitlinie zur Therapie der chronischen Herzinsuffizienz. Z. Kardiol. 94 (2005) 488–509.

(152) Duchin, K. L., McKinstry, D. N., Cohen, A. I., et al., Pharmacokinetics of captopril in healthy subjects and in patients with cardiovascular diseases. Clin. Pharmacokinet. 14 (1988) 241–259.

(153) Samanta, A. and Burden, A. C., Fever, myalgia, and arthralgia in a patient on captopril and allopurinol. Lancet (1984) 679.

(154) Pennell, D. J., Nunan, T. O., O'Doherty, M. J., et al., Fatal Stevens-Johnson syndrome in a patient on captopril and allopurinol. Lancet (1984) 463.

(155) Ahmad, S., Allopurinol and enalapril. Drug induced anaphylactic coronary spasm and acute myocardial infarction. Chest. 108 (1995) 586.

(156) Mignat, C. and Unger, T., ACE inhibitors. Drug interactions of clinical significance. Drug Saf. 12 (1995) 334–347.

(157) Juurlink, D. N., Mamdani, M. M., Lee, D. S., et al., Rates of hyperkalemia after publication of the Randomized Aldactone Evaluation Study. N. Engl. J. Med. 351 (2004) 543–551.

(158) Ko, D. T., Juurlink, D. N., Mamdani, M. M., et al., Appropriateness of spironolactone prescribing in heart failure patients: a population-based study. J. Card. Fail. 12 (2006) 205–210.

(159) Wrenger, E., Muller, R., Moesenthin, M., et al., Interaction of spironolactone with ACE inhibitors or angiotensin receptor blockers: analysis of 44 cases. BMJ. 327 (2003) 147–149.

(160) Sica, D. A., Antihypertensive therapy and its effects on potassium homeostasis. J. Clin. Hypertens. (Greenwich.) 8 (2006) 67–73.

(161) Horn, J. R. and Hansten, P. D., Hyperkalemia due to drug interactions. Pharm. Times 1 (2004) 66–67.

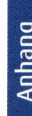

Anhang

(162) Garbus, S. B., Weber, M. A., Priest, R. T., et al., The abrupt discontinuation of antihypertensive treatment. J. Clin. Pharmacol. 19 (1979) 476–486.

(163) Bailey, R. R. and Neale, T. J., Rapid clonidine withdrawal with blood pressure overshoot exaggerated by beta-blockade. Br. Med. J. 1 (1976) 942–943.

(164) Worth, H., [Beta blockers in asthma and COPD–a therapeutic dilemma?]. Pneumologie 55 (2001) 53–56.

(165) Kotlyar, E., Keogh, A. M., Macdonald, P. S., et al., Tolerability of carvedilol in patients with heart failure and concomitant chronic obstructive pulmonary disease or asthma. J. Heart Lung Transplant. 21 (2002) 1290–1295.

(166) Brooks, T. W., Creekmore, F. M., Young, D. C., et al., Rates of hospitalizations and emergency department visits in patients with asthma and chronic obstructive pulmonary disease taking beta-blockers. Pharmacotherapy 27 (2007) 684–690.

(167) Salpeter, S., Ormiston, T. and Salpeter, E., Cardioselective beta-blockers for chronic obstructive pulmonary disease. Cochrane. Database. Syst. Rev. (2005) CD003566.

(168) Salpeter, S. R., Ormiston, T. M. and Salpeter, E. E., Cardioselective beta-blockers in patients with reactive airway disease: a meta-analysis. Ann. Intern. Med. 137 (2002) 715–725.

(169) Jones, F. L. and Ekberg, N. L., Exacerbation of obstructive airway disease by timolol. JAMA. 244 (1980) 2730.

(170) Vinti, H., Chichmanian, R. M., Fournier, J. P., et al., [Systemic complications of beta-blocking eyedrops. Apropos of 6 cases]. Rev. Med. Interne. 10 (1989) 41–44.

(171) Löfdahl, C. G. and Svedmyr, N., Cardioselectivity of atenolol and metoprolol. A study in asthmatic patients. Eur. J. Respir. Dis. 62 (1981) 396–404.

(172) Cazzola, M., Noschese, P., D'Amato, M., et al., Comparison of the effects of single oral doses of nebivolol and celiprolol on airways in patients with mild asthma. Chest. 118 (2000) 1322–1326.

(173) Self, T., Soberman, J. E., Bubla, J. M., et al., Cardioselective beta-blockers in patients with asthma and concomitant heart failure or history of myocardial infarction: when do benefits outweigh risks? J. Asthma. 40 (2003) 839–845.

(174) Miners, J. O., Wing, L. M., Lillywhite, K. J., et al., Selectivity and dose-dependency of the inhibitory effect of propranolol on theophylline metabolism in man. Br. J. Clin. Pharmacol. 20 (1985) 219–223.

(175) Tateishi, T., Nakashima, H., Shitou, T., et al., Effect of diltiazem on the pharmacokinetics of propranolol, metoprolol and atenolol. Eur. J. Clin. Pharmacol. 36 (1989) 67–70.

(176) Schwarz, U. I., Gramatte, T., Krappweis, J., et al., Unexpected effect of verapamil on oral bioavailability of the beta-blocker talinolol in humans. Clin. Pharmacol. Ther. 65 (1999) 283–290.

(177) Bailey, D. G. and Carruthers, S. G., Interaction between oral verapamil and beta-blockers during submaximal exercise: relevance of ancillary properties. Clin. Pharmacol. Ther. 49 (1991) 370–376.

(178) Keech, A. C., Harper, R. W., Harrison, P. M., et al., Extent and pharmacokinetic mechanisms of oral atenolol-verapamil interaction in man. Eur. J. Clin. Pharmacol. 35 (1988) 363–366.

(179) Pringle, S. D. and MacEwen, C. J., Severe bradycardia due to interaction of timolol eye drops and verapamil. Br. Med. J. (Clin. Res. Ed.). 294 (1987) 155–156.

(180) Keech, A. C., Harper, R. W., Harrison, P. M., et al., Pharmacokinetic interaction between oral metoprolol and verapamil for angina pectoris. Am. J. Cardiol. 58 (1986) 551–552.

(181) Hunt, B. A., Bottorff, M. B., Herring, V. L., et al., Effects of calcium channel blockers on the pharmacokinetics of propranolol stereoisomers. Clin. Pharmacol. Ther. 47 (1990) 584–591.

(182) Deutsche Hochdruckliga e.V.- Deutsche Hypertonie Gesellschaft, Leitlinien zur Behandlung der arteriellen Hypertonie. (2008)

(183) Arzneimittelkommission der Deutschen Ärzteschaft (AkdÄ), Empfehlungen zur Therapie der arteriellen Hypertonie. Arzneiverordnung in der Praxis 31 (2. Auflage) (2004)

(184) Bundesärztekammer (BÄK), Kassenärztliche Bundesvereinigung (KBV), Arbeitsgemeinschaft der Wissenschaftlichen Medizinischen Fachgesellschaften (AWMF). Nationale Versorgungsleitlinie KHK. 2006 [Version 1.8], http://www.versorgungsleitlinien.de/themen/khk.

(185) Sica, D. A., Calcium channel blocker class heterogeneity: select aspects of pharmacokinetics and pharmacodynamics. J. Clin. Hypertens. (Greenwich). 7 (2005) 21–26.

(186) Thürmann, P. A., Werner, U., Hanke, F., et al, Arzneimittelrisiken bei hochbetagten Patienten: Ergebnisse deutscher Studien. In: Bundesärztekammer (Hrsg.), Fortschrift und Fortbildung in der Medizin, Deutscher Ärzte-Verlag Köln 2008, S. 216–223.

(187) Zhou, S. F., Drugs behave as substrates, inhibitors and inducers of human cytochrome P450 3A4. Curr. Drug Metab. 9 (2008) 310–322.

(188) Klein, H. O., Lang, R., Weiss, E., et al., The influence of verapamil on serum digoxin concentration. Circulation. 65 (1982) 998–1003.

(189) Mahgoub, A. A., El-Medany, A. H. and Abdulatif, A. S., A comparison between the effects of diltiazem and isosorbide dinitrate on digoxin pharmacodynamics and kinetics in the treatment of patients with chronic ischemic heart failure. Saudi. Med. J. 23 (2002) 725–731.

(190) Belz, G. G., Doering, W., Munkes, R., et al., Interaction between digoxin and calcium antagonists and antiarrhythmic drugs. Clin. Pharmacol. Ther. 33 (1983) 410–417.

(191) Williams, D. and Feely, J., Pharmacokinetic-pharmacodynamic drug interactions with HMG-CoA reductase inhibitors. Clin. Pharmacokinet. 41 (2002) 343–370.

(192) Bottorff, M. B., Statin safety and drug interactions: clinical implications. Am. J. Cardiol. 97 (2006) 27C-31C.

(193) Kantola, T., Kivisto, K. T. and Neuvonen, P. J., Erythromycin and verapamil considerably increase serum simvastatin and simvastatin acid concentrations. Clin. Pharmacol. Ther. 64 (1998) 177–182.

(194) Jacobson, T. A., Comparative pharmacokinetic interaction profiles of pravastatin, simvastatin, and atorvastatin when coadministered with cytochrome P450 inhibitors. Am. J. Cardiol. 94 (2004) 1140–1146.

(195) Yeo, K. R. und Yeo, W. W., Inhibitory effects of verapamil and diltiazem on simvastatin metabolism in human liver microsomes. Br. J. Clin. Pharmacol. 51 (2001) 461–470.

(196) Mousa, O., Brater, D. C., Sunblad, K. J., et al., The interaction of diltiazem with simvastatin. Clin. Pharmacol. Ther. 67 (2000) 267–274.

(197) Azie, N. E., Brater, D. C., Becker, P. A., et al., The interaction of diltiazem with lovastatin and pravastatin. Clin. Pharmacol. Ther. 64 (1998) 369–377.

(198) Lewin, J. J., III, Nappi, J. M. and Taylor, M. H., Rhabdomyolysis with concurrent atorvastatin and diltiazem. Ann. Pharmacother. 36 (2002) 1546–1549.

(199) Gruer, P. J., Vega, J. M., Mercuri, M. F., et al., Concomitant use of cytochrome P450 3A4 inhibitors and simvastatin. Am. J. Cardiol. 84 (1999) 811–815.

(200) Pitt, B., Zannad, F., Remme, W. J., et al., The effect of spironolactone on morbidity and mortality in patients with severe heart failure. Randomized Aldactone Evaluation Study Investigators. N. Engl. J. Med. 341 (1999) 709–717.

(201) Knauf, H. und Mutschler, E., Angriffspunkte der verschiedenen Wirkstoffgruppen – Pharmakologie der Diuretika. Pharm. Unserer Zeit 35 (2006) 302–309.

(202) Psaty, B. M., Lumley, T., Furberg, C. D., et al., Health outcomes associated with various antihypertensive therapies used as first-line agents: a network meta-analysis. JAMA 289 (2003) 2534–2544.

(203) Medizinische Universität Wien, AKH Consilium – Hypokaliämie/Hyperkaliämie. (2009)

(204) Kolyvanos Naumann, U., Kaser, L. and Vetter, W., Hypokalemia. Main symptoms: muscle weakness, heart rhythm disorders. Schweiz. Rundsch. Med. Prax. 93 (2004) 1339–1344.

(205) Whitworth, J. A., Saines, D. and Scoggins, B. A., Blood pressure and metabolic effects of cortisol and deoxycorticosterone in man. Clin. Exp. Hypertens. A. 6 (1984) 795–809.

(206) Fliser, D., Symptomatische Hyperkaliämie: Was notfallmäßig zu tun ist. Dt. Ärztebl. 100 (2003) 1657.

(207) Holtmeier, H. J., Kalium: Analytik, Physiologie, Pathophysiologie und Klinik des Kaliumstoffwechsels des Menschen. Wissenschaftliche Verlagsgesellschaft mbH, Stuttgart 1992

(208) Sica, D. A., Eplerone and serum potassium change – relationship to renal function. Am. J. Hypertens. 16 (suppl 1) (2003) A 100.

(209) Effectiveness of spironolactone added to an angiotensin-converting enzyme inhibitor and a loop diuretic for severe chronic congestive heart failure (the Randomized Aldactone Evaluation Study [RALES]). Am. J. Cardiol. 78 (1996) 902–907.

(210) Widmer, P., Maibach, R., Kunzi, U. P., et al., Diuretic-related hypokalaemia: the role of diuretics, potassium supplements, glucocorticoids and beta 2-adrenoceptor agonists. Results from the comprehensive hospital drug monitoring programme, berne (CHDM). Eur. J. Clin. Pharmacol. 49 (1995) 31–36.

(211) Franse, L. V., Pahor, M., Di, B. M., et al., Hypokalemia associated with diuretic use and cardiovascular events in the Systolic Hypertension in the Elderly Program. Hypertension 35 (2000) 1025–1030.

(212) Hirsh, J., Oral anticoagulant drugs. N. Engl. J. Med. 324 (1991) 1865–1875.

(213) Hirsh, J., Dalen, J., Anderson, D. R., et al., Oral anticoagulants: mechanism of action, clinical effectiveness, and optimal therapeutic range. Chest. 119 (2001) 8S-21S.

(214) Haustein, K. O. und Huller, G., Pharmacokinetics of phenprocoumon. Int. J. Clin. Pharmacol. Ther. 32 (1994) 192–197.

Anhang

(215) Kitteringham, N. R., Mineshita, S. and Ohnhaus, E. E., The effect of wheat bran on the pharmacokinetics of phenprocoumon in normal volunteers. Klin. Wochenschr. 63 (1985) 537–539.

(216) Kitteringham, N. R., Bustgens, L., Brundert, E., et al., The effect of liver cirrhosis on the pharmacokinetics of phenprocoumon. Eur. J. Clin. Pharmacol. 26 (1984) 65–70.

(217) Harder, S. und Breddin, H. K., Gestern, heute und morgen – Antikoagulantien im Überblick. Pharm. Unserer Zeit 33 (2004) 172–180.

(218) Harder, S. and Thürmann, P., Clinically important drug interactions with anticoagulants. An update. Clin. Pharmacokinet. 30 (1996) 416–444.

(219) Lutomski, D. M., Djuric, P. E. und Draeger, R. W., Warfarin therapy. The effect of heparin on prothrombin times. Arch. Intern. Med. 147 (1987) 432–433.

(220) Stiekema, J. C., de, B. A., Danhof, M., et al., Interaction of the combined medication with the new low-molecular-weight heparinoid Lomoparan (Org 10172) and acenocoumarol. Haemostasis 20 (1990) 136–146.

(221) Goldinger, A., Manuale zur Pharmazeutischen Betreuung: Band 4 – Antikoagulation. Govi-Verlag, Eschborn 2001

(222) Lewis, R. J., Trager, W. F., Chan, K. K., et al., Warfarin. Stereochemical aspects of its metabolism and the interaction with phenylbutazone. J. Clin. Invest. 53 (1974) 1607–1617.

(223) O'Reilly, R. A., Trager, W. F., Motley, C. H., et al., Stereoselective interaction of phenylbutazone with [12C/13C] warfarin pseudoracemates in man. J. Clin. Invest. 65 (1980) 746–753.

(224) Banfield, C., O'Reilly, R., Chan, E., et al., Phenylbutazone-warfarin interaction in man: further stereochemical and metabolic considerations. Br. J. Clin. Pharmacol. 16 (1983) 669–675.

(225) Shorr, R. I., Ray, W. A., Daugherty, J. R., et al., Concurrent use of nonsteroidal anti-inflammatory drugs and oral anticoagulants places elderly persons at high risk for hemorrhagic peptic ulcer disease. Arch. Intern. Med. 153 (1993) 1665–1670.

(226) Battistella, M., Mamdami, M. M., Juurlink, D. N., et al., Risk of upper gastrointestinal hemorrhage in warfarin users treated with nonselective NSAIDs or COX-2 inhibitors. Arch. Intern. Med. 165 (2005) 189–192.

(227) Udall, J. A., Drug interference with warfarin therapy. Clin. Med. 77 (1970) 20–25.

(228) Shek, K. L., Chan, L. N. and Nutescu, E., Warfarin-acetaminophen drug interaction revisited. Pharmacotherapy 19 (1999) 1153–1158.

(229) Parra, D., Beckey, N. P. und Stevens, G. R., The effect of acetaminophen on the international normalized ratio in patients stabilized on warfarin therapy. Pharmacotherapy 27 (2007) 675–683.

(230) Mahe, I., Bertrand, N., Drouet, L., et al., Interaction between paracetamol and warfarin in patients: a double-blind, placebo-controlled, randomized study. Haematologica 91 (2006) 1621–1627.

(231) Penner, J. A. and Abbrecht, P. H., Lack of interaction between ibuprofen and warfarin. Curr. Ther. Res. Clin. Exp. 18 (1975) 862–871.

(232) Braun, R. und Schulz, M., Selbstbehandlung – Beratung in der Apotheke. Govi-Verlag, Eschborn 1994

(233) Weil, J., Colin-Jones, D., Langman, M., et al., Prophylactic aspirin and risk of peptic ulcer bleeding. BMJ. 310 (1995) 827–830.

(234) Quick, A. and Clescerie, L., Influence of acetylsalicylic acid and salicylaide on the coagulation of blood. J. Pharmacol. Exp. Ther. 128 (1960) 95–98.

(235) Watson, R. and Pierson, R., Jr., Effect of anticoagulant therapy upon aspirin-induced gastrointestinal bleeding. Circulation 24 (1961) 613–616.

(236) O'Reilly, R. A., Sahud, M. A. and Aggeler, P. M., Impact of aspirin and chlorthalidone on the pharmacodynamics of oral anticoagulant drugs in man. Ann. N. Y. Acad. Sci. 179 (1971) 173–186.

(237) Prichard, P. J., Kitchingman, G. K., Walt, R. P., et al., Human gastric mucosal bleeding induced by low dose aspirin, but not warfarin. BMJ. 298 (1989) 493–496.

(238) Gullov, A. L., Koefoed, B. G., Petersen, P., et al., Fixed minidose warfarin and aspirin alone and in combination vs adjusted-dose warfarin for stroke prevention in atrial fibrillation: Second Copenhagen Atrial Fibrillation, Aspirin, and Anticoagulation Study. Arch. Intern. Med. 158 (1998) 1513–1521.

(239) Little, S. H. and Massel, D. R., Antiplatelet and anticoagulation for patients with prosthetic heart valves. Cochrane. Database. Syst. Rev. (2003) CD003464.

(240) Chow, W. H., Cheung, K. L., Ling, H. M., et al., Potentiation of warfarin anticoagulation by topical methylsalicylate ointment. J. R. Soc. Med. 82 (1989) 501–502.

(241) Joss, J. D. and LeBlond, R. F., Potentiation of warfarin anticoagulation associated with topical methyl salicylate. Ann. Pharmacother. 34 (2000) 729–733.

(242) Yip, A. S., Chow, W. H., Tai, Y. T., et al., Adverse effect of topical methylsalicylate ointment on warfarin anticoagulation: an unrecognized potential hazard. Postgrad. Med. J. 66 (1990) 367–369.

(243) Thilo, D. and Nyman, D., A study of the effects of the anti-rheumatic drug ibuprofen (Brufen) on patients being treated with the oral anti-coagulant phenprocoumon (Marcoumar). J. Int. Med. Res. 2 (1974) 276–278.

(244) Hansten, P. D. and Horn, J. R., Thyroid Replacement and oral Anticoagulants. Pharm. Times 3 (2005)

(245) Rice, A. J., McIntosh, T. J., Fouts, J. R., et al., Decreased sensitivity to warfarin in patients with myxedema. Am. J. Med. Sci. 262 (1971) 211–215.

(246) Hansten, P. D., Oral anticoagulants and drugs which alter thyroid function. Drug Intell. Clin. Pharm. 14 (1980) 331–334.

(247) Carlson, J. L., Do corticosteroids really cause upper GI bleeding. Clin. Res. 35 (1987) 340A.

(248) Conn, H. O. und Blitzer, B. L., Nonassociation of adrenocorticosteroid therapy and peptic ulcer. N. Engl. J. Med. 294 (1976) 473–479.

(249) Messer, J., Reitman, D., Sacks, H. S., et al., Association of adrenocorticosteroid therapy and peptic-ulcer disease. N. Engl. J. Med. 309 (1983) 21–24.

(250) Weil, J., Langman, M. J., Wainwright, P., et al., Peptic ulcer bleeding: accessory risk factors and interactions with non-steroidal anti-inflammatory drugs. Gut 46 (2000) 27–31.

(251) Piper, J. M., Ray, W. A., Daugherty, J. R., et al., Corticosteroid use and peptic ulcer disease: role of nonsteroidal anti-inflammatory drugs. Ann. Intern. Med. 114 (1991) 735–740.

(252) Langman, M. J., Weil, J., Wainwright, P., et al., Risks of bleeding peptic ulcer associated with individual non-steroidal anti-inflammatory drugs. Lancet 343 (1994) 1075–1078.

(253) Schüssel, K., Quinzler, R., Czeche, S., et al., Aktuelle Verordnungen von COX-2-Hemmern in Deutschland. Internist. Prax. (2008)

(254) Dachverband der deutschsprachigen wissenschaftlichen Gesellschaften für Osteologie (DVO) e.V., Evidenzbasierte Konsensus-Leitlinie zu Osteoporose – Prophylaxe, Diagnostik und Therapie bei Frauen ab der Menopause, bei Männern ab dem 60. Lebensjahr. Schattauer Verlag, Stuttgart 2006

(255) Mersebach, H., Rasmussen, A. K., Kirkegaard, L., et al., Intestinal adsorption of levothyroxine by antacids and laxatives: case stories and in vitro experiments. Pharmacol. Toxicol. 84 (1999) 107–109.

(256) Singh, N., Singh, P. N. and Hershman, J. M., Effect of calcium carbonate on the absorption of levothyroxine. JAMA. 283 (2000) 2822–2825.

(257) Schneyer, C. R., Calcium carbonate and reduction of levothyroxine efficacy. JAMA. 279 (1998) 750.

(258) Butner, L. E., Fulco, P. P. and Feldman, G., Calcium carbonate-induced hypothyroidism. Ann. Intern. Med. 132 (2000) 595.

(259) Liel, Y., Sperber, A. D. und Shany, S., Nonspecific intestinal adsorption of levothyroxine by aluminum hydroxide. Am. J. Med. 97 (1994) 363–365.

(260) Campbell, N. R., Hasinoff, B. B., Stalts, H., et al., Ferrous sulfate reduces thyroxine efficacy in patients with hypothyroidism. Ann. Intern. Med. 117 (1992) 1010–1013.

(261) Müller, N. und Riedel, M., Therapie mit atypischen Neuroleptika: Weniger Nebenwirkungen! Pharm. Unserer Zeit. 31 (2002) 558–565.

(262) Straus, S. M., Bleumink, G. S., Dieleman, J. P., et al., Antipsychotics and the risk of sudden cardiac death. Arch. Intern. Med. 164 (2004) 1293–1297.

(263) Agelink, M. W., Allgemeinmedizinische Aspekte der Therapie mit Antipsychotika der zweiten Generation. Dt. Ärztebl. 103 (2006) 2802–2808.

(264) Ray, W. A., Chung, C. P., Murray, K. T., et al., Atypical antipsychotic drugs and the risk of sudden cardiac death. N. Engl. J. Med. 360 (2009) 225–235.

(265) Deutsche Gesellschaft für Psychiatrie, P. u. N. D. H., S3 Praxisleitlinien in Psychiatrie und Psychotherapie. Band 1 – Behandlungsleitlinie Schizophrenie. Steinkopff-Verlag, Darmstadt 2005

(266) Hansten, P. D. and Horn, J. R., The Top 100 Drug Interactions. A Guide to Patient Management. H&H Publications, Freeland 2008

(267) Härtter, S. und Hiemke, C., Wichtig bei atypischen Antipsychotika: Pharmakokinetik, Interaktionspotential und TDM. Pharm. Unserer Zeit 31 (2002) 546–557.

(268) Barkin, R. L. und Stein, Z. L., Drugs with anticholinergic side effects. South. Med. J. 82 (1989) 1547–1548.

Anhang

(269) Shin, J. G., Soukhova, N. and Flockhart, D. A., Effect of antipsychotic drugs on human liver cytochrome P-450 (CYP) isoforms in vitro: preferential inhibition of CYP2D6. Drug Metab. Dispos. 27 (1999) 1078–1084.

(270) Vane, J. R., Inhibition of prostaglandin synthesis as a mechanism of action for aspirin-like drugs. Nat. New. Biol. 231 (1971) 232–235.

(271) Schneider, M., Lelgemann, M., Abholz, H. H., et al, Leitlinie zum Management der frühen rheumatoiden Arthritis. Steinkopff Verlag, Darmstadt 2007

(272) Antithrombotic trialists' Collaboration, Collaborative meta-analysis of randomised trials of antiplatelet therapy for prevention of death, myocardial infarction, and stroke in high risk patients. Brit. Med. J. 324 (2002) 71–86.

(273) Schweizerische Gesellschaft für Rheumatologie, Empfehlungen Basistherapie Methotrexat. (2004)

(274) Liegler, D. G., Henderson, E. S., Hahn, M. A., et al., The effect of organic acids on renal clearance of methotrexate in man. Clin. Pharmacol. Ther. 10 (1969) 849–857.

(275) Slordal, L., Sager, G. and Aarbakke, J., Pharmacokinetic interactions with methotrexate: is 7-hydroxy-methotrexate the culprit? Lancet. 1 (1988) 591–592.

(276) Stewart, C. F., Fleming, R. A., Germain, B. F., et al., Aspirin alters methotrexate disposition in rheumatoid arthritis patients. Arthritis Rheum. 34 (1991) 1514–1520.

(277) Iqbal, M. P., Baig, J. A., Ali, A. A., et al., The effects of non-steroidal anti-inflammatory drugs on the disposition of methotrexate in patients with rheumatoid arthritis. Biopharm. Drug Dispos. 19 (1998) 163–167.

(278) Furst, D. E., Herman, R. A., Koehnke, R., et al., Effect of aspirin and sulindac on methotrexate clearance. J. Pharm Sci. 79 (1990) 782–786.

(279) Mandel, M. A., The synergistic effect of salicylates on methotrexate toxicity. Plast. Reconstr. Surg. 57 (1976) 733–737.

(280) Tracy, T. S., Jones, D. R., Hall, S. D., et al., The effect of NSAIDs on methotrexate disposition in patients with rheumatoid arthritis. Clin. Pharmacol. Ther. 47 (1990) 138.

(281) Skeith, K. J., Russell, A. S., Jamali, F., et al., Lack of significant interaction between low dose methotrexate and ibuprofen or flurbiprofen in patients with arthritis. J. Rheumatol. 17 (1990) 1008–1010.

(282) Dupuis, L. L., Koren, G., Shore, A., et al., Methotrexate-nonsteroidal antiinflammatory drug interaction in children with arthritis. J. Rheumatol. 17 (1990) 1469–1473.

(283) Thyss, A., Milano, G., Kubar, J., et al., Clinical and pharmacokinetic evidence of a life-threatening interaction between methotrexate and ketoprofen. Lancet. 1 (1986) 256–258.

(284) Karim, A., Tolbert, D. S., Hunt, T. L., et al., Celecoxib, a specific COX-2 inhibitor, has no significant effect on methotrexate pharmacokinetics in patients with rheumatoid arthritis. J. Rheumatol. 26 (1999) 2539–2543.

(285) Hartmann, S. N., Rordorf, C. M., Milosavljev, S., et al., Lumiracoxib does not affect methotrexate pharmacokinetics in rheumatoid arthritis patients. Ann. Pharmacother. 38 (2004) 1582–1587.

(286) Schwartz, J. I., Agrawal, N. G., Wong, P. H., et al., Lack of pharmacokinetic interaction between rofecoxib and methotrexate in rheumatoid arthritis patients. J. Clin. Pharmacol. 41 (2001) 1120–1130.

(287) Furst, D. E., Practical clinical pharmacology and drug interactions of low-dose methotrexate therapy in rheumatoid arthritis. Br. J. Rheumatol. 34 Suppl 2:20–5. (1995) 20–25.

(288) Rooney, T. W., Furst, D. E., Koehnke, R., et al., Aspirin is not associated with more toxicity than other nonsteroidal antiinflammatory drugs in patients with rheumatoid arthritis treated with methotrexate. J. Rheumatol. 20 (1993) 1297–1302.

(289) Jih, D. M. und Werth, V. P., Thrombocytopenia after a single test dose of methotrexate. J. Am. Acad. Dermatol. 39 (1998) 349–351.

(290) Zettl, H. und Schubert-Zsilavecz, M., Medizinische Chemie der Thrombozytenaggregationshemmer. Pharm. Unserer Zeit 38 (2009) 314–319.

(291) Leon, M. B., Baim, D. S., Popma, J. J., et al., A clinical trial comparing three antithromboticdrug regimens after coronary-artery stenting. Stent Anticoagulation Restenosis Study Investigators. N. Engl. J. Med. 339 (1998) 1665–1671.

(292) Bertrand, M. E., Rupprecht, H. J., Urban, P., et al., Double-blind study of the safety of clopidogrel with and without a loading dose in combination with aspirin compared with ticlopidine in combination with aspirin after coronary stenting : the clopidogrel aspirin stent international cooperative study (CLASSICS). Circulation. 102 (2000) 624–629.

(293) Alban, S., Dingermann, T., Griese, N., et al., Klinisch relevante Interaktion zwischen Clopidogrel und Protonenpumpen-Inhibitoren – Gemeinsame Stellungnahme der Arzneimittelkom-

mission der Deutschen Apotheker (AMK) und der Deutschen Pharmazeutischen Gesellschaft (DPhG). Pharm. Ztg. 154 (2009) 68–70.

(294) Alban, S., Prasugrel – ein neuer ADP-Rezeptor-Antagonist. Pharm. Unserer Zeit 38 (2009) 320–328.

(295) Yusuf, S., Zhao, F., Mehta, S. R., et al., Effects of clopidogrel in addition to aspirin in patients with acute coronary syndromes without ST-segment elevation. N. Engl. J. Med. 345 (2001) 494–502.

(296) Diener, H. C., Bogousslavsky, J., Brass, L. M., et al., Aspirin and clopidogrel compared with clopidogrel alone after recent ischaemic stroke or transient ischaemic attack in high-risk patients (MATCH): randomised, double-blind, placebo-controlled trial. Lancet. 364 (2004) 331–337.

(297) Bhatt, D. L., Fox, K. A., Hacke, W., et al., Clopidogrel and aspirin versus aspirin alone for the prevention of atherothrombotic events. N. Engl. J. Med. 354 (2006) 1706–1717.

(298) Hallas, J., Dall, M., Andries, A., et al., Use of single and combined antithrombotic therapy and risk of serious upper gastrointestinal bleeding: population based case-control study. BMJ. 333 (2006) 726.

(299) Splawinska, B., Kuzniar, J., Malinga, K., et al., The efficacy and potency of antiplatelet activity of ticlopidine is increased by aspirin. Int. J. Clin. Pharmacol. Ther. 34 (1996) 352–356.

(300) van, H. A., Depre, M., Wynants, K., et al., Effect of clopidogrel on naproxen-induced gastrointestinal blood loss in healthy volunteers. Drug Metabol. Drug Interact. 14 (1998) 193–205.

(301) Delaney, J. A., Opatrny, L., Brophy, J. M., et al., Drug drug interactions between antithrombotic medications and the risk of gastrointestinal bleeding. CMAJ. 177 (2007) 347–351.

(302) Fisher, A. A. and Le Couteur, D. G., Intracerebral hemorrhage following possible interaction between celecoxib and clopidogrel. Ann. Pharmacother. 35 (2001) 1567–1569.

(303) Catella-Lawson, F., Reilly, M. P., Kapoor, S. C., et al., Cyclooxygenase inhibitors and the antiplatelet effects of aspirin. N. Engl. J. Med. 345 (2001) 1809–1817.

(304) FDA, Concomitant Use of Ibuprofen and Aspirin: Potential for Attenuation of Antiplatelet Effect of Aspirin. (2006)

(305) Kurth, T., Glynn, R. J., Walker, A. M., et al., Inhibition of clinical benefits of aspirin on first myocardial infarction by nonsteroidal antiinflammatory drugs. Circulation 108 (2003) 1191–1195.

(306) MacDonald, T. M. and Wei, L., Effect of ibuprofen on cardioprotective effect of aspirin. Lancet 361 (2003) 573–574.

(307) Farkouh, M. E., Greenberg, J. D., Jeger, R. V., et al., Cardiovascular outcomes in high risk patients with osteoarthritis treated with ibuprofen, naproxen or lumiracoxib. Ann. Rheum. Dis. 66 (2007) 764–770.

(308) Gengo, F. M., Rubin, L., Robson, M., et al., Effects of ibuprofen on the magnitude and duration of aspirin's inhibition of platelet aggregation: clinical consequences in stroke prophylaxis. J. Clin. Pharmacol. 48 (2008) 117–122.

(309) Wenzel, K. W. and Kirschsieper, H. E., Aspects of the absorption of oral L-thyroxine in normal man. Metabolism. 26 (1977) 1–8.

(310) Seehusen, D. A., Asplund, C. A., Johnson, D. R., et al., Primary evaluation and management of statin therapy complications. South. Med. J. 99 (2006) 250–256.

(311) arzneitelegramm-Arzneimitteldatenbank, Stand 16.12.2007, Zugriff am 07.01.2008. arzneimitteltelegramm (2007)

(312) Martini, B., Arzneimittelnebenwirkung Myopathie. Med. Monatsschr. Pharm. 30 (2007) 128–130.

(313) EMEA, Wissenschaftliche Beurteilung von Crestor. (2009)

(314) Bundesärztekammer (BÄK), Kassenärztliche Bundesvereinigung (KBV), Arbeitsgemeinschaft der Wissenschaftlichen Medizinischen Fachgesellschaften (AWMF). Nationale Versorgungsleitlinie Asthma, 2. Auflage (2009). http://www.versorgungsleitlinien.de/themen/asthma.

Anhang

Abkürzungsverzeichnis

ABC-Transporter	ATP-binding Cassette Transporter
ABDA	ABDA – Bundesvereinigung Deutscher Apothekerverbände
ACE	Angiotensin-konvertierendes Enzym (engl.: angiotension converting enzyme)
ADP	Adenosindiphosphat
AkdÄ	Arzneimittelkommission der deutschen Ärzteschaft
ASS	Acetylsalicylsäure
ATP	Adenosintriphosphat
AUC	Fläche unter der Konzentrations-Zeit-Kurve (engl.: area under the curve)
AVR	Arzneiverordnungsreport
BAK	Bundesapothekerkammer
BLAK	Bayerische Landesapothekerkammer
BfArM	Bundesinstitut für Arzneimittel und Medizinprodukte
CERT	Center for Education and Research on Therapeutics
COPD	Chronisch obstruktive Lungenkrankheit (engl.: chronic obstructive pulmonary disease)
COX	Cyclooxygenase(n)
COX-1	Cyclooxygenase-1
COX-2	Cyclooxygenase-2
CSE-Hemmer	Cholesterol-Synthese-Hemmer
DAPI	Deutsches Arzneiprüfungsinstitut e.V.
DPP-4	Dipeptidylpeptidase-4
DDD	Definierte Tagesdosen (engl.: defined daily doses)
EKG	Elektrokardiogramm
EM	Normale Metabolisierer (engl.: extensive metabolizer)
FDA	Food and Drug Administration
FEV	Volumen bei forcierter Ausatmung (engl.: forced expiratory volume)
GFR	glomeruläre Filtrationsrate
GKV	Gesetzliche Krankenversicherung
HERG-Kanal	HERG: human ether-a-go-go-related gene
5-HT-Rezeptor	5-Hydroxytryptamin-Rezeptor oder Serotonin-Rezeptor
HWZ	Halbwertszeit

IM	Intermediale Metabolisierer, herabgesetzter Metabolismus (engl.: intermediate metabolizer)
INR-Wert	Blutgerinnungswert (engl.: international normalized ratio)
IQWiG	Institut für Qualität und Wirtschaftlichkeit im Gesundheitswesen
KHK	Koronare Herzkrankheit
LVEF	Linksventrikuläre Ejektionsfraktion (engl.: left ventricular ejection fraction)
MAO-Hemmer	Monoaminoxidase Inhibitoren
MHK	Minimale Hemmkonzentration
NMH	Niedermolekulare oder fraktionierte Heparinoide
NSMRI	Nicht selektive Monoamin-Rückaufnahme-Inhibitoren
NSAR	Nichtsteroidale Antirheumatika
NVL	Nationale VersorgungsLeitlinie [!]
NYHA-Stadien	Einteilung der Herzinsuffizienz nach Kriterien der New York Heart Association
OATs	organische Anionentransporter
OATPs	Organische Anionen-transportierende Polypeptide
OCTs	Organische Kationentransporter
P-gp	P-Glykoprotein
PM	Langsame Metabolisierer, wenig bis kaum Metabolismus (engl.: poor metabolizer)
PPI	Protonenpumpeninhibitoren
RALES-Studie	Randomized Aldactone Evaluation Study Investigation
SHEP-Studie	Systolic Hypertension in the Elderly Program
SNRI	Selektive Noradrenalin-Rückaufnahme-Inhibitoren
SRI	Serotonin-Rückaufnahme-Inhibitoren
SSRI	Selektive Serotonin-Rückaufnahme-Inhibitoren
TAH	Thrombozytenaggregationshemmer
TDM	Therapeutisches Drug Monitoring
TIA	Transiente ischämische Attacke
TdP	Torsade de pointes
TdP-KT	Torsade-de-pointes-Kammertachykardien
TSH	Thyreoidea-stimulierendes Hormon
UAW	Unerwünschte Arzneimittelwirkungen
UFH	Unfraktionierte Heparinoide
UKPDS-Studie	United Kingdom Prospective Diabetes Study Group
UM	Ultraschnelle Metabolisierer, stark erhöhter Metabolismus (engl.: ultrarapid metabolizer)
4S-Studie	Scandinavian Simvastatin Survival Study

Anhang

Abbildungsverzeichnis

Tabellenverzeichnis

Anhang

Sachregister